现代麻醉科疾病诊治

赵迪 等 主编

天 津 出 版 传 媒 集 团

天津科技翻译出版有限公司

图书在版编目(CIP)数据

现代麻醉科疾病诊治 / 赵迪等主编. —天津：天津科技翻译出版有限公司, 2023.2（2024.4重印）

ISBN 978-7-5433-4150-0

Ⅰ.①现… Ⅱ.①赵… Ⅲ.①麻醉学 Ⅳ.①R614

中国版本图书馆 CIP 数据核字(2021)第 200899 号

现代麻醉科疾病诊治

XIANDAI MAZUIKE JIBING ZHENZHI

出　　版：天津科技翻译出版有限公司

出 版 人：刘子媛

地　　址：天津市南开区白堤路 244 号

邮政编码：300192

电　　话：(022)87894896

传　　真：(022)87893237

网　　址：www.tsttpc.com

印　　刷：三河市华东印刷有限公司

发　　行：全国新华书店

版本记录：787mm×1092mm　16 开本　14.5 印张　220 千字

　　　　　2023 年 2 月第 1 版　2024 年 4 月第 2 次印刷

　　　　　定价：88.00 元

编者名单

主 编

赵 迪 都江堰市人民医院

杨 夏 滕州市中心人民医院

张志刚 黔东南苗族侗族自治州人民医院

王 宇 荣成石岛整骨医院

夏阳明 湖北省黄冈市武穴市第二人民医院

赖红玉 江西省寻乌县妇幼保健计划生育服务中心

副主编

陈龙平 绵阳市中心医院

关 江 潜江市中心医院

周 莹 成都市第三人民医院

编 者

孔德芳 枣庄市妇幼保健院

前　言

　　近年来,随着医学科学技术的迅速发展,临床麻醉学的研究也取得了极大的进步,麻醉已不仅仅局限于提供良好的手术条件,更注重对患者身体生理功能的调控和维护。这就要求麻醉医师在理论及实践方面不断提升自己,以便更好地掌握临床麻醉技术。为此,我们编写了本书。

　　本书主要介绍了临床麻醉医学的专业知识,包括麻醉学概述、麻醉前准备与麻醉风险防治、椎管内麻醉、静脉全身麻醉、吸入全身麻醉、局部麻醉与神经阻滞技术、低温麻醉和控制性降压、麻醉手术期间的输液输血、麻醉期间呼吸管理以及麻醉监测等内容。本书内容简明,重点突出,条理清楚,希望能为广大临床麻醉医师提供帮助。

　　在本书编写过程中,由于编者水平有限,书中可能存在疏漏之处,还望广大读者及同仁能够提出宝贵意见,以便日后修正完善,不胜感激。

前　言

目 录

第1章

麻醉学概述

现代麻醉学的历史不过 150 余年,是医学领域中一个新兴的学科。这门学科是随着医学和科学技术的发展以及临床工作的需要,集中基础医学、临床医学以及其他学科的有关理论,应用近代科学技术成果于临床而建立起来的,目前已成为临床医学的重要组成部分。经过我国麻醉工作者几代人的不懈努力,麻醉学科有了很大的发展,拓宽了麻醉工作的范畴和领域,加强了各级医院的麻醉科室建设,培养了大批的麻醉专业人才,专业队伍日益扩大,业务水平不断提高。今后麻醉工作者将更好地发扬救死扶伤精神,做好各项麻醉工作,继承和发扬麻醉先辈开创的事业,培养一代新人,在临床上做出优异成绩,促进我国麻醉学的现代化,同时推动其他医学学科的发展,随着世界科学技术的发展潮流共同前进。

第 1 节 麻醉的基本概念

医学是在人类与疾病做斗争的长期过程中形成的,以后又演化出临床医学内、外、妇产等分支学科。尽管经历了漫长的历史才出现"麻醉"的概念,但这是人类在遭遇各种伤害和手术引起的疼痛时渴求的解决疼痛的方法。因此,麻醉与医学和外科手术的发展密切相关。

麻醉,顾名思义,麻为麻木、麻痹,醉为酒醉、昏迷。因此,麻醉的含义是用药物或其他方法使患者整体或局部暂时失去感觉,以达到无痛进行手术治疗的目的。麻醉学则是运用有关麻醉的基础理论、临床知识和技术以消除患者手术疼痛,保证患者安全,为手术创造良好条件的一门科学。

麻醉和麻醉学的范畴是近代医学发展过程中逐渐形成的,并且不断地更新变化。随着外科手术及麻醉学的发展,麻醉已远远超过单纯实现手术止痛的目的,工作范围也不局限于手术室,因而麻醉和麻醉学的概念有了更广的含义。它不仅包括麻醉镇痛,而且涉及麻醉前后整个围术期的准备与治疗,监测手术麻醉时重要生理功能的变化,调控和维持机体内环境的稳态,以维护患者生理功能,为手术提供良好的条件,为患者安全度过手术提供保障,一旦遇有手术麻醉发生意外时,能及时采取有效的紧急措施抢救患者。此外,还承担危

1

重患者复苏急救、呼吸疗法、休克救治、疼痛治疗等。麻醉工作者的足迹涉及整个医院和其他场所。

现代麻醉学，又分为临床麻醉学、复苏与重症监测治疗学及疼痛诊疗学等，成为一门研究麻醉镇痛、急救复苏及重症医学的综合性学科。它既包含基础医学各学科中有关麻醉的基础理论，又需要广泛的临床知识和熟练的技术操作。麻醉工作者通过医疗、教学和科研工作，不断地提高临床麻醉工作的质量和充实麻醉学的内容。

第2节 麻醉的发展

一、古代麻醉发展阶段——麻醉的发现与萌芽

从史前时期开始，古代医学的发展经历了悠久的岁月，对麻醉的认识从盲目无知到有目的地寻找探索，一直到 18 世纪中叶出现了化学麻醉药才进入近代麻醉阶段。这一阶段的特点是人类遭受伤病及手术所产生的痛苦，逐步寻找解除病痛的方法。但从麻醉的概念来看，不论其麻醉效果和安全性，均与现代麻醉应用的药物和方法无法相比，尚处在萌芽状态。

二、近代麻醉发展阶段——临床麻醉学的形成

从 18 世纪开始，乙醚等全身麻醉成功地应用于外科手术，是为近代麻醉学的开端。这一阶段的特点是许多医学家、化学家，包括外科医生、医学生等为麻醉药的发现和临床应用做出了贡献，同时使麻醉方法和药物在临床的应用多样化。针对手术麻醉过程中的问题，也从单纯的镇痛发展到麻醉期间及麻醉前后比较全面的处理，到 20 世纪三四十年代积累了丰富的临床经验，逐步形成了临床麻醉学。

三、现代麻醉学的发展阶段

进入 20 世纪 50 年代，在临床麻醉学发展的基础上，麻醉的应用范围与领域进一步扩展，麻醉学的基础理论和专业知识不断充实，麻醉操作技术不断改进，麻醉学科和专业进一步发展壮大，迈进了现代麻醉学发展的第三阶段。这一阶段的特点是出现了从事麻醉的专业人员。由于麻醉应用范围与领域的扩展，麻醉学又分出亚学科。新理论、新知识、新技术的运用，促进了麻醉学的现代化。

第 3 节　临床麻醉

一、麻醉学在临床的重要作用

麻醉学在临床医学中日益发挥着重要作用,为外科(包括腹部、神经、矫形、胸心、血管、泌尿、小儿等)、妇产科、耳鼻喉科、眼科、口腔科等手术患者提供无痛、安全、肌松、无不良反应和良好的手术条件以完成手术治疗。同时通过它所掌握的复苏急救知识和技术对各临床科室患者,特别是危重症患者发生的循环、呼吸、肝肾衰竭进行处理,并在加强治疗病房(ICU)、疼痛诊疗门诊以及其他有关治疗诊断场合等,也都日益发挥着重要作用。

二、临床麻醉的主要工作

临床麻醉的主要工作场所在手术室内,目前正向手术室外扩展,在规模较大、条件较好的麻醉科,应在临床麻醉中建设分支学科(或称为亚科),如产科、心脏外科、脑外科、小儿外科麻醉等,以利于培养"一专多能"的人才,提高麻醉工作质量。临床麻醉的主要工作内容如下。

(1)术前对患者进行检查、评估与准备,包括思想、方案与物质(药品、器械等)的准备。术前应向患者家属交代病情,填写麻醉议定书,麻醉议定书必须征得家属的同意与签字。对于危重疑难患者及大手术的麻醉处理,必要时还需经科主任或院医务管理部门批准后实施。

(2)为手术顺利进行提供安定、无痛、肌松、合理控制应激,以及避免不愉快记忆等基本条件。

(3)提供完成手术所必需的特殊条件,如气管、支气管麻醉,控制性降压,低温,人工通气及体外循环等。

(4)对手术患者的生理功能进行全面、连续和定量的监测,并调控在预定的范围内,以维护患者的生命安全。应当指出,对患者生理功能进行监测与调控已成为临床麻醉的重要内容。这不仅涉及仪器与设备的先进性,更涉及麻醉医师的知识、素质和能力。

(5)预防并早期诊治各种并发症,以利术后顺利康复。

(6)术后 48~72 小时进行访视,预防与治疗麻醉后的并发症。

第2章

麻醉前准备与麻醉风险防治

第1节 麻醉前评估

一、麻醉前访视

(一)麻醉前访视的重要性

所有麻醉和手术创伤都可能影响患者的生理状态,而合并的外科和内科疾病也会有各自不同的病理生理改变,患者精神状态如焦虑、恐惧等也会影响其内环境的稳定。麻醉和手术的安危或风险程度,除了与疾病的严重程度、手术创伤大小、失血多少等因素有关外,很大程度上取决于手术前的准备是否充分、麻醉方面的处理是否切合患者的病理生理状况。在麻醉前对全身情况和重要器官的生理功能做出充分细致的估计,并尽可能加以维护和纠正,制订最适合患者的"个体化"的麻醉方案,不仅能够提高手术和麻醉的安全性,减少并发症,而且可扩大麻醉和手术的适应证,提高患者的满意度,降低医疗费用。

(二)麻醉前访视的目的

麻醉前访视的目的概括有以下几个方面。

(1)获得有关病史、体检、实验室检查、特殊检查和精神状态的资料,做出麻醉前病情评估,并决定进一步检查项目,以及特殊病情的麻醉前准备。

(2)指导患者熟悉有关的麻醉问题,解决其焦虑心理,签署麻醉知情同意书。

(3)根据病情制订麻醉方案和围术期的治疗策略。

(4)确定围术期监测必需的设备和手段。

(5)与外科医师和患者之间取得一致的处理意见。

(三)麻醉前访视的内容

1.询问病史

(1)个人史:包括能否胜任体力劳动,有无烟酒嗜好,有无吸毒成瘾史,有无长期服用安眠药史,是否妊娠等。

(2)既往史:了解既往的健康状况,既往疾病史,特别注意与麻醉有关的疾病。

(3)药物过敏:了解引起过敏的药物种类和药物过敏及不良反应史,过敏或不良反应的类型及严重程度。

(4)治疗用药史:使用降压药、β受体阻滞剂、皮质激素、利尿药、镇静安定药等情况,以及药名、持续时间和用药剂量、有无特殊反应。

(5)麻醉手术史:以往做过何种手术,使用何种麻醉药和方法,有无发生意外、并发症和后遗症,家庭成员是否有类似的麻醉反应。

(6)合并内科疾病史:重点询问心血管系统、呼吸系统、血液系统、神经系统、内分泌系统、肝肾疾病等病史。

1)心血管系统:重点询问高血压、瓣膜病、缺血性心脏病、周围血管病病史,以及风湿热史、心脏杂音史、晕厥史、心律失常和是否安装心脏起搏器等情况。原发性高血压病要了解患病时间、接受何种治疗、治疗时间和控制效果等。冠心病患者应询问是否有心绞痛史、心肌梗死史或充血性心力衰竭史等。术前伴心肌梗死不足 6 个月(称"近期心肌梗死")的非心脏手术患者,围术期再心肌梗死率和死亡率显著增高,因此择期手术应推迟,急诊手术应加强血流动力学监测,并由心内科医师协助诊治。

2)呼吸系统:重点询问近期有无上呼吸道感染、经常咳嗽咳痰、哮喘、慢性支气管炎和鼻窦炎、阻塞性睡眠呼吸暂停综合征(OSAS)病史,了解日常活动能力。急性上呼吸道感染者应控制感染后 1~2 周手术；慢性支气管炎急性感染期应于感染治愈后 2 周再行择期手术；哮喘患者在术前应适当控制感染、停止吸烟和适当使用解除支气管痉挛的药物；慢性鼻窦炎和鼻息肉患者禁忌经鼻气管插管。内分泌系统是否有糖尿病史以及控制情况、长期使用激素史、甲状腺疾病史等。

3)神经系统:询问患者是否患有中枢和周围神经系统疾病。是否有脑缺血发作史、癫痫发作病史、脊髓损伤史等。是否有头痛史、神志消失史、肌无力史。

4)血液系统:重点询问有无异常出血病史。

(7)本次手术情况:与手术医师交谈,了解手术急缓、部位、大小、时间长短、出血程度、手术风险所在、是否需要专门的麻醉技术(如低温、控制性降压等)。

2.检查用药

麻醉手术前,常有内科治疗用药,应决定是否继续用药或停药。

(1)抗高血压药:一般情况下,除利尿药外,不主张停用抗高血压药,应一直用到手术当日,以免围术期血压反跳,但应该调整剂量。

(2)洋地黄:对Ⅲ、Ⅳ级充血性心功能不全的患者,围术期应继续使用地高辛。但心房纤颤的患者应用受限。

(3)肾上腺素受体阻滞剂:α肾上腺素受体阻滞剂通常用于嗜铬细胞瘤患者的术前准备,控制高血压危象。β肾上腺素受体阻滞剂主要用于抗高血压、心绞痛、心律失常。已用β肾上腺素受体阻滞剂的患者,不主张停药,而应酌情调整剂量。

(4)抗心绞痛药:正在使用的抗心绞痛药物,包括硝基类、钙通道阻滞剂、β受体阻滞剂,都应继续保持常用剂量和间隔时间,使用到手术前。

(5)抗心律失常药:围术期抗心律失常药应一直使用至手术前,但应注意有些抗心律失常药的副作用,以及与麻醉药之间的相互作用。

(6)胰岛素和口服降糖药:糖尿病患者应使用胰岛素维持最佳血糖水平,手术日晨不应使用口服降糖药。

(7)皮质激素:使用过皮质激素和促肾上腺皮质激素的患者,围术期应补充适量皮质激素。

(8)抗癫痫药:一般使用至手术当天,但应注意许多药可降低肝脏微粒体酶功能,改变药代动力学。

(9)抗精神病和抗抑郁药:这类药一般可以使用到手术前,有些情况需慎重。

1)单胺氧化酶抑制剂(MAOI):接受 MAOI 治疗的患者对升压药极为敏感,可引起高血压危象。使巴比妥类药作用时效延长,与吩噻嗪类药相互作用,引起锥体外系反应和高血压,所以必须在术前 2~3 周停药。

2)锂:可增强肌肉松弛药的作用,同时麻醉药用量也减少。

3)三环类抗抑郁药(TCA):服用者接受吸入麻醉时,尤其是恩氟醚,可以引起惊厥。使用氟烷和(或)泮库溴铵等有抗胆碱能作用的药物,可引起心律失常,主要表现为心动过速。术前最好停药 2 周以上。非甾体抗炎药(NSAID)可影响血小板功能导致凝血机制异常。使用阿司匹林应在择期手术前停用 7 天,其他 NSAID 至少停用 48 小时。

4)抗凝药:一般必须停用抗凝药。使用华法林抗凝的患者,急诊手术前应输注冰冻血浆。择期手术应先口服维生素 K_1。

(10)抗生素:抗生素特别是氨基糖苷类可增强肌肉松弛药的作用。

3.体格检查

(1)全身情况:检查发育状况,是否有营养障碍、贫血、水肿、发绀等。

(2)生命体征:常规测定生命体征,包括血压、脉搏、呼吸、体温和体重。

(3)气道、牙和颈:拟行气管插管的患者,应对气道做精确的检查,包括颈椎活动度、颞颌关节功能和牙齿情况。

1)检查张口度:如有张口度< 4cm、甲状软骨结节至颏之间的距离小于三指、高拱顶腭、颈椎活动度降低等异常情况,可做一项简单的预测插管困难程度的试验:张口能看到咽柱、软腭和悬雍垂者,为Ⅰ类患者;仅能看到腭弓和软腭,为Ⅱ类患者;只能看到软腭者,为Ⅲ类患者。Ⅲ类患者用直接喉镜暴露能看到声门者不超过7%。

2)检查牙齿:是否有病损牙、镶牙,对松动牙和义齿麻醉前应取下。

3)检查颈部:颈椎活动度、气管是否移位或受压、颈动脉杂音等。

(4)肺脏:视诊观察呼吸频率、呼吸型和呼吸时比;有无发绀;有无三凹征、反常呼吸;有无桶状胸等。听诊有无啰音、支气管哮鸣音;呼吸音减弱或消失等。

(5)心脏大血管:心脏心率、心律(规则、不规则、期前收缩等),是心脏杂音或其他心音(如第三心音)、颈外静脉膨胀情况,心脏叩诊。检查血压、脉搏、皮肤黏膜的颜色和温度等周围循环的情况。

(6)神经系统:拟采用局部麻醉,应对麻醉区域的神经功能进行检查并记录,包括神志情况、有无颅内高压(及其程度)、有无锥体外系综合征、脊髓功能有无障碍。

(7)脊柱四肢:拟行椎管内麻醉者,应常规检查脊柱情况和脊髓功能。明确脊柱是否有病变、畸形或变形;穿刺点附近是否有感染,是否有隐性脊髓病变。拟行桡动脉穿刺测定直接动脉压者,应首先明确桡动脉是否有病变,然后做 Allen 试验。

1)实验室常规检查。

2)特殊检查。

二、评估的内容

(一)美国麻醉师协会(ASA)病情和体格情况分级

Ⅰ:健康。

Ⅱ:轻度系统性疾病,无功能受限。

Ⅲ:重度系统性疾病,有一定的功能受限。

Ⅳ:重度系统性疾病,需要不间断的治疗。

Ⅴ:濒危患者,不论手术与否,在 24 小时内不太可能存活。

Ⅰ、Ⅱ级患者对麻醉的耐受力一般均好,麻醉经过平稳。

Ⅲ级患者对接受麻醉存在一定危险,麻醉前尽可能做好充分准备,积极预防并发症。

Ⅳ、Ⅴ级患者的麻醉危险性极大,更需要充分细致的麻醉前准备。

(二)精神状况的评估

访视时,通过与患者交谈了解患者是否紧张、焦虑和恐惧,估计其合作程度,征询患者对手术和麻醉的顾虑和要求,并给予必要的解释和安慰。发现明显精神状态异常者应请专科医师会诊。

(三)重要脏器系统功能的评估

1.呼吸系统

(1)简单易行的肺功能评估方法

1)测量胸腔周径法:测量深吸气与深呼气时胸腔周径的差别。超过 4cm 以上者,提示无严重的肺部疾病和肺功能不全。

2)屏气试验:患者安静 5~10 分钟,深呼吸数次后,再深吸气后憋气,记录屏气时间。屏气时间>30 秒者,提示心肺功能良好;如屏气时间<20 秒则提示心肺功能不全。

3)吹气试验:让患者在尽量深吸气后做最大呼气。若呼气时间<3 秒,提示肺活量基本正常;若呼气时间>5 秒,表示有阻塞性通气功能障碍。

4)吹火柴试验:患者安静后,嘱其深吸气,然后张口快速呼气,能将置于 15cm 远的火柴吹熄者,提示肺储备功能良好,否则储备低下。

5)登楼梯运动试验:患者用正常速度一口气登上 3 层楼后,如心率和呼吸频率能在 10 分钟内完全恢复登楼前水平,且无心律失常,则表明心、肺功能良好。

(2)呼吸困难的评级:活动后呼吸困难(气短)是衡量肺功能不全的主要临床指标。呼吸困难评级如下:

0 级:无呼吸困难症状。

Ⅰ级:能较长距离缓慢平道走动,但限于步行。

Ⅱ级:步行距离有限制,走一或两条街后需要停下休息。

Ⅲ级:短距离走动即出现呼吸困难。

Ⅳ级:静息时也出现呼吸困难。

(3)评估手术后并发肺功能不全的高危指标——心血管病患者的麻醉耐受力的评估

1)高血压:首先明确是原发性还是继发性高血压。高血压患者的麻醉安危取决于是否并存及发现重要脏器(心、脑、肾)损害及其程度。单纯高血压,不合并冠状动脉病变、心力衰竭或肾功能减退等,在充分的术前准备和恰当的麻醉处理前提下,麻醉耐受良好。术前准备的重点是抗高血压治疗。

2)心脏病:其麻醉危险在于围术期发作心肌梗死。①麻醉前应该明确:a.是否存在心绞痛及其严重程度;b.是否发生过心肌梗死,最近发作时间,心肌梗死后 6 个月手术再梗率高,且预后甚差,因此择期手术易在急性心肌梗死发作后 6 个月后;c.目前的心脏功能代偿状况如何。②术前应做到:a.心绞痛症状已消失;b.充血性心力衰竭症状(如肺底啰音、颈静脉怒张、呼吸困难、心脏第三音或奔马律等)已基本控制;c.心电图已无房性期前收缩或者超过 5 次/分的室性期前收缩;d.血清尿素氮≤17.85mmol/L,血钾≥3mmol/L。

3)先天性心脏病:①房缺或室缺:心功能Ⅰ、Ⅱ级,既往无心力衰竭史,接受一般手术,无特殊危险;如伴有肺动脉高压,死亡率增加,应推迟手术或暂缓。②肺动脉瓣狭窄:轻度不是手术禁忌证,重度易发作急性右心衰竭,禁忌择期手术。③法洛四联症:麻醉后已引起心排血量骤减和严重低氧血症者,择期手术危险性极大。

4)心律失常:其临床意义在于引起心律失常的原因和对血流动力学的影响。对于无明显自觉症状、无严重血流动力学改变的单纯性心律失常,不增加麻醉风险,可不予特殊处理。而以下情况应高度重视。①年龄>45 岁,伴有心脑血管疾病或有糖尿病史者。②心房颤动和心房扑动,术前心室率能控制在约 80 次/分,不增加麻醉危险;心室率>100 次/分或<60 次/分,提示有严重心脏病变或其他原因(如甲状腺功能亢进),则麻醉危险性显著增加。③房性期前收缩或室性期前收缩,偶发者多属功能性,一般无须特殊处理;频发(>5 次/分)或呈二联律或三联律或成对出现、系多源性或呈"R-on-T",容易演变为室性心动过速或心室颤动,术前必须给予治疗,择期手术宜推迟。④Ⅱ度以上房室传导阻滞或慢性双束支阻滞(右束支伴左前或后半束支传导阻滞),有发展为完全性心脏传导阻滞而猝死的可能,术前需做好心脏起搏器准备。⑤预激综合征,可发作室上性心动过速,一般只要做到防止交感神经兴奋和血管活性物质释放即可,但对于持续而原因不明者,应引起重视,往往是心肌病变的唯一症状,麻醉危险性极高,择期手术必须推迟。⑥窦性心律失常,宜分辨其原因再决定是否需要处理,如为病态窦房结所致,宜做好应用异丙肾上腺素和心脏起搏的准备。⑦无论何种心律失常,发作时伴有头晕、头痛、黑蒙以及血流动力学改变,或与心绞痛发作有关者,意味着麻醉风险性增加,应做好充分准备。

5)心脏瓣膜病:其麻醉危险性主要取决于病变的性质及其心功能损害的程度,麻醉前应识别是以狭窄为主还是以关闭不全为主,或者两者兼有。①以狭窄为主者病变发展较关闭不全者更为迅速,重度主动脉瓣狭窄或二尖瓣狭窄极易并发严重心肌缺血、心律失常(房扑或房颤)和左心功能衰竭,也易并发心腔血栓形成和栓子脱落。因此麻醉危险性相当高,一般应禁忌施行择期手术。②关闭不全者对麻醉和手术耐受力一般尚可,但易继发细菌性心内膜炎或缺血性心肌改变,有猝死可能。

2.肝

(1)肝功能的临床评估:可采用 Pugh 推荐的肝功能不全的评估分级加以分析。按累计计分,1~3 分为轻度肝功能不全;4~8 分为中度不全;9~12 分为重度不全。肝病合并出血或有出血倾向时,提示已有多种凝血因子缺乏或不足。若凝血酶原时间延长、部分凝血酶原时间显著延长、纤维蛋白原和血小板明显减少,提示已出现弥散性血管内凝血(DIC)和纤维蛋白溶解,表示肝脏已经坏死,禁忌做任何手术。

(2)肝脏患者的麻醉耐受力评估

1)急性肝炎患者术中、术后极易出现凝血机制障碍,除紧急抢救手术外,应禁忌施行任何手术。

2)慢性肝病患者手术的最大问题之一是凝血机制异常,术前必须重视予以纠正。

3)轻度肝功能不全的患者对麻醉和手术耐受力影响不大。

4)中度肝功能不全和濒于失代偿时的患者,麻醉和手术的耐受力显著减退,术前需要经过较长时间的严格准备,方可允许择期手术。

5)重度肝功能不全的危险性极高,应禁忌施行任何手术。

3.肾

(1)肾功能损害的临床估计:以24小时内生肌酐清除率和血尿素氮(BUN)为指标,可将肾功能损害分为轻、中和重度三类。

(2)各类肾病的麻醉耐受力估计

1)高血压、动脉硬化、严重肝病、糖尿病、前列腺肥大等患者,容易并发肾功能不全,术前需要做肾功能检查,以估计其对麻醉和手术的耐受力。

2)对于慢性肾衰竭或急性肾病患者,原则上应禁忌施行任何择期手术。在人工肾透析治疗前提下,慢性肾衰竭不再是择期手术的绝对禁忌证,但对麻醉和手术的耐受力仍差。

3)已行肾移植而需行其他手术者,应重视其所用抗排异药物的不利影响或副作用。

4)对严重肾疾患如慢性肾小球肾炎、肾病综合征,特别是长期使用利尿药治疗者,应注意其体液和血浆蛋白的情况,常需予以调整和纠正,术中保持适当尿量。此外,应注意其肾上腺糖皮质激素或其他免疫抑制剂的使用情况。

4.内分泌系统

(1)甲状腺:甲状腺功能亢进者应注意心率的控制情况。巨大甲状腺肿需要估计气管是否受压及其程度,判断是否有气管软化。甲状腺功能低下应适当采取相应疗法。

(2)糖尿病:了解糖尿病的类型和治疗情况,目前的血糖水平,术前血糖应控制在稍高于正常情况下。应注意有无导致其他全身或重要器官、系统的并发症。

(3)胰岛素瘤:低血糖、肥胖、应激反应低等是麻醉应注意之点。

(4)肾上腺皮质增多症:应注意其所致的糖、蛋白质、脂肪代谢和水电解质的紊乱,以及心血管方面的改变。这类患者对麻醉和手术的耐受力较低。有显著的骨质疏松者,应估计麻醉操作和管理上的困难。术中应注意防止肾上腺皮质功能不全。

(5)嗜铬细胞瘤:其病理生理改变是由于儿茶酚胺分泌过多所致。病程长或久未确诊者,可有儿茶酚胺性心肌炎、营养代谢失调等。麻醉前应估计肿瘤的功能、病情的严重程度、手术难度,并特别注意术前准备的情况,重点是控制高血压和改善血容量。

(6)肾上腺皮质功能不全:一般难以承受较重的手术应激反应,术前应合理使用替代疗法。

(7)女性患者:女性患者月经期间不宜选择手术。

第 2 节　麻醉前常规准备

一、一般准备

麻醉前准备是根据患者的病情和手术的部位及方式有目的进行的各方面准备工作,总的目的在于提高患者的麻醉耐受力、安全性和舒适性,保证手术顺利进行,减少术后并发症,使术后恢复更迅速。对美国麻醉师协会分级标准(ASA) I 级患者,做好常规准备即可;对 ASA Ⅱ级患者,应维护全身情况及重要生命器官的功能,最大限度增强患者对麻醉的耐受力;对于Ⅲ、Ⅳ、Ⅴ级患者,除需做好一般性准备外,还必须根据个体情况做好特殊准备。

(一)精神状态准备

多数患者在手术前存在种种不同程度的思想顾虑。但过度的精神紧张、情绪激动或彻夜失眠,会导致中枢神经系统活动过度,扰乱机体内部平衡,可能造成某些并发疾病恶化。如高血压患者可因血压剧烈升高诱发心脑血管意外,严重影响患者对麻醉和手术的耐受力。为此,术前必须设法解除患者的思想顾虑和焦虑情绪,从关怀、安慰、解释和鼓励着手,酌情恰当阐明手术目的、麻醉方式、手术体位,以及麻醉或手术中可能出现的不适等情况,用亲切的语言、良好的沟通技巧向患者做具体介绍,针对患者存在的顾虑和疑问进行交谈和说明,以减少其恐惧、解除焦虑,取得患者信任,争取充分合作。对过度紧张而不能自控的患者,术前数日起即可开始服用适量神经安定类药,晚间给予安眠药,手术日晨麻醉前再给予适量镇静催眠药。

(二)营养状况改善

营养不良导致机体蛋白质和某些维生素缺乏,可明显降低麻醉和手术耐受力。蛋白质不足常伴有低血容量或贫血,对失血和休克的耐受能力降低。低蛋白血症常伴发组织水肿,降低组织抗感染能力,影响创口愈合。维生素缺乏可致营养代谢异常,术中容易出现循环功能或凝血功能异常,术后抗感染能力低下,易出现肺部感染并发症。对营养不良患者,手术前如果有较充裕的时间且能口服者,应尽可能经口补充营养;如果时间不充裕,或患者不能或不愿经口饮食,应采用肠外营养,贫血患者可适当输血,低蛋白、维生素缺乏者除输血外,可给予血浆、氨基酸、白蛋白、维生素等制剂进行纠正,使营养状况得以改善,增加机体抵抗力和对手术的耐受力,减少术后感染及其他并发症,促进伤口愈合,早日康复。

(三)术后适应性训练

有关术后饮食、体位、大小便、切口疼痛或其他不适,以及可能需要较长时间输液、吸氧、胃肠减压、胸腔引流、导尿及各种引流等情况,术前可酌情将其临床意义向患者讲明,让患者有充分的思想准备,以取得配合。如果术前患者心理准备不充分、术后躯体不适、对预后缺乏信心,容易产生焦虑,加重术后疼痛等不适。可在完善的术后镇痛前提下,从稳定情绪入手,提供有针对性的、有效的心理疏导。多数患者不习惯在床上大小便,术前需进行锻炼。术后深呼吸、咳嗽、咳痰的重要性必须向患者讲解清楚,使患者从主观上认识这一问题的重要性,克服恐惧心理,积极配合治疗,并训练正确执行的方法。疼痛是导致患者术后不敢用力咳嗽的一个主要原因,因此镇痛治疗十分重要。

(四)胃肠道准备

择期手术中,除浅表小手术采用局部浸润麻醉者外,其他不论采用何种麻醉方式,均需常规排空胃,目的在于防止术中或术后反流、呕吐,避免误吸、肺部感染或窒息等意外。胃排空时间正常人为 4~6 小时。情绪激动、恐惧、焦虑或疼痛不适等可致胃排空显著减慢。有关禁饮、禁食的重要意义必须向患者本人或患者家属交代清楚,以取得合作。糖尿病患者在禁食期间须注意有无低血糖发生,如出现心慌、出汗、全身无力等症状时,要及时补充葡萄糖和定时监测血糖。

(五)膀胱的准备

患者送入手术室前应嘱其排空膀胱,以防止术中尿床和术后尿潴留;对盆腔或疝手术,排空膀胱有利于手术野显露和预防膀胱损伤。危重患者或复杂大手术,均需于麻醉诱导后留置导尿管,以利观察尿量。

(六)口腔卫生准备

生理条件下,口腔内寄存着 10 余种细菌,麻醉气管内插管时,上呼吸道的细菌容易被带入下呼吸道,在术后抵抗力低下的情况下,可能引起肺部感染并发症。为此,患者住院后即应嘱患者早晚刷牙、饭后漱口;对患有松动龋齿或牙周炎症者,需经口腔科诊治。进手术室前应将活动义齿摘下,以防麻醉时脱落,甚或误吸入气管或嵌顿于食管。

(七)输液输血准备

对中等以上手术, 术前应向患者及家属说明输血的目的及可能发生的输血不良反应、自体输血和异体输血的优缺点、可能经血液传播的疾病、征得患者及家属的同意并签订输血同意书。对于不能行自体输血者,检查患者的血型,做好交叉配血试验,并为手术准备好足够的红细胞和其他血制品。凡有水电解质或酸碱失衡的患者,术前均应常规输液,尽可能做补充和纠正,避免或减少术中心血管并发症的发生。

(八)治疗药物的检查

病情复杂的患者,术前常已接受一系列药物治疗,麻醉前除要求全面检查药物治疗的效果外,还应重点考虑某些药物与麻醉药物之间可能存在的相互作用,有些容易导致麻醉中的不良反应。为此,对某些药物要确定是否继续使用、调整剂量再用或停止使用。例如,洋地黄、胰岛素、糖皮质激素和抗癫痫药,一般都需要继续使用至术前,但应核对剂量重新调整。对一个月以前曾较长时间应用糖皮质激素而术前已经停服者,手术中亦有可能发生急性肾上腺皮质功能不全危象,因此术前必须恢复使用外源性糖皮质激素,直至术后数天。正在施行抗凝治疗的患者,手术前应停止使用,并需设法拮抗其残余抗凝作用,以免术中出现难以控制的出血。患者长期服用某些中枢神经抑制药,如巴比妥类、阿片类、单胺氧化酶抑制药、三环类抗抑郁药等,均可影响对麻醉药的耐受性,或于麻醉中易诱发呼吸和循环系统严重并发症,故均应于术前停止使用。因 β 受体阻滞剂可减少围术期心脏并发症,长期应用者,应持续用至手术当日。神经安定类药(如吩噻嗪类药——氯丙嗪)、某些抗高血压药(如萝芙木类药——利舍平)等,可能导致麻醉中出现低血压,甚至心肌收缩无力,故术前均应考虑是继续使用、调整剂量使用或暂停使用。如因急诊手术不能按要求停用某些治疗药物,则施行麻醉以及术中相关处理时要非常谨慎。

(九)手术前晚复查

手术前晚应对全部准备工作进行复查。如临时发现患者感冒、发热、女性月经来潮等情况时,除非急症,手术应推迟进行。手术前晚睡眠宜酌情给患者服用镇静催眠药,以保证其有充足的睡眠。

二、麻醉诱导前即刻期的准备

麻醉诱导前即刻期一般是指诱导前 10~15 分钟这段时间,是麻醉全过程中极重要的环节。于此期间要做好全面的准备工作,包括复习麻醉方案、手术方案及麻醉器械等的准备情况,应完成的项目见表 2-2-1,对急症或门诊手术患者尤其重要。

(一)患者方面

1.常规工作

麻醉医师于诱导前接触患者时,首先需问候致意,表现关心体贴,听取主诉和具体要求,使患者感到安全、有依靠,对麻醉和手术充满信心。诱导前患者的焦虑程度各异,对接受手术的心情也不同,应进行有针对性的处理。对紧张不能自控的患者,可经静脉补注少量镇静药。对患者的义齿、助听器、人造眼球、隐形眼镜片、首饰、手表、戒指等均应摘下保管,并记录在麻醉记录单上。明确有无义齿或松动牙,做好记录。复习最近一次病程记录(或麻醉科门诊记录),包括:①体温、脉率;②术前用药的种类、剂量、用药时间及效果;③最后一次进食、进饮的时间、饮食内容和数量;④静脉输入的液体种类、数量;⑤最近一次实验室检查

表 2-2-1　麻醉前即刻期应考虑的项目

项目	内容
患者方面	健康状况,精神状态,特殊病情,患者主诉及要求
麻醉方面	麻醉实施方案,静脉输液途径,中心静脉压监测途径等
麻醉器械	氧源,N_2O 源,麻醉机,监护仪,气管内插管用具,一般器械用具
药品	麻醉药品,辅助药品,肌肉松弛药,急救药品
手术方面	手术方案,手术部位与切口,手术需时,手术对麻醉的特殊要求,手术体位,预防手术后止痛要求等
术中处理	预计可能的意外并发症,应急措施与处理方案等,手术安危估计

结果;⑥麻醉及特殊物品、药品使用协议书的签署意见;⑦患者提出的专门要求的具体项目(如拒绝用库存血、要求术后刀口不痛等);⑧如为门诊手术,落实手术后离院的计划。

2.保证术中静脉输注通畅

需注意:①备妥口径合适的静脉穿刺针,或深静脉穿刺针;②按手术部位选定穿刺径路,如腹腔、盆腔手术应取上肢径路输注;③估计手术出血量,决定是否同时开放上肢及下肢静脉,或选定中心静脉置管并测定中心静脉压或行桡动脉穿刺测定动脉压或心功能。

(二)器械方面

麻醉诱导前应对已备妥的器械、用具和药品等,再做一次全面检查与核对,重点项目包括以下几个方面。

1.氧源与 N_2O 源

检查氧、N_2O 筒与麻醉机氧、N_2O 进气口的连接是否正确无误。检查气源压力是否达到使用要求:

(1)如为中心供氧,氧压表必须始终恒定在 $3.5kg/cm^2$;开启氧源阀门后,氧浓度分析仪应显示 100%。符合上述标准,方可采用。如果压力不足,或压力不稳定,或气流不畅者,不宜贸然使用,应改用压缩氧筒源。

(2)压缩氧筒满筒时压力应为 $150kg/cm^2$,在标准大气压和室温情况下其容量约为 625L。

(3)如为中心供 N_2O,气压表必须始终恒定在 $52kg/cm^2$,不足此值时,表示供气即将中断,不能再用,应换用压缩 N_2O 筒源。

(4)压缩 N_2O 筒满筒时压力应为 $52kg/cm^2$,含 N_2O 量约为 215L,在使用中其筒压应保持不变;如果开始下降,表示筒内 N_2O 实际含量已接近耗竭,当压力降到 $25kg/cm^2$,提示筒内 N_2O 气量已只剩 100L,若继续以 3L/分钟输出,仅能供气 30 分钟,因此必须更换新筒。

(5)空气源,空气源是调节氧浓度的必需气体,压力表必须始终恒定在 $3.5kg/cm^2$。

2.流量表与流量控制钮

流量表及其控制钮是麻醉机的关键部件之一,必须严格检查后再使用:①开启控制钮后,浮子的升降应灵活、恒定,表示流量表及控制钮的工作基本正常;②控制钮为易损部件,若出现浮子升降过度灵敏,且呈飘忽不能恒定状态,提示流量表的输出口已磨损,或针栓阀损坏,出现输出口关闭不全现象,则应更换后再使用。

3.快速充气阀

压力为 45~55psi 的纯氧从高压系统直接进入共同气体出口,此时,氧流量可高达 40~60L/min。在堵住呼吸螺纹管的三叉接口的状态下,按动快速充气阀,如果贮气囊能迅速膨胀,表明快速充气能输出高流量氧,其功能良好,否则应更换。

4.麻醉机的密闭程度与漏气

(1)压缩气筒与流量表之间的漏气检验:先关闭流量控制钮,再开启氧气筒阀,随即关闭,观察气筒压力表指针,如果指针保持原位不动,表示无漏气;如果指针几分钟内即降到零位,提示气筒与流量表之间存在明显的漏气,应检修好后再用。同法检验 N_2O 筒与 N_2O 流量表之间的漏气情况。

(2)麻醉机本身的漏气检验:检查上述内容后,再启流量表使浮子上升,待贮气囊胀大后,在挤压气囊时保持不瘪,同时流量表浮子呈轻度压低,提示机器本身无漏气;如挤压时贮气囊随即被压瘪,同时流量表浮子位保持无变化,说明机器本身存在明显的漏气,需检修好后再用。检验麻醉机漏气的另一种方法是:先关闭逸气活瓣,并堵住呼吸管三叉接口,按快速充气阀直至气道压力表值升到 $30~40cmH_2O$ 后停止充气,观察压力表指针,如保持原位不动,提示机器无漏气;反之,如果指针逐渐下移,提示机器有漏气,此时再快启流量控制钮使指针保持在上述压力值不变,这时的流量表所示的氧流量读数,即为机器每分钟的漏气量数。

5.吸气与呼气导向活瓣

检查上述内容后,间断轻压贮气囊,同时观察吸气与呼气异向两个活瓣的活动,正常时应呈一闭一启相反的动作。

6.氧浓度分析仪

在麻醉机不通入氧的情况下,分析仪应显示 21%(大气氧浓度);通入氧后应示 30%~100%(纯氧浓度)。如果不符合上述数值,提示探头失效或干电池耗竭,需更换。

7.呼吸器的检查与参数预置

开启电源,预置潮气量在 8~10mL/kg、呼吸频率 10~14 次/分、吸呼比 1:1.5,然后开启氧源,观察折叠囊的运行情况,同时选定报警限值,证实运行无误后方可使用。

需要注意的是,上述检查步骤通常用于既往较旧型号麻醉机的一般经验性检测。随着医学科技的迅速发展,现代麻醉工作站已取代了传统意义上的功能简单的麻醉机。现代麻醉工作站的使用前检测方法请遵循不同型号和品牌仪器的生产厂家推荐的开机检查程序,以及各医疗机构自身制订的操作流程和规范进行。

8.麻醉机、呼吸器及监测仪的电源

麻醉机、呼吸器及监测仪在使用前,应检查线路、电压及接地装置。

9.CO_2 吸收装置

观察碱石灰的颜色,了解其消耗程度,一般在碱石灰有 3/4 变色时即更换,以免造成 CO_2 蓄积。

10.其他器械用具

其他器械用具包括:喉镜、气管导管、吸引装置、湿化装置、通气道、困难气道急救设备、神经刺激器、快速输液装置、血液加温装置等的检查。

11.监测仪

各种监测仪应在平时做好全面检查和校验,于麻醉诱导前即刻期再快速检查一次,确定其功能完好无损后再使用。

(三)手术方面

麻醉医师与手术医师之间要始终保持配合默契、意见统一,除了共同对患者进行核对并签字外,要做到患者安全、麻醉满意和工作高效率。在麻醉诱导前即刻期,必须重点明确手术部位、切口、体位;手术者对麻醉的临时特殊要求、对术中意外并发症的处理意见以及对术后镇痛的要求等。特别在手术体位的问题上,要与术者取得一致的意见。为了手术操作的需要,要求将患者安置在各种手术体位,见表 2-2-2。在麻醉状态下改变患者的体位,因重力的作用可导致呼吸和循环等生理功能的相应改变,同时对脏器血流产生不同的影响;又因改变体位促使身体的负重点和支点发生变化,软组织承受压力和拉力的部位和强度亦随之而改变,由此可能导致神经、血管、韧带和肌肉等软组织损伤。对于正常人,这些变化的程度均轻微,通过机体自身调节,一般均能自动纠正或适应;但在麻醉状态下,患者全部或部分知觉丧失,肌肉松弛无力,保护性反射作用大部分消失或减弱,患者基本上已失去自我调节能力。因此,改变体位所产生的各种生理功能变化无法自动纠正或适应,若不加以注意和及时调整,最终可导致缺氧、CO_2 蓄积、低血压、心动过速以及神经损伤或麻痹等并发症,轻者增加患者痛苦,延迟康复;重者可致呼吸循环衰竭或残废,甚至死亡。因此,手术体位是麻醉患者的重要问题,麻醉医师对其潜在的危害性要有充分认识,具备鉴别能力,做到

表 2-2-2　手术时患者常用体位及其名称

分类	体检名称
仰卧位	水平位;截石位;过屈截石位;胆囊垫升起位;头低斜坡位
头低屈膝位(屈式体位)	头高斜坡位;甲状腺手术位
仰卧位	水平位;屈髋位;骨盆垫高位
侧卧位	右侧卧位;左侧卧位;右肾垫高位;左肾垫高位
坐直位	

正确安置患者手术体位,防止发生各种并发症或后遗症。对手术拟采用的特殊体位,麻醉医师应尽力配合,但要求以不引起呼吸、循环等功能的过分干扰,以及神经、血管、关节、眼球等过分牵拉和压迫为前提。

第 3 节　特殊病情的准备

麻醉处理的一个重要危险情况是手术患者同时并存重要器官系统疾病。统计资料指出,手术并发症的发生率和死亡率与患者术前并存呼吸、心血管、神经、血液和内分泌系统等疾病有密切关系。

一、呼吸系统疾病

手术患者并发呼吸系统疾病者较多,尤其在老年患者中多见。麻醉前必须做好以下准备。

(1)戒烟至少 8 周,以改善呼吸道纤毛功能,减少气道分泌物及刺激性;但术前哪怕戒烟 1 天对患者也是有益的,因而术前应鼓励患者积极戒烟而不必过多拘泥于术前戒烟的时间长短。

(2)避免继续吸入刺激性气体。

(3)彻底控制急慢性肺感染,术前 3~5 天酌情使用有效的抗生素,并做体位引流,控制痰量至最低程度。

(4)练习深呼吸和咳嗽,做胸部理疗以改善肺通气功能,增加肺容量。

(5)对阻塞性呼吸功能障碍或听诊有支气管痉挛性哮鸣音者,需雾化吸入 β2 肾上腺素受体激动药和抗胆碱药等支气管扩张药治疗,可利用 FEV1 试验衡量用药效果,并持续用药至患者进入手术室。

(6)痰液黏稠者,应用雾化吸入或口服氯化铵或碘化钾以稀释痰液。

(7)经常发作的哮喘者,可应用肾上腺皮质激素,以减少气道炎症和反应性,减轻支气管黏膜水肿。以吸入方式最佳,可减少全身不良反应,如倍氯米松每6小时喷2次。静脉可用甲泼尼龙;根据临床反应确定剂量及给药次数。

(8)对肺心病失代偿性右心力衰竭者,需用洋地黄、利尿药、吸氧和降低肺血管阻力药(如肼屈嗪、前列腺素)进行治疗。

一般来讲,伴肺功能减退的呼吸系统疾病,除非存在肺外因素,通常经过上述综合治疗,肺功能都能得到明显改善,这样,在麻醉期只要切实做好呼吸管理,其肺氧合和通气功能仍均能保持良好。这类患者的安危关键在手术后近期,仍然较易发生肺功能减退而出现缺氧、CO_2蓄积和肺不张、肺炎等严重并发症。因此,必须重点加强手术后近期的监测和处理。

二、心血管系统疾病

(1)长期应用利尿药和低盐饮食患者,有可能并存低血容量、低血钾、低血钠及酸碱失衡,术中容易发生心律失常和休克。低血钾时,洋地黄和非去极化肌肉松弛药等的药效将增强。因此,术前均应做血电解质检查,保持血清钾水平在3.5~5.5mmol/L;如病情允许,术前一般宜停用利尿药48小时;对能保持平卧而无症状者,可输液补钠、钾,但需严密观察并严格控制输液速度,谨防发作呼吸困难、端坐呼吸、肺啰音或静脉压升高等危象。噻嗪类利尿药长期服用可致糖耐量降低,血糖升高,长期服用该类药物的患者需要注意血糖情况。

(2)心脏病患者如伴有失血或严重贫血,携氧能力降低,可影响心肌供氧,术前应少量多次输血。为避免增加心脏负担,注意控制输血量和速度。

(3)对正在进行的药物治疗,需进行复查。对有心力衰竭史、心脏扩大者术前可考虑使用少量强心苷,如口服地高辛0.25mg,每日1~2次,药物可服用至手术前日。二尖瓣狭窄的患者需要控制心率,术前建议继续使用洋地黄。冠状动脉供血不足的患者建议围术期积极使用β受体阻滞剂控制心率,降低围术期心脏风险。

(4)对并存严重冠心病、主动脉瓣狭窄或高度房室传导阻滞而必须施行紧急手术者,需考虑酌情采取以下措施:①建立有创动脉压监测;②放置Swan-Ganz导管;③定时查动脉血气分析;④放置临时或永久性心脏起搏器;⑤准备好必要的血管活性药物;⑥准备电击除颤器;⑦重视麻醉选择与麻醉管理,选择镇痛和镇静充分的麻醉方式。

三、神经肌肉系统疾病

神经肌肉系统疾病多数涉及生命重要部位的功能状态,因此,必须针对原发疾病、病情和变化程度,做好麻醉前准备工作。

(一)重症肌无力患者的麻醉前准备

(1)重症肌无力是一种自身免疫性疾病,由节后乙酰胆碱受体丧失引起,表现为肌无力和容易疲劳,休息后可好转,可涉及全身所有的肌肉。麻醉前应对患者保护呼吸道通畅的能力、咽喉肌和呼吸肌麻痹的程度进行测试,如施行导呕反射观察其吐出的能力及咳嗽力量。眼轮匝肌的单神经肌电图具有100%的敏感性,被认为是金标准。用力肺活量(FVC)是评价该类患者呼吸功能最可靠的标准,因此多数患者需进行肺功能测验,以指导术后是否需要采用呼吸支持治疗。

(2)胆碱酯酶抑制药作用于神经肌肉接头,产生抑制胆碱酯酶代谢的作用。多数用溴吡斯的明治疗,精确记录其基础药量甚为重要。对明显肌无力者,治疗药量应达最大限度。一般平均剂量为60mg口服,每4~6小时1次;如果仍不能控制,常加用糖皮质激素治疗。但约有8%的患者在开始激素治疗之初,重症肌无力可短暂加重。也可使用硫唑嘌呤、环孢素、甲氨蝶呤和环磷酰胺治疗。

(3)免疫治疗适用于重度重症肌无力患者,或对激素治疗反应不佳的患者。在全量激素或溴吡斯的明治疗持续数周至几个月,而病情仍难以控制的患者,可采用血浆置换和免疫球蛋白治疗。对严重病例或肺活量小于2L的患者使用血浆置换,病情可得到迅速改善,但仅能暂时性改善症状,可用于少数患者减少手术应激的术前准备。有报告发现,对重度重症肌无力患者,在胸腺切除术前2~13天施行1~4次血浆置换治疗,术后机械通气、拔管时间及ICU留住天数均可缩短。

(4)重症肌无力的常见并发症有甲状腺病、类风湿关节炎、系统性红斑狼疮和恶性贫血,应予仔细检查治疗。

(5)预测术后是否需要机械通气治疗的因素:病期超过6年;并发慢性呼吸系病史;溴吡斯的明剂量每天超过750mg;肺活量小于2.9L的患者。

(6)麻醉性镇痛药和神经安定类药可影响呼吸和神经肌肉接头功能,术前应免用。除青霉素和头孢菌素外,大多数抗生素都可加重肌无力。胆碱酯酶抑制药术前是否继续使用存在争议,但总的来说,如果患者有药物依赖,术前应继续使用,同时继续使用免疫抑制剂。应用糖皮质激素者,围术期应继续激素治疗。

(7)对眼肌已受累的患者,宜采用清醒插管,或快速诱导加环状软骨压迫插管。大多数患者可仅在加深麻醉而不用肌肉松弛药的情况下完成气管插管。在胆碱酯酶抑制药治疗期间应用琥珀酰胆碱,容易诱发双向阻滞,延长作用时间,故禁止并用。患者对非去极化肌肉松弛药可能特别敏感。有些药物(如镁、局部麻醉药、抗心律失常药)和特殊因素(如低温、呼吸性酸中毒)可加重非去极化肌肉松弛药的作用,故应避用。如果术中确实需要进一步肌松效应,可在肌松监测的指导下应用特小剂量的非去极化肌肉松弛药。对非去极化肌肉松弛药拮抗药新斯的明,应采取滴注方式逐步用药,每隔5分钟注射0.5~1mg,以避免胆碱酯酶抑制药逾量而诱发胆碱能危象、加重肌无力。

（8）术后如果患者不能恢复口服溴吡斯的明，可改用静脉注射口服剂量的 1/30 用药。为鉴别胆碱中毒性肌无力加重，可施行依酚氯铵试验。依酚氯铵属短效、速效胆碱酯酶抑制药，用药后一般可使肌无力症状迅速改善；如果存在胆碱酯酶抑制药过量，其拟胆碱作用同样会加重肌无力。目前，由于神经科医师已不再使用特大剂量溴吡斯的明治疗，麻醉医师也已限制拟胆碱类药的使用，因此，胆碱能危象已很少见。依酚氯铵试验只有在应用大剂量新斯的明时需用，一般已不再采用。如果患者在应用胆碱酯酶抑制药治疗后，肌无力也未能有效解除时，则应施行血浆置换治疗，其方案各异，一般在最初 2~3 天期间可每日置换 1 次，以后根据病情调整应用间隔天数。

(二)帕金森病患者的麻醉前准备

（1）帕金森病是由基底节线状通路的多巴胺耗损引起的，临床三联征表现为震颤、肌肉强直、运动迟缓。因体位反射和自主反射破坏，容易出现心律失常、直立性低血压、体温调节失控和麻醉期间血流动力学不稳定。病程发展至最后，有痴呆、精神错乱和精神病的趋势。咽喉肌功能障碍可增加误吸的机会。因饮食和吞咽困难可明显影响血容量和营养状态。因呼吸肌僵直、行动迟缓和脊柱后突变形，可出现限制性肺功能改变，术前需做肺功能检查、胸片、血气分析，并指导患者锻炼呼吸功能。抗帕金森病最常用卡比多巴-左旋多巴，但可能引起心肌敏感，容易诱发心律失常、低血压或高血压。

（2）抗帕金森病药需一直用至手术前，左旋多巴半衰期短(约 3 小时)，因此治疗必须延续至手术前并在术后立即恢复。对咽喉肌麻痹者，宜采用快速诱导结合环状软骨压迫施行气管内插管。选用轻至中度抑制心脏的药物，以提高机体肾上腺素能反应和防止低血压。琥珀酰胆碱有诱发高血钾的可能。患者对非去极化肌肉松弛药的反应一般仍属正常。术中应避用抗多巴胺类药如甲氧氯普胺、丁酰苯类(如氟哌利多)和吩噻嗪类，它们可抑制多巴胺的释放或与多巴胺竞争受体。全身麻醉可造成显著的术后恶心和呕吐，选用部位麻醉可避免术后呼吸抑制、严重的术后疼痛和恶心、呕吐，但安置体位可能发生困难，且患者的不自主运动造成麻醉医师和手术医师的操作难度增加。术中使用苯海拉明和小剂量的丙泊酚可减少上述问题。术毕应等待患者清醒、确证咽喉肌反射完全恢复、肺功能已恢复到术前水平后方可拔管。手术期停用卡比多巴、左旋多巴可能引起症状显著加剧，因此此后应尽快恢复使用，以防止发生不可逆的肌僵硬和行动迟缓。如果患者不能口服或鼻饲用药，可静脉或肌内注射抗胆碱能药物如苯海索、甲磺酸苯扎托品或苯海拉明。术后处理要围绕肺功能锻炼和栓塞的防治，鼓励患者早期理疗和离床活动。术后易出现震颤增加、谵妄、意识模糊，可能与原先存在的脑功能障碍，或静脉应用抗胆碱能药以及手术期停用治疗药有关。氯氮平不会恶化帕金森病的运动障碍，术后可用于终止左旋多巴引起的幻觉。另外，帕金森病患者体温调节、血糖代谢可能存在异常，术后需注意体温及血糖的监测。

(三)卒中患者的麻醉前准备

1.围术期卒中的发生率取决于手术类型

统计指出,在普外科手术的卒中发生率平均为 0.2%,周围血管手术约为 1.5%,心脏或颈动脉手术约为 4%。无脑血管疾病史的患者,在成人普外科手术后的卒中发生率可减少一半以上。其他预测有卒中危险的因素包括周围血管病、高血压、心房纤颤和 70 岁以上老年患者等。

2.手术前预防与准备措施

(1)术前应对冠心病、心房纤颤和高血压进行积极治疗,达到最满意状态。对新近出现的心房纤颤,应使其逆转为正常窦性节律;对慢性心房纤颤应尽可能控制心室率不超过80bpm。对无症状的心房纤颤,可用阿司匹林或双香豆素预防性治疗,但手术前应考虑酌情停药。

(2)对已有卒中史或短暂脑缺血发作(TIA)的患者,应施行脑 CT、颈动脉超声多普勒,必要时血管造影等检查以追究其原因,排除颅内出血或硬膜下血肿。对颈动脉造影证实狭窄超过 70%者,可酌情考虑施行预防性的颈动脉内膜(CEA)剥脱术治疗。对存在非心源性栓塞可能的患者,或颈动脉狭窄不明显者,应选用阿司匹林预防性抗凝治疗。对不能接受阿司匹林治疗,或已用阿司匹林而仍出现卒中先兆征象的患者,可用血小板抑制药氯吡格雷(波立维)等治疗。

(3)应用阿司匹林和血小板药者,可因出血时间延长而出现手术野广泛渗血,故术前需按相关指南要求酌情考虑停药,但有人建议 CEA 前可不停用阿司匹林,且于术后立即恢复使用,这对防止术后心肌梗死具有特别重要的价值。

(4)对已有冠状动脉病、瓣膜病或心律失常史者,需做心脏超声检查及 24 小时动态心电图监测。对心房纤颤或左房已证实存在凝血块者,随时有血块脱落造成脑栓塞(后脑动脉区)的危险,术中可施行经食管超声心动图监测。对已证实存在心腔凝血块者,需使用华法林治疗至少 3 个月,再复查超声心动图。

3.麻醉前应考虑的预防措施

(1)控制血压与维持满意氧输送是主要的预防措施。术后卒中多数与围术期低血压无关,即使颈动脉阻塞患者也如此。但在主动脉手术中的低血压则常是卒中的诱因,在松开主动脉阻断钳之际的短暂低血压,常为卒中发生率显著增高的基础。

(2)对颈动脉明显阻塞的患者,应维持相对较高的颅内灌注压以策安全,即使在施行控制性低血压时也宜将平均动脉压(MAP)维持在至少 50mmHg(1mmHg=0.133kPa)以上。经颅超声图观察到,MAP 保持 60mmHg 以上时,不论存在单侧颈动脉狭窄与否,通过脑自动调节功能，脑血流速度仍能保持适宜，一旦 MAP 降至 35mmHg，则需应用血管收缩药提升 MAP，则脑灌注压仍能保持适宜。

（3）卒中后需推迟手术时间，惯例是急性卒中后手术应推迟 1~3 个月，以等待梗死周边缺血区已消失的自动调节功能有所恢复。在脑自动调节功能缺损期间，脑灌注需直接依靠体动脉血压，如果出现，轻微的低血压，即有导致周边缺血区转变为不可逆性损伤的高度危险性。

（4）在卒中恢复期内应避用琥珀酰胆碱，以防引起高血钾反应。有人报道卒中 6 个月以后应用琥珀酰胆碱，不致再引起高钾血症。

(四)肌营养不良的麻醉前准备

（1）肌营养不良时，咽肌和会厌肌麻痹，消化系统、呼吸系统和心血管系统可明显受累。胃排空延迟、吞咽困难、口咽分泌物存留均可使患者在围术期处于误吸窒息的危险。会厌肌无力可使患者的呼气受限。呼吸肌功能紊乱表现为呼吸快速、潮气量减小、反常呼吸伴辅助呼吸肌活动增强，其呼吸功能可能尚正常，但通气储备显著削弱，对高碳酸血症和低氧血症的反应明显受抑制。

（2）在肌营养不良、全身及四肢肌萎缩时，心肌功能常严重受累（心肌收缩力减低、乳头肌退化引起的二尖瓣反流），心脏传导异常。术前检查应包括心电图及各种心肌收缩力测定（如超声心动图、多维血管造影等）。

（3）麻醉方案的考虑：麻醉药可进一步减弱呼吸肌张力，抑制对 CO_2 蓄积的通气反应，必须常规辅助或控制呼吸支持。麻醉药抑制心肌及血流动力学，应持续监测心电图和血压，对术前心储备明显受累者，宜施行有创性血流动力学监测。婴幼儿患者可能有肌张力低下、吞咽困难、延髓性麻痹、巨舌、脊柱后侧凸和漏斗胸伴发限制性肺病与呼吸窘迫，造成插管困难，同时存在对非去极化肌肉松弛药敏感。术后当患者清醒、呼吸功能恢复到基础水平（负压峰值至少 -20~30cmH_2O；潮气量至少 8mL/kg）、血气分析正常后拔除气管导管。

(五)吉兰-巴雷综合征的麻醉前准备

1.吉兰-巴雷综合征(又称格林-巴利综合征)的原因不明

70% 的患者在发病前 8 周内有前驱感染史。临床主要表现为双侧对称性的上行性肌无力，病理证实有周围神经脱髓鞘。半数患者出现脑神经受累，可影响呼吸肌和眼球活动；可出现感觉缺失和自主神经系统功能障碍，表现为血流动力学不稳定。神经传导研究证实，患者早期出现传导速度减慢，后期出现去神经作用加强。本病与多发性神经炎有相似之处。

2.麻醉方案的考虑

患者由于肌无力，需呼吸支持，这与肌萎缩者相似。琥珀酰胆碱可引起慢性去神经肌肉大量释放钾离子致严重的高钾血症。由于心血管功能不稳定，易出现心率和血压波动，需持续心电图及直接动脉压监测。由于自主神经功能不全,心率与血压已不足以反映血容量情况,需监测中心静脉压或肺动脉置管测压,以明确血容量状况。术中电解质的变化可能导致病情加重,应尽量予以避免。

(六)假性脑瘤的麻醉前准备

(1)假性脑瘤是一种非颅内占位性病变引起的颅内高压综合征,也称良性颅内高压症,原因多数不明,包括原发性脑静脉引流异常、脑脊液分泌/吸收异常,或内分泌、代谢或免疫性疾病。女性发生率高于男性 4~8 倍,常伴有头痛、视盘水肿、视力障碍和脑神经(常为第 6 脑神经)功能紊乱。腰穿脑脊液压可升高超过 200mmH$_2$O。腰穿脑脊液引流可减轻头痛症状,但必须先用脑 CT 或 MRI 检查排除颅内占位病变。一般不存在脑积水,脑室显示正常或缩小。

(2)病情稳定数月或 1 年后可以麻醉和手术,术前需复查视力和脑神经功能,对估计术后功能不全具有指导意义。在脑 CT 排除脑疝综合征后,可谨慎采用脊髓麻醉或硬膜外麻醉。正在应用激素治疗者,围术期需继续应用。

(3)局部麻醉常用于脑脊液引流治疗,脊髓麻醉对多数患者尚属适宜,但在注入局部麻醉药之前应先做脑脊液引流。因硬膜外腔注入局部麻醉药液可能促使颅内压增高,故硬膜外麻醉非良好选择。全身麻醉时应选用降低和防止颅压增高的药物和方法。对肌肉松弛药、镇静催眠药尚无特殊敏感的现象。由于假性脑瘤患者多数体形肥胖,故应针对肥胖者特点实施麻醉,掌握紧急处理和拔管原则。

(七)先兆子痫/子痫的麻醉前准备

(1)典型的先兆子痫表现为高血压、周围水肿、蛋白尿,一般发生于妊娠 20 周后与分娩后 48 小时内。患者常主诉头痛、胃肠道不适、畏光和视力模糊,严重时出现神志状态改变、恶心、呕吐。对具有典型征象的子痫患者应做进一步神经系统检查。对先兆子痫/子痫患者出现昏迷,应做脑部 CT 检查,以排除需要手术处理的病变,如颅内血肿、后颅窝水肿致导水管阻塞性脑积水;同时应采取降低颅内压增高的措施。但对非典型的子痫患者并无 CT 检查的需要。

(2)先兆子痫患者常于胎儿娩出后发生子痫抽搐,而很少于妊娠 20 周以前或娩出 48 小时后发生。治疗目标为稳定病情和顺利分娩。抽搐发作前常有某些预兆征象,包括头痛持续而加剧、视力模糊、畏光、频繁呕吐、深腱反射亢进伴抽搐。治疗子痫抽搐,首先要保持通气和氧合良好,防止呕吐物误吸,预防抽搐期外伤。可用硫酸镁控制抽搐:首剂单次静脉注射 4~6g,继以静脉滴注 1~2g/h;如果抽搐仍不能控制,可再在 5 分钟内经静脉推注 2~4g。

对硫酸镁治疗抽搐目前仍存在争议,有人发现硫酸镁不是抗抽搐药,用于子痫主要基于其有效而不良反应较小的传统经验。但临床研究发现,有些抽搐患者的血浆镁浓度仍属正常。另外,硫酸镁可导致肌无力、肌肉松弛药作用增加、加重部位麻醉引起的低血压,以及抑制心肺功能等,因此需要密切监测深部腱反射和血浆药物浓度。其他抗抽搐药有:静脉注射劳拉西泮 1~2mg,或地西泮 5~10mg,或咪达唑仑 2~5mg。待抽搐停止后,继以静脉滴注苯妥英钠 10mg/kg(25mg/min),滴注期间应监测心电图和血压。如果不能经静脉用药,肌内注射咪达唑仑 10mg 也可制止抽搐。同时应用抗高血压药物控制血压。少尿可给予液体冲击处理,如果无反应可在中心静脉压监测下指导液体治疗。当抽搐被终止、氧合功能正常、呼吸和血压维持稳定后,再进一步做控制血压和胎儿娩出处理。产后肺水肿较为常见,治疗措施包括:支持治疗、利尿及必要的血管扩张剂和机械通气。先兆子痫产妇需要放置肺动脉导管的指征为:对治疗无反应的严重高血压、肺水肿;对液体治疗无反应的少尿以及产妇并发严重心脏疾病。

(八)癫痫(抽搐)患者的麻醉前准备

1.正在接受抗癫痫药治疗的抽搐患者

对正在接受抗癫痫药治疗的抽搐患者,应明确其抽搐的类型、发作的频率、治疗药物的血药浓度。如果抽搐已被很好控制,即可手术,围术期不必更改抗抽搐药使用方案。如果抽搐频率增加或常出现全身强直痉挛性抽搐,应查明抽搐加剧的潜在原因。常见的原因有药物不匹配、镇静催眠药或酒精的中断、外伤、肿瘤、药物使用(如安非他命、可卡因)、高钙或低钙、低氧和患有其他疾病,需做电解质、肌酐、血浆蛋白、血细胞计数及分类、尿液分析及相应检查和处理,同时测定抗抽搐药血药浓度,如果低于治疗水平,应适当追加药量,手术应推迟直至抽搐被有效控制。但患者在术中仍可能发生抽搐,仅是被全身麻醉神经肌肉接头作用及肌肉松弛药的作用所掩盖而已,故仍不能忽视有关抽搐的治疗。许多抗癫痫药物如卡马西平、苯妥英钠、苯巴比妥,均会诱导细胞色素 P450 的活性,影响其他药物的肝脏代谢。而新型的抗癫痫药物(如加巴喷丁和托吡酯等)产生的药物相互作用要小得多,建议选择使用。术后频繁抽搐的不良后果是手术伤口裂开、呼吸道梗阻、呼吸循环功能衰竭,因此应积极处理术后的惊厥、抽搐等症状。

2.围术期常用的抗抽搐药物

一般口服用药都能维持有效的血药浓度,术前禁食(NPO)与术后 NPO 期间,可鼻饲用药,也可改用苯妥英钠或苯巴比妥静脉用药。术前如果口服用药吸收不佳,可在术前数周换用静脉用药以达到血药稳态,术前一般无须追加静脉负荷剂量。丙戊酸经直肠灌注用于小儿,吸收良好,但用药前需清洁灌肠以保证有效吸收。抗抽搐药的半衰期一般都较长,如果术前将最后一次口服剂量加倍,血药有效浓度可维持手术当天一整天,因此可省略 1~2 次用药。

3.麻醉方案的考虑

局部麻醉药达中毒剂量可诱发抽搐,但抽搐患者施行常规硬膜外麻醉或臂丛阻滞麻醉仍属安全。采用脊髓麻醉较好,因局部麻醉药用量可很小。常用的静脉或吸入全身麻醉药有增高或抑制抽搐活性的作用,取决于剂量大小和当时的患者情况。氯胺酮(特别与茶碱并用)容易诱发癫痫患者的抽搐发作。恩氟烷在较高浓度(>2.5%)用药及过度通气($PaCO_2<25mmHg$)的情况下,脑电图可出现癫痫样棘波放电,因此,应维持较低浓度用药和保持$PaCO_2$在正常水平。氟烷可影响肝脏线粒体酶活性,在体内代谢较多,肝脏毒性的发生率较高。异氟烷具有强力抗抽搐作用。镇静药的不良反应可影响肝脏代谢和蛋白结合。丙泊酚用于静脉麻醉的可控性较好,具有止吐、抗惊厥作用,并且对皮质脑电图无干扰。右美托咪定有良好的镇静作用,可以安全用于该类患者。长时间应用苯妥英钠和氨甲酰氮䓬(卡马西平)治疗可引起对非去极化肌肉松弛药的耐药性。麻醉中需监测脑电生理,必要时请神经专科医师协助。脑电生理的监测方法如下。

(1)脑电图 16 电极通道记录原始脑电压,分析脑电波(赫兹)的频率和幅度,可推测脑活动与代谢状况,见表 2-3-1。例如,抽搐激活期或应用小剂量巴比妥和氯胺酮时,脑电波频率增加;麻醉性镇痛药和深度吸入麻醉时,脑电波频率减慢、幅度增加;缺氧、缺血、大剂量巴比妥时,脑电波频率减慢、幅度降低;脑死亡、深度低温、深度低灌注、巴比妥性昏迷和异氟烷 2MAC 水平麻醉时,脑电波呈等电位线。近年来已采用先进的压缩频谱显示仪(CSA),将复杂的原始脑电图信息,通过计算机处理,转换为振幅与频率,使复杂的原始脑电图转变为简单而可理解的图谱资料和波幅、频率曲线面积(正常值约占总面积的 85%~99%,平均 97%)。但 CSA 监测有时可能不能发现大脑半球的局部缺血。

(2)诱发电位(EP)可测定中枢神经系统对周围神经刺激所引发的电位变化。根据不同的刺激模式,可将 EP 分为:①躯体感觉诱发电位(SSEP),刺激手或下肢的周围神经,记录头皮、脊柱、棘间韧带或硬膜外腔产生的神经冲动电位;②脑干听觉诱发电位(BAEP),用测听棒刺激第 8 脑神经,记录后颅窝脑干部位产生的电位;③视觉诱发电位(VEP),用闪光刺激,记录前颅窝的诱发电位。通过分析 EP 的变化,可了解某特定感觉通路与皮质代表区的功能状态,由此诊断中枢神经系统疾病、监测术中的脑和神经功能。影响 SSEP 最轻的麻醉方法是芬太尼伴<60%N_2O 或<1%异氟烷吸入,对周围性 SSEP(即颈 SSEP)或短潜伏期的BAEP 的影响很小。为获得一份可以说明问题的诱发电位记录,需要尽量排除一些影响因素,其中维持稳定的麻醉深度水平是正确记录诱发电位的最重要因素,同时要求麻醉方法

表 2-3-1　脑电图的波形、特点与解释

节律	频率(Hz)	意识状态
δ	0~4	昏迷,低氧/缺血,深麻醉
θ	4~8	入睡,外科麻醉期
α	8~13	松弛,闭眼,浅麻醉
β	13~30	清醒,警觉,小剂量巴比妥镇静

与临床环境生命指标如体温、酸碱状态、血细胞比容和血压等不能有丝毫改变,必须保持在恒定状态。

(3)肌电图(EMG)和神经传导速度监测,可判断手术解剖近侧组织的运动与脑神经通路的完整性,以保证手术操作无失误。

(4)下列手术中脑电生理监测具有特殊指征,麻醉前需做好一切仪器物品的准备:①颈动脉内膜剥脱术(CEA)或其他可能引起脑缺血危险的手术,可监测 16-通道 EEG、4-通道 EEG(电极置于两侧大脑半球的前和后区)及 SSEP。②异常脑组织切除术,可直接在手术显露的脑皮质上测定脑皮质图,适用于癫痫手术,有助于判定异常脑组织或活组织检查的最佳切除范围。大多数静脉和吸入麻醉药对 SSEP 和 BAEP 都产生不同程度的影响,对经颅皮质测定结果的影响比经皮质下测定结果的影响明显。巴比妥引起轻度潜伏期延长和幅度减小,但即使皮质 EEG 已处于等电位线,SSEP 仍不会消失。吸入麻醉药和 N_2O 对皮质 SSEP 潜伏期延长和幅度减小的影响最显著。阿片类药有延长潜伏期和减小幅度的倾向,但即使应用大剂量麻醉性镇痛药麻醉时仍可测得 SSEP。依托咪酯、氯胺酮和丙泊酚可明显增强 SSEP。③后颅窝手术期间施行 BAEP 及刺激面神经(第 7 脑神经)监测 EMG,可明确脑神经功能不全的压迫、牵拉或缺血等原因。④脊柱手术特别是脊柱侧弯矫形手术、神经外科脊髓手术,胸主动脉横夹手术都有施行 SSEP 监测的指征。⑤周围神经移植或切除术采用 EMG 和神经传导速度测定,可确定已损伤的周围神经或需要施行移植的周围神经;于手术分离神经过程中可判断神经通路及其功能,避免可能发生的神经牵拉、压迫或切断等损伤,以提高安全性和有效性。⑥其他指征,利用 EEG 和 SSEP 可监测麻醉深度;了解控制性低血压期间脑和脊髓的血流灌注适宜程度;面临脑缺血危险时可及时获得等电位脑电图信息。

(九)周围神经损伤的麻醉前准备

(1)手术后并发周围神经损伤的总发生率约为 0.1%;在冠状动脉旁路移植术患者中为 2.6%~13%。手术体位安置不当(特别在使用肌肉松弛药后)以及不恰当的牵引或安置肢体,是导致周围神经损伤的最主要原因。男性与女性之间的发生率相等,但尺神经损伤者男性高于女性 3 倍,而腰骶神经损伤女性高于男性 2 倍。有些周围神经损伤容易被医师疏忽,如颈交感神经节损伤引起的霍纳综合征和单侧膈神经损伤引起的膈肌麻痹。

(2)神经损伤的发生机制有:①神经遭受外来压迫、牵拉或伸展等机械因素(神经对外力牵拉和压迫非常敏感);②神经血流或氧供一度中断,与血管疾病、贫血或低血压等有关;③神经直接损伤,与手术操作失误、穿刺针刺伤神经有关;④某些化学性药品、高浓度局部麻醉药、抗生素、电解质溶液、杀菌药等误注入神经或蛛网膜下隙(常即时出现放射性异感)。

(3)如患者在术前已存在神经损伤,应根据病史及系统检查探明神经损伤的性质,例如:①感觉、运动障碍系单侧或双侧,有助于判明损伤的性质。②根据解剖学(如周围神经、神经根或脊髓损伤)确定损伤病变的部位。③根据局部麻醉药或肌肉松弛药的种类、电解质失常、并存的神经–肌肉疾病等可确定损伤的病因。④根据手术操作过失、体位安置不当、麻醉操作失误可确定损伤的外因,例如,截石位可致腓总神经和坐骨神经损伤(截石位手术与神经损伤有关的三个主要危险因素是:手术时间长、身体瘦弱、近期吸烟史);肘关节过伸可致正中神经损伤;腹股沟区手术易致股神经损伤;心胸部手术劈开胸骨者可致臂丛神经损伤;使用肩垫也可损伤臂丛神经;椎管内麻醉操作或处置可致脊髓或硬膜外腔血肿,导致截瘫等。

(4)检查周围神经损伤有时需要采用电生理测定。①肌电图(EMG)测定,有助于确定神经损伤的性质,对神经切断伤、轴突连续性完全中断具有确诊价值。肌肉在无神经支配下的 EMG 图像表现为纤颤性电压伴正性尖锐高峰波,但有时会延迟到神经切断损伤 2~3 周后才出现,因此非 100% 敏感,但对可疑的病例常规检查 EMG。首先需排除是否轴突完全中断,其次可据首次检查结果与往后的 EMG 结果进行前后比较,以确定其病理进展。②神经传导速度测定,具有投射定位的指导意义。③运动和感觉诱发电位测定,对了解损伤神经的再生与否具有指导意义。

(5)神经损伤预后的估计取决于损伤病理。①神经纤维部分脱髓鞘,指整个神经轴索及神经内膜鞘仍保持完整的损伤,其髓鞘的再形成并恢复功能的时间约需要 6~8 周。②轴突断伤,指神经轴索完全破坏,但神经外膜鞘及神经索周围鞘仍保持完整的损伤,预后取决于神经轴索在神经内膜管内再形成的速度,神经功能自动恢复可能需经数月至数年,预后尚好。临床经验指出,神经髓鞘再形成的速度约为每天 1mm;神经损伤部位在近侧者,其恢复速度比远侧损伤者缓慢。③神经断伤,指神经轴突与髓鞘完全横断的损伤,神经纤维完全切断,神经内可出现结缔组织增生和瘢痕形成,致使神经纤维无法在神经管内再生,功能的恢复几无希望,可试行手术修补。因此,对神经横断者,需立即施行端–端吻合手术,有可能神经再生。对神经被手术刀部分滑伤者,可酌情立即修补。对损伤界线不能明确辨别者,首先解除外来压迫等因素,修补手术应推迟 3~6 周,待测定神经功能后再决定手术与否。此外,应同时控制代谢因素障碍如糖尿病、尿毒症、嗜酒性或营养性维生素 B_1 缺乏症等,对加快恢复速度有利;对疼痛性感觉障碍可用氨甲酰氮䓬或苯妥英钠治疗;对幻痛者可试行交感神经切除治疗。

四、肝脏疾病

肝功能损害患者的麻醉前准备特别重要。肝功能损害患者经过一段时间保肝治疗,多数可获得明显改善,对手术和麻醉的耐受力也相应提高。保肝治疗包括:①高碳水化合物、高蛋白质饮食以增加糖原储备和改善全身情况,必要时每日静脉滴注 GIK 溶液(10%葡萄糖液 500mL 加胰岛素 10U、氯化钾 1g);②低蛋白血症时,间断补充外源性白蛋白;③少量多次输新鲜全血,以纠正贫血和提供凝血因子;④适当补充维生素 B、维生素 C、维生素 K;

⑤改善肺通气,若并存胸腔积液、腹腔积液或肢体水肿,应适当限制钠盐,应用利尿药和抗醛固酮药,必要时术前放出适量胸腹腔积液,引放速度必须掌握缓慢、分次、小量的原则,同时注意水和电解质平衡,并补充血容量。

五、内分泌系统疾病

并存内分泌系统疾病的患者,麻醉前需做好以下准备工作。

(一)血压和循环功能

有些内分泌系统疾病可促使血压显著增高,但实际血容量却是明显减少的,具体见如下情况。

1.嗜铬细胞瘤

手术治疗嗜铬细胞瘤时,由于周围血管剧烈收缩致血管内液体外渗,实际是处于低血容量状态,一旦肿瘤血运完全切断时,可立即出现顽固性低血压,因此在术前必须做专门的术前准备,包括:术前数天开始服用酚苄明(每次 10mg,每日 2 次),逐渐加量,直至直立性低血压降至轻度。在使用 α 受体阻滞剂的同时适当补液。对于持续心动过速或快速型心律失常患者,可配用 β 受体阻滞剂以控制高血压和心律失常。拉贝洛尔具有同时阻滞 α 受体和 β 受体的作用,效果更佳。应用适量地西泮(10~20mg 口服)以控制焦虑。如果术中发生高血压,应告知手术医师停止对肿瘤的任何操作,同时给予酚妥拉明或硝普钠控制血压。肿瘤切除后,交感神经兴奋性降低可造成严重低血压,可通过补液扩容纠正,但常需要使用去甲肾上腺素、肾上腺素、去氧肾上腺素或多巴胺等升压药的支持。

2.肾上腺皮质功能不全

由于钠、水经尿道和肠道异常丢失过多,可致血容量减少,术前必须至少两天输注生理盐水,并口服氟氢可的松 0.1~0.2mg。手术当天还需至少每 6 小时肌内注射或静脉滴注可溶性磷酸氢化可的松或琥珀酸氢化可的松 50mg。

3.尿崩症

由于大量排尿,可出现显著的血液浓缩、血容量减少和电解质紊乱,应在术前每 4 小时肌内注射抗利尿激素(加压素)10~20U,或静脉滴注 5%葡萄糖溶液 1000mL,待血浆渗透压降至正常后再施手术。

(二)通气量

进行性黏液性水肿患者,自主呼吸通气量明显减少,手术应推迟,需先用甲状腺素治疗;如果手术必须在 1 周内施行者,可口服三碘甲状腺原氨酸(T3),每日 50~100μg;如果手术允许推迟到 1 个月以后进行者,可口服甲状腺素(T4),每日 0.1~0.4mg。服药期间可能出现心绞痛或心律失常,这时剂量应减少或暂停。

(三)麻醉耐受性

未经治疗的肾上腺皮质功能不全、脑垂体功能不全或垂体促肾上腺皮质激素分泌不足的患者,机体的应激反应已消失或接近消失,对麻醉药物的任何血管扩张作用都容易发生循环虚脱,有生命危险。由于对这类意外事先难以预测,因此估计有可能发生者,术前可预防性肌内注射磷酸氢化可的松 100mg。此类患者一般伴有高钾、低钠,需严密监测电解质。未经治疗的急性肾上腺皮质功能不全患者属手术禁忌,必须积极处理。急诊手术术中可行动脉穿刺监测血压、电解质和血糖。禁忌用依托咪酯行麻醉诱导,因为即使使用单剂量诱导,也会抑制肾上腺皮质功能,增加危重患者的死亡率。慢性肾上腺皮质功能不全者无须行有创监测。

(四)渗血

库欣综合征患者的肾上腺糖皮质激素活性显著增高,围术期常表现为难治性的高血压(可用利尿剂减少血管内容量,但须监测电解质),同时可出现手术野渗血、止血困难和失血量增多。此时只有通过谨慎结扎血管以控制出血。术后应注意预防深静脉血栓形成。

(五)感染

库欣综合征患者的肾上腺糖皮质激素分泌过多,机体防御功能显著减弱,容易发生切口感染。未经治疗的糖尿病患者,切口感染风险亦增加,均需注意预防,宜选用杀菌性抗生素而非抑菌性抗生素。

(六)镇痛药耐量

库欣综合征患者常处于警醒和焦虑状态,因此需用较大剂量镇静药。未经治疗的艾迪生病患者,对镇静药特别敏感,故需慎用。甲状腺功能亢进患者因基础代谢率高,神经肌肉应激性增高,故镇静药和镇痛药均需加量。甲状腺功能低下患者,对镇静药和镇痛药特别敏感,均需减量。

六、肾脏疾病

麻醉前准备的基本原则是保护肾功能,维持正常的肾血流量和肾小球滤过率,具体应尽可能做到以下几点。

(1)术前补足血容量,防止因血容量不足所致的低血压和肾脏缺血。

(2)避免大剂量使用缩血管药,大多数该类药易导致肾血流量锐减,加重肾功能损害,尤其以长时间大量使用时为严重。

(3)保持尿量充分,术前均需静脉补液,必要时可适当使用利尿剂。

(4)纠正水电解质和酸碱代谢失衡。

(5)避免使用对肾脏有明显毒害的药物,如汞剂利尿药、磺胺药、肾毒性抗生素、止痛药和降糖药等,尤其是某些抗生素的肾脏毒性最强,如庆大霉素、甲氧苯青霉素、四环素、两性霉素 B 等均需禁用。某些抗生素本身并无肾脏毒性,但如果复合应用,则肾脏毒性增高,例如,头孢菌素单独用并无肾脏毒性,若与庆大霉素并用则可能导致急性肾衰竭。

(6)谨慎使用完全通过肾脏排泄的药物,否则药效延长,难以处理。

(7)有尿路感染者,术前必须有效控制炎症。

(8)慎重选择术前镇静药及术中麻醉药。

七、血液病

(一)慢性贫血

慢性贫血的原因很多,主要为缺铁性贫血和各种先天性或后天性溶血性贫血。中度贫血者,术前经补充铁剂、叶酸和维生素 B_{12},一般纠正尚无困难,术前只要维持足够的血容量水平,并不会增加麻醉的危险性;必要时术前给予少量多次输新鲜血,纠正可较迅速,不仅提高血红蛋白和调整血容量,还可增加红细胞携氧和释放氧所必需的 2,3-二磷酸甘油酸(2,3-DPG)。在急诊手术前通过输注红细胞悬液也较易纠正。术前应用促红细胞生成素可提高血红蛋白和血细胞比容水平。如果术前存在携氧能力不足的缺血性症状,术前也需输血。

(二)巨幼细胞贫血

多见于恶性贫血和叶酸缺乏,手术宜推迟,待叶酸和维生素 B_{12} 得到纠正,一般需 1~2 周方能手术。

(三)镰刀状细胞贫血

镰刀状细胞贫血时易发生栓塞并发症,特别容易发生肺栓塞,尤其在面临缺氧或酸中毒时,镰刀状细胞增多,栓塞更易形成,手术和麻醉又相当危险。对这类患者术前均应输以全血,直至血红蛋白恢复正常后再手术。输全血还有相对稀释镰刀状细胞、阻止其堆集成柱而堵塞小血管的功效。羟基脲的常规应用可使红细胞镰状化降低 50%。冠状动脉系统的红细胞镰状化或炎性变可导致心肌纤维化,心肺功能进行性恶化。术中要维持足够的氧合($FiO_2 \geqslant 0.30$),维持患者体温(加热毯、预热静脉用液体、调高手术室温度),同时要维持足够的心排血量,防止因体位或止血带导致的静脉淤积。术后吸氧 12~24 小时,并给予充分的镇痛。

(四)血小板减少

一般情况下,人体血液中的血小板只要保持在$(30\sim50)\times10^9$/L($30\,000\sim50\,000$/mm^3),即可维持正常的止血功能,但当其低于30×10^9/L,或伴血小板功能减退时,可出现皮肤和黏膜的出血征象,手术伤口呈广泛渗血和凝血障碍。遗传性血小板减少较罕见,需输浓缩血小板治疗。获得性血小板减少较为多见,需根据病因进行术前纠正,如红斑狼疮、特发性血小板减少性紫癜或尿毒症等引起者,可给予泼尼松类激素进行治疗。阿司匹林不可逆地抑制血小板聚集影响机体凝血,只有当新的正常血小板进入血液循环时,其功能才能恢复。口服阿司匹林后,血小板功能低下的状态可持续约 7 天,因此术前如需停药,则至少停药 7~10 天方能纠正。每输 1U 浓缩血小板可增高循环内的血小板$(4\sim20)\times10^9$/L。

(五)非血小板减少性紫癜

可表现为紫癜、血尿,偶尔因血液渗入肠壁而引起急性腹痛,常可继发肠套叠而需急诊手术。为防止手术野出血和渗血,术前可试用泼尼松和浓缩血小板治疗。

(六)恶性血液病

如白血病、淋巴瘤或骨髓瘤患者,偶尔需手术治疗,其主要危险在于术中出血和渗血不止及血栓形成。单纯就患者的凝血功能障碍或栓塞风险而言,如果疾病正处于缓解期,手术危险性不大;处于部分缓解期时,手术也相对安全。急性白血病时,如果白细胞总数增高不过多,血红蛋白尚在 100g/L,血小板接近100×10^9/L,无临床出血征象时,术中风险也并无显著升高。但当贫血或血小板减少较严重时,术前应为输全血和浓缩血小板做准备。慢性粒细胞性白血病,如果血小板超过1000×10^9/L 或白细胞总数超过100×10^9/L,术中可能遇到难以控制的出血,危险性很大。慢性淋巴细胞性白血病患者如果血小板计数正常,即使白细胞总数超过100×10^9/L,也非手术禁忌证。真性红细胞增多症时,术中易致出血和栓塞并发症,当血细胞比容增高达 60%,可出现凝血因子时间延长、部分凝血活酶时间显著延长和纤维蛋白原显著降低。这类患者需经过放血术、放射疗法或化学疗法,待红细胞总数恢复正常后方可手术,但并发症仍然多见。

第 4 节　麻醉选择

麻醉的选择取决于病情特点、手术性质和要求、麻醉方法本身的优缺点、麻醉者的理论水平和技术经验,以及设备条件等几方面因素,同时还要尽可能考虑手术者对麻醉选择的意见和患者自己的意愿。各种麻醉都有各自的优缺点,但理论上的优缺点还可因具体病情的不同以及操作熟练程度和经验的差异,而出现效果上、程度上,甚至性质上的很大差别。患者对各种麻醉方法的具体反应也可因术前准备和术中处理是否恰当而有所不同。例如,硬膜外麻醉用于早期休克患者,在血容量已经补足或尚未补充的两种不同情况下,其麻醉反应则可迥然不同。因此,麻醉的具体选择必须结合病情和麻醉者的自身条件和实际经验,以及设备条件等因素进行全面分析,然后才能确定。

一、病情与麻醉选择

(一)一般情况

(1)凡体格健康、重要器官无明显疾病、外科疾病对全身尚未引起明显影响者,几乎所有的麻醉方法都能适应,可选用既能符合手术要求,又能照顾患者意愿的任何麻醉方法。

(2)凡体格基本健康,但并发程度较轻的器官疾病者,只要在术前将其全身情况和器官功能适当改善,麻醉的选择也不存在大问题。

(3)凡并发较重全身或器官病变的手术患者,除应在麻醉前尽可能改善其全身情况外,麻醉的选择首先要强调安全,选用对全身影响最轻、麻醉者最熟悉的麻醉方法,要防止因麻醉选择不当或处理不妥所造成的病情加重,也需防止片面满足手术要求而忽视加重患者负担的倾向。

(4)病情严重达垂危程度,但又必须施行手术治疗时,除尽可能改善全身情况外,必须强调选用对全身影响最小的麻醉方法,如局部麻醉、神经阻滞;如果选用全身麻醉,必须施行浅麻醉;如果采用硬膜外麻醉,应强调在充分补液扩容的基础上,分次少量使用局部麻醉药,切忌阻滞范围过广;为安全着想,手术方式应尽可能简单,必要时可考虑分期手术,以缩短手术时间。

(二)特殊情况

小儿配合能力差,在麻醉选择上有其特殊性。基础麻醉不仅解决不合作问题,还可使小儿安静地接受局部浸润、神经阻滞或椎管内麻醉;如果复合全身麻醉,可做到诱导期平稳、全身麻醉药用量显著减少。又因小儿呼吸道内径细小、分泌腺功能旺盛,为确保呼吸道通畅,对较大手术以选用气管内插管全身麻醉为妥。

对老年人的麻醉选择,主要取决于全身状况、老年生理改变程度和精神状态。全身情况良好、动作反应灵敏者,耐受各种麻醉的能力并不比青壮年者差,但麻醉用药量都应有所减少,只能用其最小有效剂量。相反,年龄虽不很高,但体力衰弱、精神萎靡不振者,麻醉的耐受力显著降低,以首选局部麻醉或神经阻滞为宜,但后者的麻醉效果往往可比青壮年者的麻醉效果好,全身麻醉宜做最后选择。

二、手术要求与麻醉选择

麻醉的首要任务是在保证患者安全的前提下,满足镇痛、肌肉松弛和消除内脏牵拉反应等手术要求。有时手术操作还要求麻醉提供降低体温、降低血压、控制呼吸或肌肉极度松弛，或术中施行唤醒试验等特殊要求。因此，麻醉的选择存在一定的复杂性。总的来说，对手术简单或病情单纯的患者，麻醉的选择可无困难，选用单一的麻醉药物和麻醉方法，就能取得较好的麻醉效果。但对手术复杂或病情较重的患者，单一的麻醉方法往往难以满足手术的全部要求，否则将促使病情恶化。此时，有必要采用复合麻醉（也称平衡麻醉），即同时或先后利用一种以上的麻醉药和麻醉方法，取每种麻醉药（方法）的长处，相互弥补短处，每种药的用量虽小，所得的麻醉效果恰已能符合手术要求，而对病情的影响可达到最轻程度。复合麻醉在操作管理上比较复杂，要求麻醉者有较全面的理论知识和操作管理经验，否则也未必能获得预期效果，有时反而会造成不良后果。

针对手术要求，在麻醉选择时应想到以下六方面问题。

1.根据手术部位选择麻醉

例如，颅脑手术选用局部麻醉或全身麻醉；上肢手术选用臂丛神经阻滞麻醉；胸腔内手术采用气管内循环紧闭麻醉；腹部手术选用椎管内麻醉或复合肌肉松弛药的全身麻醉；下肢手术选用椎管内麻醉；心脏手术选用低温体外循环下全凭静脉麻醉。

2.根据肌肉松弛需要程度选择麻醉

腹腔手术、长骨骨折或某些大关节矫形或脱臼复位，都需要良好的肌肉松弛，可选臂丛阻滞、腰麻或硬膜外麻醉，或全身麻醉并用肌肉松弛药。

3.根据手术创伤或刺激性大小、出血多少选择麻醉

胸、腹腔手术，或手术区邻近神经干或大血管时，手术创伤对机体的刺激性较大，容易发生血压、脉搏或呼吸波动。此时，无论采用何种麻醉方法，均宜辅加相应部位的神经或神经丛阻滞，如肺门神经丛、腹腔神经丛、肠系膜根部阻滞或肾周围脂肪囊封闭、神经血管周围封闭等。对复杂而创伤性很大或极易出血的手术，不宜选用容易引起血压下降的麻醉（如蛛网膜下隙神经阻滞），全身麻醉常较局部麻醉为合适。

4.根据手术时间长短选择麻醉

1 小时以内的手术，可用简单的麻醉，如局部麻醉、氯胺酮静脉麻醉、局部静脉麻醉或单次蛛网膜下隙神经阻滞等。长于 1 小时的手术，可选用长效局部麻醉药施行蛛网膜下隙神经阻滞或连续硬膜外麻醉或全身麻醉。对于探查性质手术，手术范围和手术时间事先很难估计者，则应做长时间麻醉的打算。

5.根据手术体位选择麻醉

体位可影响呼吸和循环生理功能，需用适当的麻醉方法予以弥补。例如，取俯卧或侧卧位时，应选用气管内紧闭麻醉、局部麻醉或硬膜外麻醉，不宜用蛛网膜下隙神经阻滞或硫喷

妥钠麻醉。坐位手术时,应尽量选用局部麻醉等对循环影响小的麻醉方法。如需用全身麻醉,必须施行气管内插管,并采取相应的措施。

6.考虑手术可能发生的意外选择麻醉

胸壁手术(如乳癌根治术)可能误伤胸膜而导致气胸,事先应做好吸氧和气管内插管的准备;食管手术有可能撕破对侧纵隔胸膜而导致双侧气胸,需有呼吸管理的准备。呼吸道部分梗阻或有外来压迫的患者,以选用清醒气管或支气管内插管为最合适。

三、麻醉药和麻醉方法选择

各种麻醉药和麻醉方法都有各自的特点、适应证和禁忌证,选用前必须结合病情或手术加以全面考虑。原则上尽量采用简单的麻醉,确有指征时才采用较为复杂的麻醉。

1.全身麻醉

全身麻醉的首要目标是维持患者的健康和安全,提供遗忘、催眠(无意识)、无痛和最佳手术状态(如无体动现象)。麻醉医师选用自己最为熟悉的全身麻醉方法已为常理,但最近来自多个中心单位采用全身麻醉的资料表明,选用全身麻醉方法可发生某些不良反应,其发生率具有统计学显著性差异。高血压在芬太尼麻醉中较为常见;室性心律失常在氟烷麻醉中较为常见;心动过速在异氟烷麻醉中较为常见。

2.局部麻醉

(1)今已确认,在某些临床情况下,局部麻醉的优点超过全身麻醉。老年患者髋关节成形术和前列腺摘除术选用椎管内神经阻滞麻醉,可降低深静脉血栓的发生率;在低位蛛网膜下隙神经阻滞下,充血性心力衰竭的程度减轻或较少发作;从 ICU 对危重患者施行长时间硬膜外腔镇痛的结果看,器官功能的保留可较好,并发症发生率降低,甚至死亡率也降低。但长期以来人们都认为局部麻醉的操作耗时较长,技术不够熟练者尤其如此,且可能发生严重并发症。随着经验的积累,这些不足均可得到改善。

(2)许多患者在术前主动提出要求让他"入睡",如果麻醉医师理解为患者欲选用全身麻醉,而据此做出选用全身麻醉的决定,现在看来是不一定恰当的。很久以来人们认为局部麻醉仅适合于少数场合,而全身麻醉几乎适合于任何手术,这也是明确的。在区域阻滞麻醉下加用某些催眠药(如咪达唑仑、丙泊酚和芬太尼等),同样可使患者在局部麻醉下处于睡眠状态。

3.术后镇痛

在充分评估病情的基础上拟订麻醉处理方案时,应考虑加用术后切口镇痛措施。近年来术后镇痛的优越性越来越受到肯定和重视,不论在全身麻醉前先施行标准的区域阻滞麻醉,或将区域阻滞麻醉作为全身麻醉的一项组成部分,或在区域阻滞麻醉基础上术后继续给予局部麻醉药阻滞,使患者在术后一段时间仍处于基本无痛的状态,一般可显著增加患者术后的安全性。有文献报道,在区域阻滞麻醉下施行疝修补术,术后继续给予局部麻醉药施行术后镇痛,其效果比术后常规肌内注射阿片类药镇痛者为好,对患者十分有益。近年来,患者自控镇痛(PCA)技术得以应用,PCA 的按压次数和药物用量可由患者自主调节。这样可以以最小的剂量达到最佳的效果,不良反应更小,避免了传统方法药物浓度波动大,不良反应大的缺点。

4.技术能力和经验与麻醉选择

　　麻醉医师在日常工作中,原则上应首先采用安全性最大和操作比较熟悉的麻醉方法。遇危重患者,或既往无经验的大手术,最好采用最熟悉而有把握的麻醉方法,有条件时在上级医师的指导下进行。在上述考虑的前提下,尽量采纳手术医师及患者对麻醉选择的意见。

第 5 节　麻醉前用药

一、麻醉前用药的应用总则

(一)目的

　　(1)抑制皮质或皮质下,或大脑边缘系统,产生意识松懈、情绪稳定和遗忘效果。由此也可显著减少麻醉药用量和(或)提高机体对局部麻醉药的耐受性。

　　(2)提高痛阈,阻断痛刺激向中枢传导,减弱痛反应和加强镇痛,弥补某些麻醉方法本身镇痛不全的不足。

　　(3)减少随意肌活动,减少氧耗量,降低基础代谢率,使麻醉药用量减少,麻醉药不良反应减少,麻醉过程平稳。

　　(4)减轻自主神经应激性,减弱副交感反射兴奋性,减少儿茶酚胺释放,拮抗组胺,削弱腺体分泌活动,保证呼吸道通畅、循环系统功能稳定。

(二)用药途径

　　(1)成人术前给药的最常用途径是肌内注射,其起效时间不一致,并有可能发生坐骨神经损伤或药物吸收不全等并发症。据调查,95%女性和 85%男性的药物被注射在脂肪组织,而不是在肌肉内。成人较通用的用药途径是经口服和静脉注射用药,肌内注射用药法今已较少采用。小儿惧怕任何针头,也是通常不愿意住院的最常见原因。当今对小儿测试体温都采用经直肠途径,经直肠应用术前药看来是合理的,但有些小儿仍会感觉出药物对直肠的刺激干扰。

(2)小儿经鼻途径应用术前药已证实是有效的,不需要小儿合作。应用咪达唑仑类药滴鼻的起效时间比口服者快,如果在小儿口服用药失败时,经鼻滴给药是最好的用药途径。

(三)可能诱发的问题

1.呼吸循环过度抑制

下列患者比较容易发生:①年龄过小和过大(小于 1 岁或超过 80 岁);②神志意识水平低下;③颅内高压;④缺氧;⑤呼吸道阻塞;⑥呼吸动力减退;⑦慢性阻塞性肺疾患;⑧心脏瓣膜病;⑨心力衰竭。

2.逾量

①术前药静脉注射用药,有时起效较慢,如果再继以一定剂量,就有逾量危险;②口服用药一般无药物高峰期,用于短小手术的诱导,有时可出现术后苏醒时间延长,麻醉诱导后用胃管将胃内残余药液吸出,可减轻这种现象。

3.拒绝麻醉问题

①如果术前不给患者使用任何麻醉前用药,患者可能在手术前最后 1 分钟拒绝手术;②有时在应用某些术前药特别是氟哌利多后,也可能发生患者拒绝麻醉的情况,因氟哌利多可引起严重的烦躁不安。

(四)麻醉前用药的效果评定

理想的麻醉前用药效果是:麻醉前用药发挥最高药理效应(安静、欲睡状态)的时刻,恰好是送患者进入手术室的时间。因此,要求在患者进入手术室后,对麻醉前用药的具体效果进行常规客观评定。

二、麻醉前用药的种类

(一)镇静催眠药

(1)乙醇或乙醛衍化物:属基础麻醉药范畴,如水合氯醛等。

(2)巴比妥类药:主要选用长效(6~9 小时)的苯巴比妥钠。睡眠剂量成人为 100~200mg;小儿为 2~4mg/kg,于麻醉前 2 小时肌内注射。

(3)神经安定类药:见本节其他内容。

(二)麻醉性镇痛药

以往常用麻醉性镇痛药肌内注射作为麻醉前用药,今已少用。一般只对疼痛患者需要注射麻醉性镇痛药。疼痛患者(如烧伤、骨折、肠或肢体缺血性坏死等)由转运车移动至手术床之前,静脉注射小剂量芬太尼可迅速产生止痛效应。单纯以镇静为目的时,麻醉性镇痛药的地位今已完全被苯二氮䓬类药所替代。

1.吗啡

(1)吗啡具有提高痛阈、强力抑制代谢和显著改变精神状态等功效。肌内注射 15 分钟后痛阈提高 50%;30 分钟后出现情绪稳定、焦虑心理消失、嗜睡;60 分钟后基础代谢率显著降低。

(2)剂量:成人 0.15~0.20mg/kg,于麻醉前 1.0~1.5 小时肌内注射。对于发育正常的小儿,一般 2~7 岁用 1.0~1.5mg;8~12 岁用 2~4mg 肌内注射。

(3)禁忌证:①对本药或其他阿片类药物过敏;②妊娠女性、哺乳期女性、新生儿和婴儿;③原因不明的疼痛;④休克尚未控制;⑤中毒性腹泻;⑥炎性肠梗阻;⑦通气不足、呼吸抑制;⑧支气管哮喘;⑨慢性阻塞性肺疾病;⑩肺源性心脏病失代偿;⑪颅内高压或颅脑损伤;⑫甲状腺功能低下;⑬肾上腺皮质功能不全;⑭前列腺肥大、排尿困难;⑮严重肝功能不全。

(4)下列情况宜禁用或慎用:①老年、虚弱、危重患者,6 个月以内的婴儿,极度肥胖者;②发绀、气管分泌物多、支气管哮喘、慢性肺部疾病、肺心病继发心力衰竭、并存呼吸功能不全或呼吸道不全梗阻者;③颅脑手术、颅脑外伤、颅内压增高者;④艾迪生病、重症肌无力、肌强直病、神经肌肉系统疾病、甲状腺功能低下、肾上腺皮质功能不全、糖尿病、肝肾功能不全、急性酒精中毒;⑤妊娠女性和临产妇、子痫;⑥服用单胺氧化酶抑制剂;⑦需保留自主呼吸的麻醉方法;⑧短时间手术。

2.可待因

(1)镇痛、镇静和欣快作用:均较吗啡弱(镇痛作用仅为吗啡的 1/12~1/7),但镇咳作用特强,呕吐、呼吸抑制不良反应也较轻,最适用于术前伴干咳或脑外伤患者作为麻醉前用药。肌内注射和皮下注射镇痛起效时间为 10~30 分钟,作用持续时间:镇痛为 4 小时,镇咳为 4~6 小时。

(2)常用剂量:为 15~50mg 口服。8~15mg 仅有微弱镇痛作用,但镇咳作用已很明显;剂量增至 60mg 后,镇痛效果不再增强。

(3)禁忌证:①本品可通过胎盘屏障,使用后致胎儿产生药物依赖,引起新生儿的戒断症状如过度啼哭、打喷嚏、打呵欠、腹泻、呕吐等,故妊娠期间禁用,分娩期应用本品可引起新生儿呼吸抑制;②对本品过敏者禁用;③痰多黏稠者禁用,以防因抑制咳嗽反射,使大量痰液阻塞呼吸道,继发感染而加重病情;④本品可自乳汁排出,哺乳期女性应慎用;⑤12岁以下儿童不宜使用;⑥老年患者慎用。

3.哌替啶

(1)镇痛强度仅为吗啡的1/10,持续时间也较短。

(2)与吗啡的不同点有:①产生镇痛后出现酣睡;②缩瞳作用不明显;③恶心、呕吐、呼吸抑制、镇咳、欣快等不良反应均比吗啡轻;④有类似阿托品样作用,使呼吸道腺体分泌减少,支气管平滑肌松弛;⑤引起血管扩张、血压轻度下降;⑥有抗组胺作用,可解除支气管痉挛。目前已基本替代吗啡作为麻醉前用药。

(3)不良反应:①其代谢产物去甲哌替啶有致惊厥作用,当用药逾量或用于老年人,偶尔可出现兴奋、躁动、惊厥、定向力丧失、幻觉、心动过速和呼吸抑制;②与单胺氧化酶抑制剂并用,可能诱发昏迷、惊厥、高血压、高热等不良反应,偶尔出现低血压和呼吸抑制,甚至引起死亡。

(4)肌内注射:剂量1~2mg/kg麻醉前30~60分钟注射,15分钟起效,60分钟作用达高峰,持续1.5~2小时逐渐减退,再2~4小时后作用消失。静注剂量0.5~1.0mg/kg,麻醉前10~15分钟注射,5分钟起效,20分钟作用达高峰,持续1.0~1.5小时后逐渐减退,再1~2小时作用消失。

4.芬太尼

(1)芬太尼主要作用于丘脑下部干扰其对痛刺激的传导,从而产生强力镇痛功效,比吗啡强80~100倍,较哌替啶强350~500倍,且起效迅速。

(2)对大脑皮质抑制较轻,用一般剂量产生镇痛的同时,意识仍正常,此与吗啡和哌替啶不同。但剂量达0.4mg时也引起意识丧失,但为时短暂,约20分钟。

(3)对呼吸中枢抑制显著,其程度与剂量有密切关系。静脉注射0.05~0.08mg无呼吸抑制;0.1~0.2mg可引起30分钟的呼吸抑制,表现为频率减慢,潮气量增大,分钟通气量仍能维持。肌内注射时较少抑制呼吸。

(4)可能出现呼吸遗忘现象,表现为患者清醒但无自主呼吸,嘱患者呼吸时可出现自主呼吸,但过后仍处于呼吸停止状态。

(5)静脉注射过速时可出现胸腹壁肌肉紧张、僵硬,严重时影响通气量。

(6)循环影响轻微,血压稳定;兴奋迷走中枢可出现心率减慢、呕吐或出汗征象,用阿托品可防治。

(7)禁忌证与吗啡相同。

(8)最适用于伴剧痛的门诊或急症患者。也可与氟哌利多组成依诺伐用作住院手术患者的麻醉前用药。成人肌内注射0.1~0.2mg,7~8分钟起效,维持1.0~1.5小时;静脉注射0.05~0.10mg,1分钟起效,3~5分钟达高峰,维持30~45分钟。

(三)神经安定类镇痛药

1.氯丙嗪

为强安定类药,主要抑制脑干网状结构系统,产生强力的镇静、催眠作用;与全身麻醉药、催眠药及镇痛药协同增强,并延长药效;对体温、肌肉、交感神经、副交感神经、α 肾上腺素能受体、血管运动中枢及利尿等都有多方面作用。适用于低温麻醉和小儿麻醉前用药。禁用于老年、虚弱、动脉硬化、肝功能严重减退、中枢神经系统明显抑制、尿毒症及重症心血管疾病患者;急性失血、脱水致低血容量患者也禁用。成人肌内注射剂量为 25~50mg,麻醉前 1 小时做肌肉深部注射,15~30 分钟起效,维持 4~6 小时,严禁皮下注射。静注剂量为 6.25~12.5mg,麻醉前 15~20 分钟经稀释后缓慢注射,5~10 分钟起效。禁忌静脉快速注射,否则易并发血压骤降,可用去甲肾上腺素或甲氧明静脉滴注提升血压。小儿肌内注射剂量为 1~2mg/kg,静注剂量为 0.5~1.0mg/kg。

2.异丙嗪

有显著的镇静、镇吐、抗痉挛、降低体温等作用,与全身麻醉药、镇静药、催眠药及镇痛药等协同增强,但均较氯丙嗪弱。若单独用药,偶尔可出现烦躁不安的不良反应,此时只需追加小剂量(25mg)哌替啶静脉注射,即可转为安静入睡。异丙嗪与氯丙嗪合用,作用可更全面,剂量相应各减少 1/2。异丙嗪作为术前药的最大用途是其抗组胺作用显著,故可列入 H1 抗组胺药。

3.氟哌利多或氟哌啶醇

(1)氟哌利多或氟哌啶醇均为强安定类药,药理作用与氯丙嗪有相似处,但较弱。作用特点是产生精神运动性改变,表现为精神安定,对外界漠不关心,懒于活动,但意识仍存在,能对答问话并良好配合。对全身麻醉药、催眠药、镇静药和镇痛药均协同增强;对心肌无抑制,引起心率稍增快,而血压稳定。用于低血容量、老年体弱或椎管内麻醉患者则仍可出现低血压、中心静脉压和心排血量短暂下降,但程度远比氯丙嗪轻,且易被升压药和加快输液所对抗,对这类病例用药量宜酌减。

(2)主要经肝脏代谢分解,但对肝功能无影响,适用于肝硬化患者,作用时间则延长,故用药量应减小。对肾功能影响轻微,用于血容量正常患者,肾血流量增加,尿量增多;对低血容量患者则尿量无明显增加。对消化道功能无明显影响,有很强的抗呕吐作用,是其特点之一。对咽喉、气管反射有很强的抑制作用,特别适用于清醒气管插管或黏膜表面麻醉下咽喉部手术的麻醉前用药。

(3)用药量过大(超过 25mg)时,中枢失平衡,表现肌痉挛、颤抖、舌僵硬震颤、上肢抽搐、头后仰或偏斜、吞咽困难及巴宾斯基征阳性,统称为锥体外系综合征。

(4)氟哌利多的作用较氟哌啶醇强,且锥体外系兴奋不良反应较少,故目前多用氟哌利多,成人剂量为 0.1mg/kg,麻醉前 1~2 小时肌内注射,1 小时后起效;静注剂量为 0.05~0.10mg/kg,5 分钟起效,持续 6~12 小时。

(四)苯二氮䓬类药

苯二氮䓬类药为抗焦虑药物,能有效解除患者的紧张恐惧和疼痛应激反应,特别对精神高度紧张的患者,抗焦虑效果显著。幼小儿使用苯二氮䓬类药,可使之容易接受麻醉面罩诱导法,在诱导前接受有创穿刺置管;对成人可防止因焦虑引起的心肌缺血。

苯二氮䓬类药的主要不良反应是在较大剂量下产生暂时性精神涣散,并可能诱导幻觉;正常认知感及细微操作能力受到干扰。对住院手术患者,手术后若无须立即恢复神经系统功能,可在术前晚及手术晨口服一剂劳拉西泮。对门诊手术患者应用咪达唑仑较为适宜,苏醒较快。

1.地西泮(安定)

(1)地西泮为弱安定类药,作用于脑边缘系统,对情绪反应有选择性抑制,解除恐惧和焦虑心理,从而引导睡眠和遗忘,作用极为良好,同时有抗惊厥和中枢性肌松作用,可减少非去极化肌肉松弛药和琥珀酰胆碱的用药量。对呼吸和心血管系统的作用轻微,即使大剂量,呼吸抑制仍较轻,一般剂量不致延长苏醒。

(2)地西泮作为麻醉前用药,尤其适用于一般情况差、循环功能差、心源性休克而精神紧张的患者,与东莨菪碱合用,催眠性更强。严重神经质患者于住院后即可开始小剂量用药,可降低其情绪反应。

(3)一般常用剂量为 0.1~0.2mg/kg,口服、肌内注射或静脉注射。静脉注射后 1~2 分钟进入睡眠,维持 20~50 分钟,可按需重复注射首次量的 1/2。

(4)地西泮的清除半衰期较长,为 20~100 小时,且其代谢产物奥沙西泮和去甲地西泮仍有活性作用,仅比其母体的作用稍轻,临床表现应用地西泮 6~8 小时后仍有一定的睡意加强,镇静作用延长。

2.咪达唑仑

(1)咪达唑仑的清除半衰期较短(1~4 小时),随年龄增长,咪达唑仑的半衰期可延长为 8 小时。咪达唑仑与地西泮一样,都在肝内被微粒体氧化酶几乎完全分解,与地西泮一样其分解产物仍有活性,但相对较弱。因此,咪达唑仑较适用于门诊患者,取其残余效应可被较早解除的特点。有一份报道,对 50 例需要至少两次牙科修复治疗的患者,一次手术前给予咪达唑仑静脉注射,一次手术前给予地西泮静脉注射,结果咪达唑仑的苏醒显著性快于地西泮(表 2-5-1)。

(2)咪达唑仑的应用早期,美国卫计委曾报道,在手术室外应用咪达唑仑的患者中有

83 例死亡,经分析其原因系用药后未注意患者的通气量所引起。进一步分析发现,38%的死亡患者系先予应用了阿片类药,而后再用咪达唑仑,提示应用咪达唑仑必须加强氧合与通气的监测,尤其与阿片类药合用更需要重视。如果患者已用阿片类药,最好混合应用阿片受体拮抗药,将纳布啡 0.2mg/kg 与咪达唑仑 0.09mg/kg 混合后注射,经用于口腔科小手术患者证实有效,无呼吸系统并发症。

(3)小儿应用咪达唑仑 0.5mg/kg 口服作为术前药,优点如下。

1)口服 30 分钟后,小儿处于愉快合作的状态,80%的小儿可任意离开父母,并同意接受监测装置和麻醉面罩,不再出现恐惧现象。由此使小儿应用麻醉面罩诱导得到革新(以往用肌内注射氯胺酮解决小儿麻醉面罩诱导的问题)。如果将咪达唑仑剂量增至 0.75mg/kg,91%的小儿于麻醉诱导期不再出现哭泣或挣扎。

2)口服咪达唑仑的作用,从开始至消失约为 1 小时,故一般不致造成苏醒延迟。若将咪达唑仑和阿托品(0.02mg/kg)混合液伴以樱桃汁或冰水口服,可显著改善小儿的适口性。

3)口服咪达唑仑给忧虑的父母或 5 岁以下不能离开父母的小儿带来福音;对手术前不能施行心理准备的急诊手术小儿,或没有参加术前班的小儿都十分有效。

4)口服咪达唑仑对先天性心脏病小儿因哭泣和激动带来的危险性有很好地防止功效,多数该类小儿的血氧饱和度得到改善。但用于发绀型心脏病患儿,17 例中有 3 例发生血氧饱和度降低超过 10%,提示应用咪达唑仑需要脉搏血氧饱和度监测。

5)会厌或喉乳头状瘤患者当哭泣时可发生气道阻塞,因此,术前药应用咪达唑仑不够恰当,一旦呼吸抑制时无法施行面罩辅助呼吸。

(4)由于小儿咪达唑仑可经鼻用药,很少需要小儿允诺。经鼻滴入咪达唑仑 0.2mg/kg 的起效比口服用药快。一份报道指出,经鼻注入咪达唑仑后,只有 3%的 5 岁以下患儿在麻醉

表 2-5-1　咪达唑仑、地西泮和劳拉西泮的剂量和特点

	咪达唑仑	地西泮	劳拉西泮
口服剂量	3~5mg/kg	0.15~0.20mg/kg	0.015~0.030mg/kg
峰值作用	0.5~1.0 小时	1.0~1.5 小时	2~4 小时
持续作用	0.5~1.0 小时	1.0~1.5 小时	4~6 小时
清除半衰期	1~4 小时	20~100 小时	8~24 小时
分布表面容积	1.1~1.7L/kg	0.7~1.7L/kg	0.8~1.3L/kg
蛋白结合力	94%~97%	97%~99%	
具活性的代谢产物	弱	强	无
代谢	羟基化结合	甲基化结合	结合
清除[mL/(kg·分钟)]	6~11	0.2~0.5	0.7~1.0
脂溶性	高	高	中度
老龄人半衰期	每 10 岁增强 15%	半衰期时间≌年龄数	关系影响小

诱导期间出现哭泣或挣扎。口服咪达唑仑用药15分钟后,可再经鼻用药以加强效果。咪达唑仑很少引起过度兴奋反应,但仍不能完全避免,对离开父母不能合作的患儿,不宜使用咪达唑仑。

3.劳拉西泮

(1)与地西泮的不同点是:①劳拉西泮的代谢产物无活性,且半衰期较短(约15小时),不受年龄大小的影响。地西泮的半衰期与患者的年龄有相关性,粗略计约为每岁1小时;②劳拉西泮的脂溶性小于地西泮,透过血脑屏障的速度慢于地西泮,但口服地西泮或劳拉西泮的起效时间均在30~60分钟;③劳拉西泮与组织的亲和力小于地西泮,因此其作用受组织再分布的清除量影响不如地西泮迅速;④单次剂量劳拉西泮的精神运动性减退可持续12小时;⑤劳拉西泮经过葡萄糖苷酸化后经肾排出,葡糖醛酸结合排除比氧化(地西泮的排除途径)更迅速,且受年龄与肝功能状态的影响更小。

(2)劳拉西泮2mg口服(相当于地西泮10mg的效能)可产生4~6小时的镇静作用;剂量增加至5mg时可增加顺行性遗忘持续达8小时。由于5mg剂量可使40%的患者出现判断力模糊达17小时之久,因此多数文献建议其剂量不超过4mg。

(3)劳拉西泮的遗忘效果优于地西泮。地西泮10mg口服几乎没有遗忘作用,口服20mg只有30%患者产生遗忘作用,而口服劳拉西泮4mg可使72%的患者产生遗忘。静脉注射劳拉西泮3mg可显著减少记忆,而静脉注射地西泮10mg不会影响记忆。

(4)劳拉西泮可能不适用于门诊患者,但适用于有严密监测的住院大手术及入住ICU的患者。劳拉西泮用于危重患者的一大优点是,剂量虽高达9mg,仍不会出现心肌抑制和血管平滑肌松弛。成人用于心脏病患者传统的术前药为吗啡0.1mg/kg和东莨菪碱肌内注射,与术前90小时口服劳拉西泮0.06mg/kg相比,在抗焦虑和镇静水平方面的效能并无任何不同。

(五)抗胆碱能药

抗胆碱能药对清醒插管患者有干燥呼吸道的作用。小儿口服或静脉注射阿托品或格隆溴胺,可防止因喉刺激、喉痉挛和缺氧引起的心动过缓。婴儿口服阿托品可在氟烷诱导期间维持血流动力学。成年危重病患者,例如肠坏死或主动脉破裂,不能耐受各种麻醉药时,静脉注射东莨菪碱0.4mg较为适宜。如果患者已处于极度交感神经兴奋和心动过速状态,一般仍能耐受东莨菪碱而不致进一步心率加快。如果在应用抗胆碱药后患者出现谵妄(阿托品和东莨菪碱两药都能透过血脑屏障,但格隆溴胺不致发生),应立即用毒扁豆碱(抗谵妄)治疗,每次剂量0.6mg静脉滴注。

1.阿托品

(1)常用剂量0.5mg,对心脏迷走神经反射的抑制作用并不明显;剂量增至1.5~3.0mg

才能完全阻滞心脏迷走反射。

(2)可引起心率增快。迷走神经亢进型患者麻醉前使用足量阿托品,具有预防和治疗心动过缓和虚脱的功效。原先已心率增快的患者,如甲状腺功能亢进、心脏病或高热等,宜避免使用。

(3)阿托品具有直接兴奋呼吸中枢的作用,可拮抗部分吗啡所致的呼吸抑制作用。

(4)减轻因牵拉腹腔内脏、压迫颈动脉窦,或静脉注射羟丁酸钠、芬太尼或琥珀酰胆碱等所致的心动过缓和(或)唾液分泌增多等不良反应。

(5)扩张周围血管,因面部血管扩张可出现潮红、灼热等不良反应,但不影响血压。

(6)麻痹虹膜括约肌使瞳孔散大,但不致引起视力调节障碍;对正常人眼内压影响不大,但对窄角青光眼可致眼压进一步升高。

(7)促使贲门关闭,有助于防止反流。

(8)对喉部肌肉无影响,一般不能预防喉痉挛。

(9)抑制汗腺,兴奋延髓和其他高级中枢神经,引起基础代谢率增高和体温上升,故应避免用于甲状腺功能亢进、高热患者。

(10)可透过胎盘,促使胎儿先出现心动过缓而后心动过速,或单纯心动过缓。阿托品的剂量范围较宽,成人皮下或肌内注射常用量为 0~0.8mg 后 5~20 分钟出现心率增快,45 分钟时呼吸道腺体和唾液腺分泌明显减少,持续 2~3 小时。静脉注射剂量为皮下剂量的 1/2,1 分钟后出现作用,持续约 30 分钟。小儿对阿托品的耐药性较大,一般可按 0.01mg/kg 计算,必要时可增至 0.02mg/kg,但面部潮红较明显。

2.东莨菪碱

(1)按 1:25 比例将东莨菪碱与吗啡并用,效果最佳。因东莨菪碱除具有阿托品样作用外,还有中枢镇静作用,可协同吗啡增强镇静的功效,不引起基础代谢、体温和心率增高,且其拮抗吗啡的呼吸抑制作用较阿托品强。

(2)对腺体分泌的抑制作用比阿托品稍弱。

(3)老年人、小儿或剧痛患者应用后,有可能出现躁动和谵妄的不良反应。

(4)常用剂量为 0.3~0.6mg 麻醉前 30 分钟皮下或肌内注射。也可与哌替啶并用,镇静作用增强。

3.盐酸戊乙奎醚注射液(长托宁)

系新型选择性抗胆碱药,能通过血脑屏障进入脑内。它能阻断乙酰胆碱对脑内毒蕈碱受体(M 受体)和烟碱受体(N 受体)的激动作用;因此,能较好地拮抗有机磷毒物(农药)中毒引起的中枢中毒症状,如惊厥、中枢呼吸循环衰竭和烦躁不安等。同时,在外周也有较强的阻断乙酰胆碱对 M 受体的激动作用;因而,能较好地拮抗有机磷毒物中毒引起的毒蕈碱样中毒症状,如支气管平滑肌痉挛和分泌物增多、出汗、流涎、缩瞳和胃肠道平滑肌痉挛或收缩等。它还能增加呼吸频率和呼吸流量,但由于本品对 M2 受体无明显作用,故对心率无明显影响;同时对外周 N 受体无明显拮抗作用。因此该药适用于麻醉前给药以抑制唾液腺和气道腺体分泌。

作为麻醉前用药时,术前半小时给药,成人用量为 0.5mg。青光眼患者禁用。

(六)抗组胺药

(1)组胺释放对人体有多方面危害性。①促使平滑肌痉挛,可致支气管痉挛、肠痉挛和子宫收缩;②引起小动脉和毛细血管扩张,通透性增高,可致血管神经性水肿,表现为皮肤潮红、荨麻疹和低血压,甚至喉头水肿和休克;③引起唾液、胃液、胰液和小肠液等腺体分泌增加,特别易大量分泌高酸度胃液;④引起头痛。

(2)拮抗或阻止组胺释放的药物称抗组胺药,组胺作用于 H1 和 H2 两种受体。H1 受体的主要作用在平滑肌和血管,可被 H1 受体阻滞剂所阻滞。H1 受体阻滞剂是当前用于麻醉前用药的主要药物。H2 受体主要作用于消化道腺体分泌,可被 H2 受体阻滞剂所抑制。H2 受体阻滞剂一般不用作麻醉前用药。

(3)常用的 H1 抗组胺药。主要为异丙嗪和阿利马嗪,其基本药理作用主要有:①消除支气管和血管平滑肌痉挛,恢复正常毛细血管通透性;②抑制中枢,产生镇静、解除焦虑、引导睡眠的作用,并降低基础代谢率;③抑制呕吐中枢,产生抗呕吐作用;④协同增强麻醉性镇痛药、巴比妥类药、安定类药和麻醉药的作用,增强戈拉碘铵的肌松作用;⑤抑制唾液腺分泌。

(4)H1 抗组胺药用作麻醉前用药,尤其适用于各种过敏病史、老年性慢性支气管炎、肺气肿或支气管痉挛等患者,具有预防作用,但无明显的治疗作用,故适宜于预防性用药。

(5)异丙嗪。成人常用剂量为 25~50mg,麻醉前 1.0~1.5 小时肌内注射,或用 1/2 量稀释后静脉缓慢注射,忌皮下注射。小儿按 0.5mg/kg 计算,可制成异丙嗪糖浆,按 0.5mg/kg 口服,对不合作的小儿可与等量哌替啶并用。

(6)其他。少数人单独应用异丙嗪后可能出现兴奋、烦躁等不良反应,追加少量氯丙嗪和哌替啶即可有效控制。

(七)胃内容物调整药

(1)手术的生理准备包括药物性胃内容物排空和调整,由此可使胃内容物误吸导致死亡的发生率有一定的降低。动物实验指出,胃内容物的量和 pH 值是重要的可变性指标。因此, 有人建议以降低胃内容物容量至 0.3mL/kg 以下和提高胃液 pH 值至 2.5 以上为调整目标。微粒性抗酸药对肺脏有害,因此推荐使用非微粒性抗酸药如枸橼酸钠。使用组胺受体阻滞药可做到胃液酸度降低而又不增加胃内容物容量。胃动力药甲氧氯普胺(胃复安)不仅可排空胃内容物,同时又可增加食管下端括约肌的张力。

(2)尽管存在误吸的"高危"人群,但许多麻醉医师注意到,真正的误吸发生率是很低的。此外,手术时间是重要因素,其中晚间手术的误吸发生率约比白天手术者高6倍。因此,应从多方面去探讨吸入性肺炎的预防。

(3)如上所述,对下列患者需要考虑使用预防误吸的用药。估计气道异常的病例;急诊手术;外伤;药物中毒或头外伤致不同程度神志抑制者;肠梗阻;颅内压增高(水肿或占位病变);喉反射损害(延髓麻痹、脑血管意外、多发性硬化症、肌萎缩性侧索硬化症、声带麻痹);肥胖(或胃纤维化史);溃疡病史、胃大部切除患者或胃迷走神经切除术患者(胃轻度麻痹);食管裂孔疝和反流;妊娠;上腹部手术;腹腔肿瘤或腹腔积液;其他原因导致的胃麻痹(糖尿病、肾透析)。有人建议对所有的门诊手术患者均宜给予某些药物预防。

(4)由于择期手术健康患者的误吸发生率相对很低,因此没有必要常规给予预防性用药。但对每1例手术患者应仔细研究其是否存在胃排空延迟的上述危险因素。

(5)预防误吸用药处方的举例

1)外伤患者:枸橼酸钠30mL(碱化潴留的胃酸);甲氧氯普胺20mg静脉注射(排空胃内容物);雷尼替丁50mg静脉注射。

2)气道异常患者:雷尼替丁150mg,手术前晚19:00和手术日晨7:00各口服1次;甲氧氯普胺20mg,手术日晨口服;格隆溴胺0.2mg静脉注射。

(6)甲氧氯普胺

1)甲氧氯普胺对胃肠道的有利作用极为显著。在应用本药前,临床用于促进胃肠道蠕动的主要药物是拟副交感神经药,如氯贝胆碱,主要用于胃迷走神经切除后的胃无力,其作用只是促进小肠广泛而无规律的蠕动增强,没有将胃内容物往肠道排净的功能;此外,拟副交感药增加胃液分泌,致酸度和容量都增加。因此,氯贝胆碱治疗的常见不良反应是呕吐。

2)甲氧氯普胺是多巴胺拮抗药,其主要作用在于刺激胃肠道规律性蠕动,降低引发蠕动反射的压力阈值,松弛因胃收缩引起的幽门括约肌痉挛,增强十二指肠和空肠蠕动,不引起胃液分泌增加。由此可促进胃内容物排空,同时增强食管下端括约肌张力,减轻胃内容物反流至下咽腔的程度。这些机制都有利于降低误吸危险性。许多常用的麻醉药如氟哌利多和丙氯拉嗪都降低食管下端括约肌张力,因此可用甲氧氯普胺作为抗呕吐药。

3)口服甲氧氯普胺应提前至术前90~120分钟服用,剂量为0.3mg/kg,起效时间在20分钟以内;静脉注射用药的起效时间可缩短至3分钟。在紧急情况下,口服甲氧氯普胺在15分钟内即可出现胃内容物减少的临床效果。甲氧氯普胺对小儿的胃排空作用更为明显,因此当小儿外伤后应用甲氧氯普胺,可考虑省略等待6小时或8小时再开始麻醉的常规过程。

4)应用甲氧氯普胺后,约有1%的患者可出现锥体外系不良反应,包括震颤、斜颈、角弓反张和眼球回转危象,尤其多见于小儿,以及化疗患者应用较大剂量甲氧氯普胺预防呕吐的场合;应用苯海拉明可消除甲氧氯普胺的这类不良反应。

5)禁忌证:正在接受其他多巴胺拮抗药、单胺氧化酶抑制药、三环类抗抑郁药或拟交感神经药治疗的患者禁用甲氧氯普胺。未能诊断出的嗜铬细胞瘤的患者,误用甲氧氯普胺可引起高血压危象。

(八)其他药物

1.可乐定

为中枢性 α 受体激动药,可有效降低交感神经活性,被推荐用于高血压患者的术前药;也可消除气管插管诱发的心血管不良应激反应;对并发高血压未能控制的急诊手术患者也适用,但由于其存在不可逆性交感反应减退,由此可干扰对潜在血容量丢失及其代偿情况的正确判断。

2.右美托咪定

一种新型的 α_2 肾上腺素能受体激动剂,可以产生剂量依赖性的镇静、镇痛、抗焦虑作用, 清除半衰期为 2 小时;对 α_2 受体有高选择性, 对 α_2 受体和 α_1 受体的亲和力之比为 $(1300\sim1620):1$[可乐定为$(39\sim200):1$],因此可以避免某些与 α_1 受体激动剂相关的不良反应。与苯二氮䓬类的传统镇静药不同,其产生镇静的主要部位不在脑皮质;通过减少中枢交感传出,起到镇静、抗焦虑和血流动力学稳定的作用。24 小时 ICU 镇痛的使用方法:负荷量 $1\mu g/kg$,输注时间 $10\sim15$ 分钟,维持量 $0.2\sim0.7\mu g/(kg\cdot h)$。

3.β 受体阻滞剂

是防止心肌缺血的有效药物。10 年前对围术期持续应用 β 受体阻滞剂的重要性已有认识,最近有人介绍在高血压患者的术前药中加用单次剂量 β 受体阻滞剂,可降低术中心肌缺血的发生率。美国心脏病学会对非心脏手术围术期心血管评估及护理指南推荐 β 受体阻滞剂在下列人群中使用是合理的:①有心血管意外风险或运动试验检查结果异常的心脏并发症高危患者;②有冠状动脉疾病史且行血管手术的患者;③接受中等风险手术或接受血管手术且并发多种危险因素(如糖尿病、心力衰竭、肾病)的高危患者。并且推荐已经服用 β 受体阻滞剂的患者在围术期不间断用药,但不推荐 β 受体阻滞剂作为常规用药,特别是对那些用量较大以及手术当天才开始用药的患者。

三、麻醉前用药的选择考虑

(一)呼吸系统疾病

(1)呼吸功能不全、肺活量显著降低、呼吸抑制或呼吸道部分梗阻(如颈部肿瘤压迫气管、支气管哮喘)等病例,应禁用镇静催眠药和麻醉性镇痛药。对呼吸道受压而已出现强迫性体位或"憋醒"史患者,应绝对禁用中枢抑制性药物,因极易导致窒息意外。

(2)呼吸道炎症、痰量多、大量咯血患者,在炎症尚未有效控制、痰血未彻底排出的情况下,慎重使用抗胆碱药,否则易致痰液黏稠、不易排出,甚至下呼吸道阻塞。

(二)循环系统疾病

(1)各型休克和低血容量患者不能耐受吗啡类呼吸抑制和直立性低血压等不良反应,可能加重休克程度,故宜减量或不用。

(2)血容量尚欠缺的患者绝对禁用吩噻嗪类药,因其可致血压进一步下降,甚至猝死。

(3)休克常并存周围循环衰竭,若经皮下或肌内注射用药时药物吸收缓慢,药效不易如期显示,应取其小剂量改经静脉注射用药。

(4)高血压和(或)冠心病患者,为避免加重心肌缺血和心脏做功,麻醉前用药必须防止心率和血压进一步升高,因此,应慎用阿托品,改用东莨菪碱或长托宁,并加用镇静药,对伴焦虑、恐惧而不能自控的病例尤其需要,但应防止呼吸循环过度抑制。β 受体阻滞剂可降低围术期心肌缺血和心肌梗死的风险,如术前已接受该类药物治疗者,应持续应用,但须适当调整剂量。

(5)非病态窦房结综合征患者出现心动过缓(50 次/分以下)者,多见于黄疸患者,系迷走张力亢进所致,需常规使用阿托品,剂量可增大至 0.8~1.0mg。

(6)先天性发绀型心脏病患者宜用适量吗啡,可使右至左分流减轻,缺氧得到一定改善。

(7)对复杂心内手术后预计需保留气管内插管继续施行机械通气治疗的患者,术前宜用吗啡类药。

(三)中枢神经系统疾病

(1)颅内压增高、颅脑外伤或颅后窝手术病例,若有轻微呼吸抑制和 $PaCO_2$ 升高,即足以进一步扩张脑血管、增加脑血流量和增高颅内压,甚至诱发脑疝而猝死,因此麻醉前应禁用阿片类药。

(2)颅内压增高患者对镇静药的耐受性极小,常规用药常致术后苏醒延迟,给处理造成困难。一般讲,除术前伴躁动、谵妄、精神兴奋或癫痫等病情外,应避用中枢抑制药物。

(四)内分泌系统疾病

(1)甲状腺功能亢进患者术前若未能有效控制基础代谢率和心率增快,需使用较大量镇静药,但需避用阿托品,改用东莨菪碱或长托宁。

(2)对甲状腺功能低下、黏液水肿和基础代谢率降低的患者,有时小剂量镇静药或镇痛药即可引起显著的呼吸循环抑制,故应减量或避用。

(3)某些内分泌疾病常伴病态肥胖,后者易导致肺通气功能低下和舌后坠,因此,应慎用对呼吸有抑制作用的阿片类药,以及容易导致术后苏醒期延长的巴比妥类药和吩噻嗪类药。

(五)饱胃

　　术前未经严格禁食准备的患者,或临产妇、贲门失弛缓症患者,容易发生呕吐、反流、误吸。最新研究表明,可促进胃排空及增加胃内容物 pH 值的术前用药未显示可影响误吸的发生率和预后,但仍常规用于有误吸风险的患者。对这类患者的麻醉前用药需个别考虑:宜常规加用抗酸药如三硅酸镁 0.3~0.9g 口服,或西咪替丁 100mg 口服;可给甲氧氯普胺 20~40mg 肌内注射,促进胃蠕动,加速胃内容物排空;地西泮有降低胃液酸度的作用,可选用。

(六)眼部疾病

　　(1)眼斜视纠正术中可能出现反射性心动过缓,甚至心搏骤停(眼心反射),故术前需常规使用阿托品,可增量至 1.5~3.0mg。

　　(2)窄角性青光眼在未用缩瞳药滴眼之前,绝对禁用阿托品,因后者有收缩睫状肌的作用,可致眼内压进一步升高。

(七)临产妇

　　原则上应避用镇静催眠药和麻醉性镇痛药,因可能引起新生儿呼吸抑制和活力降低。

(八)门诊手术

　　患者同样存在恐惧、焦虑心理,但一般以安慰解释工作为主,不宜用麻醉前用药。遇创伤剧痛患者,可用小剂量芬太尼止痛。

(九)麻醉药的强度

　　(1)弱效麻醉药宜配用较强作用的麻醉前用药,以求协同增强,如局部麻醉行较大手术前,宜选用麻醉性镇痛药;N_2O 或普鲁卡因静脉复合麻醉前,选用神经安定类药和麻醉性镇痛药。

　　(2)局部麻醉用于时间冗长的手术时,宜选用氟哌利多、芬太尼合剂作为辅助。

(十)麻醉药的不良反应

　　(1)乙醚、氯胺酮、羟丁酸钠易致呼吸道腺体分泌剧增,应常规用抗胆碱能药拮抗。

　　(2)局部浸润麻醉拟使用较大量局部麻醉药前,宜常规选用巴比妥类或苯二氮䓬类药预防局部麻醉药中毒反应。

　　(3)肌肉松弛药泮库溴铵易引起心动过速,宜选用东莨菪碱;琥珀酰胆碱易引起心动过缓,宜选用阿托品。

(十一)麻醉药与术前药的相互作用

麻醉药与术前药之间可能相互协同增强,使麻醉药用量显著减少,但也可能存在不良反应加重,故应慎重考虑,避免复合使用。例如,吗啡或地西泮可致氟烷、恩氟烷、异氟烷和 N_2O 的 MAC 降低;吗啡的呼吸抑制可致乙醚诱导期显著延长;阿片类药促使某些静脉诱导药(如依托咪酯等)出现锥体外系兴奋征象;麻醉性镇痛药易促使小剂量硫喷妥钠、地西泮、氯胺酮或羟丁酸钠等出现呼吸抑制。

(十二)麻醉药的作用时效

镇痛时效短的麻醉药(如静脉普鲁卡因、N_2O)不宜选用睡眠时效长的巴比妥类药。否则不仅苏醒期延长,更因切口疼痛的刺激而诱发患者躁动。

(十三)自主神经系统活动

某些麻醉方法的操作刺激可诱发自主神经系统异常活动,宜选用相应的术前药做保护。

(1)喉镜、气管插管或气管内吸引可引起心脏迷走反射活跃,宜选用足量抗胆碱能药做预防。

(2)椎管内麻醉抑制交感神经,迷走神经呈相对亢进,宜常规选用足量抗胆碱药以求平衡。

第 6 节　麻醉风险和意外防治

一、麻醉风险

麻醉科是所有临床学科中具有潜在风险的学科。手术时麻醉医师使用各种麻醉药和麻醉方法,使患者意识、肢体运动和感觉消失,一旦因操作和用药不当,或因患者本身疾病的病理生理影响等即可导致患者致残或身亡。因此,采取一切有效的措施,不断提高麻醉医师的素质和医疗业务水平,重视术前评估和准备,加强监测,认真执行各项操作规程,参考有关临床指南和专家共识,采取预防措施,可使麻醉风险降到最低。

(一)麻醉或与麻醉有关的死亡率

国内外资料均表明,麻醉或因麻醉有关的死亡逐年下降,死亡率已<1∶10 000。

麻醉死亡率与人员是否经过全面培训、麻醉人员配备是否足够、麻醉医师是否有疲劳工作,以及对于使用的仪器状态是否有充分的了解等诸多因素有关。另外,必须特别警惕呼吸意外。

(二)麻醉死亡和不良后果的原因

1.麻醉器械故障

(1)低氧血症:可导致 SpO_2 降低、心动过速、心律失常,严重时心动过缓,甚至心搏骤停。

1)吸入氧不足:①供氧管道阻塞;②吸入氧浓度低于 21%,如氧与氧化亚氮配比不合或气源搞错;③麻醉机流量表不准确;④供氧中断,压力表漏气;⑤气源污染等。

2)通气不足:①气管导管误入食管;②通气中断,如气管导管、螺纹管、呼吸机管道等接口脱开,呼吸机失功能等;③肺泡通气不足,可因回路系统、气管导管漏气,回路系统梗阻,呼吸机故障等造成。

3)通气/灌流比(V/Q)不当:①单肺通气,可因气管导管插入过深,导致肺内分流明显增多(V/Q<0.8);②持续过度通气,V/Q>0.8,严重时可引起低氧血症和肺气肿。

(2)高碳酸血症:可发生出汗、面色潮红、血压升高、心律失常,严重时神志模糊或消失。其原因有以下几种。

1)通气不足使 CO_2 排出减少:①回路系统泄漏,包括管道脱开等;②气管导管漏气或阻塞;③麻醉机漏气;④通气阻塞;⑤碱石灰耗竭;⑥吸入或呼出活瓣障碍。

2)气道压过高:可影响静脉回流致使血压下降,也可造成气压伤。原因:①呼出气受阻;②供气压过高;③呼吸机故障等。

3)气道压过低:①回路内气流不足;②回路内泄漏;③呼吸机故障等。

4)供气不足。

(3)麻醉过深:可导致低血压、心动过缓,甚至出现心搏骤停。其原因:①挥发罐失效,致使全麻药吸入浓度过高;②挥发罐内全麻药充盈过多,造成全麻药外溢;③挥发罐内误注其他强效吸入全麻药;④挥发罐刻度不准确。

2.监测仪故障

现代麻醉应用各种监测仪日益增多,各种仪器设备因质量问题,使用不当,以及保管和维修等因素,致使仪器失灵造成失误,而延误及时治疗。

(1)外来因素的干扰

1)交流电干扰:如心电图(ECG)、脉率-血氧饱和度(SpO_2)和呼气末二氧化碳($PgCO_2$)等监测仪均受高频电刀、电凝的干扰。

2)换能器位置移动:如压力换能器位置变动等能影响数值的准确性。

3)连接患者的电线、电极等位置移动,可引起基线漂移,甚至波形消失。

(2)监测项目数据失真

1)脉率-血氧饱和度：①电灼干扰；②手术室内灯光干扰；③静脉充血；④指甲涂合成油、污染等；⑤换能器位置移动等。

2)呼气末二氧化碳：①取样管道裂开或泄漏；②监测接口脱开或阻塞；③监测前未定标等。

3)无创动脉压监测：①测定部位位置移动；②移动袖带和管道；③患者表现心律失常、低血压等。

3.麻醉药过量

(1)麻醉药对循环、呼吸、中枢神经系统等均有不同程度的抑制作用，严重时可引起死亡。

(2)麻醉药剂量对人体有明显的个体差异，尤其是手术患者常存在着病理生理变化，即使剂量很小，却可表现异常反应。

(3)预防麻醉药过量的措施：①熟悉麻醉药的药理作用及用药方法和剂量；②先开始最小推荐剂量；③严密观察给药后机体的各种反应；④一旦出现异常反应，应及时处理。

4.药物不良反应

(1)麻醉期间用药。

(2)用药前应熟悉该药有哪些不良反应，注意预防措施和不良反应的处理。

(3)按常规剂量也可产生不良反应，不应视为用药错误。

(4)为了挽救患者生命在治疗过程中可能出现难以避免的险情，如药物不良。

5.术前患者准备不足

(1)对重要器官功能评估不足：术前可通过病史、体检、化验、X线和超声检查等，对患者的心肺等重要器官功能做出初步评估。但麻醉和手术对患者生理功能的干扰和影响有时难以估计，故必须重视初步评估的结果，预计可能发生的意外并采取预防措施。

(2)术前准备不够完善：患者术前常伴高血压、贫血、血容量不足、低血钾等。由于种种原因会忽视上述情况，术前未及时纠正。

6.麻醉操作和管理因素

(1)气管插管的危险因素

1)导管本身引起：如导管漏气、扭曲和阻塞等，可造成通气不足、气流中断等。

2)操作和管理不当：①插管误入食管；②导管接口与回路接卸管脱开；③导管过深造成单肺通气或肺不张；④损伤如气压伤、气道穿通伤、咽喉和声门水肿等。

3)患者原因：①婴幼儿和女性的气道狭小；②各种原因造成的气道困难，如病理性瘢痕挛缩等;③自主神经反射,通常表现为高血压、心动过速等,有时出现支气管痉挛、分泌物外溢等;也可出现心动过缓和低血压。

(2)误吸与窒息

1)诱发因素:①胃液 pH 值、容量和胃内压;②胃食管括约肌张力;③喉部功能异常,如声带损伤、声带麻痹、喉部肌肉萎缩、吉兰−巴雷综合征等;④镇静药过量;⑤全身麻醉;⑥急症手术,由于疼痛、创伤能抑制肠道运动,使胃排空时间延迟;⑦精神状态,如焦虑可促使胃液分泌增加;⑧气道问题,如喉痉挛、支气管痉挛、插管困难,以及其他呼吸系统问题等。

2)特殊危险因素:①妊娠,由于机械、内分泌和医源性等;②妊娠女性,巨大子宫压迫胃而延迟内容物排空,促使食管反流增加;③分娩期间常用许多镇静和镇痛药,使胃排空延迟;④分娩时由于取半卧位,食管下端括约肌压力明显下降。上述因素都能导致误吸的危险剧增,常可延长至分娩后 48 小时,而胃排空时间又能延长至哺乳期 12~14 周。

7.过敏反应

过敏反应指异性蛋白或其他物质引起的"暴发性、不良的生理反应"。抗生素、异性蛋白、某些药物、乳胶和某些食物等,即使数量极少,也能通过 IgE 发生过敏反应。

(1)原因

1)麻醉药和麻醉用药能引起过敏反应,但发生率低。

2)约有 10%接受输血的患者可出现过敏反应。

3)乳胶是术中过敏反应的来源,约占 10%,医疗器械中许多产品选用乳胶。

(2)临床表现:因过敏反应导致死亡的患者中,1/4 是因心血管虚脱所致,而 2/3 由呼吸衰竭引起,表现为支气管严重痉挛,迅速出现低氧血症,数分钟内随即身亡。

二、麻醉意外防治

做好每例患者麻醉,防止发生一切不良后果,尤其是防止致残和死亡,是临床麻醉医师应尽的职责。必须采取以下措施。

(一)加强麻醉住院医师培训

近几年来各地对麻醉医师队伍的培训日益重视,某地已规定医学院毕业的本科、硕士及博士生,必须在有资格的大学附属的综合性医院里进行 2~3 年正规的住院医师培训,经过考试及格才能成为正式的执业医师。同时,随着国家卫生部门对临床医师管理的重视,且逐渐与国际接轨,只有具备医师资格,并获得医师执业证书的麻醉医师,才能从事麻醉工作。

(二)继续教育以提高麻醉医师的素质和业务水平

1.素质培养

麻醉工作是一项非常崇高的职业,需要培养德才兼备的医师,重视素质培养。

(1)具有优良的医德和医风。

(2)体贴关心患者,尽可能减少痛苦。

(3)思想要集中,认真观察病情变化。

(4)工作细心,认真核对,实事求是。

(5)虚心好学,总结经验和教训,不断提高。

2.提高业务水平

麻醉学是一门独立的专业学科,与生理学、药理学等基础医学有着密切的关系,又与许多临床学科如外科、内科、小儿科等学科有关。作为一名优秀的麻醉医师必须具有以下基本素质。

(1)扎实的基础知识,丰富的临床经验。

(2)全面的理论知识,熟练的操作技能。

(3)以理论指导实践,发展新的技术,做到精益求精。

(4)加强继续教育,定期和不定期参加各类学习班、专题讲座和学术活动,不断充实自己。

(5)制订培养计划,并指定高年资医师负责检查和指导,定期考核。

(三)改善麻醉设备

1.改善设备

(1)性能良好、质量可靠和功能齐全的麻醉机,并有中心供气装置。

(2)手控简易呼吸器。

(3)一次性硬膜外包、气管导管(含优质咽喉镜)、吸痰管、鼻氧管等。

(4)动静脉穿刺导管及其配套装置,包括压力换能器、输液器等。

同时,要熟悉和掌握运用仪器的方法,注意保养和定期维护各种设备。

2.麻醉器械故障的预防和处理

(1)使用新的麻醉器械前须详细阅读使用说明。

(2)掌握器械的性能和技术关键。

(3)使用麻醉机及附件前应按程序逐项检查,其他器械也按要求逐一查看。

(4)加强器械的检查、维修和保养。

（5）使用器械毕,除一次性用品外,须按要求予以清洗、保管。

（6）一旦发现器械故障,须及时由有关人员检测和维修。

（7）当器械发生故障,并经专业人员证明确已耗损时,应向有关部门申请报废。

(四)做好麻醉前访视工作

（1）了解患者的主要病情,麻醉和手术史,以及药物过敏史。

（2）准确评估心、肺等重要脏器功能,术前进行必要的检查,如心电图、肺功能测定等。

（3）按不同麻醉方法有重点地体检,如硬膜外麻醉,检查脊柱、穿刺点皮肤、四肢运动感觉等。

（4）术前用药:①注意给药时间;②根据患者情况、麻醉方法等给药,剂量要适当;③根据药物相互作用的原则,明确禁用和可用的药物。

（5）做好思想工作,消除患者对麻醉和手术的顾虑。

（6）选择合适的麻醉方法和麻醉药。

(五)重视术前准备和术后管理

1.选择性手术准备

（1）尽可能纠正患者术前异常情况,使患者处于"最佳"状态进行手术。

（2）纠正贫血、血容量不足、低血钾、高血压等。

（3）术前禁食、小儿术前 2 小时禁饮。

（4）遇特殊情况时,进行会诊解决。

（5）按选择性手术常规进行各项准备。

2.急症手术准备

（1）手术前必须治疗和纠正严重心律失常和心力衰竭。

（2）手术时积极治疗脱水、血容量不足、电解质紊乱和酸碱度失衡。

（3）按急症手术术前常规进行各项准备。

3.术后处理

（1）按常规在麻醉后恢复室(PACU)复苏。

（2）椎管内麻醉后可按常规检查肢体感觉和运动恢复等情况。

（3）按指征拔除气管导管,进行全身麻醉术后护理。

（4）制订术后处理规程。

（5）大手术、重症患者等术后要送 ICU 继续治疗。

(六)加强围术期监测

包括麻醉诱导、术中、术毕、护送患者和术后监测。

1.常规监测

患者进手术室常规监测 NIBP、ECG、HR、SpO_2，全身麻醉增加 $PETCO_2$、吸入麻醉药浓度、神经肌肉功能、气道压力、潮气量、通气量和呼吸频率等基本监测项目。

2.需做中心静脉压(CVP)、有创动脉直接测压(IBP)、尿量监测

(1)全身麻醉施行大手术,如体外循环心内直视术等。

(2)有合并症,如高血压、缺血性心脏病等。

(3)大出血或血容量变化大的患者,如创伤失血多及脑膜瘤摘除术等。

(4)术中使用控制性降压术。

(5)术中发生严重低血压、心律失常,且治疗后病情仍不稳定者。

(6)多脏器功能低下和老年危重患者。

3.各种特殊手术患者需测定的项目

(1)血气分析。

(2)血钾等电解质、凝血功能测定。

(3)漂浮导管测定肺小动脉楔压(PAWP 或 PCWP)、心排血量(CO)等血流动力学参数。

(4)其他,如经食管超声心动图、脑电双频指数等。

(七)维护循环系统功能稳定

据报道某医院麻醉期间 38 例心搏骤停的发生原因中,以循环因素占第一位,共 19 例,约占 50%。因此,为降低心搏骤停的发病率,应采取以下措施。

(1)术前充分估价循环功能。尤见于心肺功能低下的患者,术前宜做进一步检查,以明确诊断。

(2)术前改善循环系统功能。择期手术患者术前应做必需的准备,使循环系统功能处于"最佳"状态。

(3)加强术前、术中和术后对循环系统的监测。

(4)保持呼吸道通畅和良好的通气,避免缺氧和二氧化碳潴留。

(5)维护内环境稳定。

(6)纠正血容量不足,及时补充失血,但也应注意过量。

(7)及时纠正低血压、低心排血量综合征和休克。

(8)维持合适的麻醉深度。

(9)体循环血管阻力增高,而心排血量下降者,宜及时使用血管扩张药。

(10)及时治疗各种严重心律失常。

(八)重视呼吸管理,预防和及时处理低氧血症和高碳酸血症

麻醉手术期间必须重视呼吸管理,要做到以下几点。

(1)术前充分评估呼吸功能。对呼吸功能低下的患者应做进一步检查,可疑时宜抽动脉血做血气分析。

(2)鼓励术前咳痰、深呼吸锻炼。凡施行心肺等大手术,选择全身麻醉的老年患者,于术前应由护士指导如何排痰、深呼吸等锻炼,以便术后早期让患者进行咳痰深呼吸,以预防肺部并发症。

(3)加强术前、术中和术后呼吸系统监测。应根据不同手术、肺功能减退的程度,以及麻醉不同时期可选择监测项目有:SpO_2、PCO_2、呼吸频率(f)、潮气量(VT)、通气量(VE)、气道压(PA)、顺应性(CL),以及两肺听诊等。

(4)充分供氧。①任何时候都要保证患者供氧充分,可通过鼻导管、面罩和经气管导管供氧;②注意气源标记和压力表,监测吸入氧浓度(FiO_2)和 SpO_2;③施行部位麻醉时也不要忽视供氧,尤其使用镇静、镇痛药时,应密切注意呼吸。

(5)估计气管插管的困难程度。

(6)加强气道管理,保证气道通畅。①全身麻醉气管插管后必须保证导管位置正确,气道通畅,充分供氧和通气;②对重症患者做血气分析,随时调节各项呼吸参数,及时纠正通气不足或过度通气,以及低氧血症;③术毕、拔管时应完全符合拔管指征;④拔管后继续加强观察,防止气道梗阻、低氧血症和 CO_2 潴留;⑤术毕,一旦出现低氧血症或通气不足时,应继续用手法或机械通气支持呼吸,直到符合拔管指征。

(九)积极开展麻醉质量控制,制订和执行诊疗常规

患者的生命高于一切,麻醉质量的保证(或控制)是麻醉科的头等大事。必须加强科室管理,严格规章制度是预防麻醉意外或差错事故发生的重要保障。

(1)组建以业务水平较高、具有奉献精神并能以身作则的主任、副主任及骨干为核心的领导与管理团队。

(2)制订和不断完善科室各项规章制度。

(3)严格执行诊疗常规。

(4)做好医疗差错登记,典型病例讨论,吸取经验教训,防止重复发生。

(5)重视麻醉前讨论和患者、器械与药品准备。

(6)做好一切抢救准备,保证人力、物力,随叫随到,行之有效。

(7)加强监督和检查,确保落实各项措施。

第 **3** 章

椎管内麻醉

椎管内麻醉系将局麻药注入椎管内的不同腔隙,使脊神经所支配的相应区域产生麻醉作用,包括蛛网膜下隙阻滞麻醉和硬膜外阻滞麻醉两种方法,后者还包括骶管阻滞。局麻药注入蛛网膜下隙,主要作用于脊神经根所引起的阻滞称为蛛网膜下隙阻滞。局麻药在硬膜外间隙作用于脊神经,使相应节段的感觉和交感神经完全被阻滞,运动神经纤维部分丧失功能,这种麻醉方法称为硬膜外阻滞。

椎管内麻醉始于 19 世纪 90 年代,经过不断地总结完善,已成为现代麻醉的重要组成部分,也是国内目前常用的麻醉方法之一。

第 1 节　椎管内麻醉的解剖与生理基础

一、椎管的解剖

(一)椎管骨骼的结构

脊椎由 7 节颈椎、12 节胸椎、5 节腰椎、融合成一块的 5 节骶椎以及 3~4 节尾椎组成。成人脊椎呈现四个弯曲:颈曲和腰曲向前,胸曲和骶曲向后。典型椎骨包括椎体及椎弓两个主要部分。椎体的功能是承重,两侧椎弓(椎弓根及椎板)从外侧向后围成椎孔,起保护脊髓的作用。每一椎板有 7 个突起,即 3 个肌突(2 个横突及 1 个棘突),系肌肉及韧带附着处;4个关节突,上下各 2 个,各有其关节面。椎弓根上下有切迹,相邻的切迹围成椎间孔,供脊神经通过。

位于上、下两棘突之间的间隙是椎管内麻醉的必经之路。从颈椎到第 4 胸椎棘突与椎体的横截面呈水平方向,穿刺时可垂直进针。从第 4 胸椎至第 12 胸椎,棘突呈叠瓦状排列,穿刺方向要向头侧斜 45°~60°,方能进入,而腰椎的棘突又与椎体平行,垂直进针较易刺入椎管。骶管裂孔是骶管下后面的斜形三角形裂隙,是硬膜外间隙的终点,用腰部硬膜外相似的穿刺方法,经骶裂隙垂直进针,以提高穿刺成功率。

(二)椎管外软组织

相邻两节椎骨的椎弓由三条韧带相互连接,从内向外的顺序是:黄韧带、棘间韧带及棘上韧带。黄韧带几乎全由弹力纤维构成,上面附着于椎板的前下缘,下接下一椎板的后上部,外侧连接于关节突的关节囊。两黄韧带从外向内并向后,在中线融合。黄韧带的宽度约等于椎管后壁的1/2,腰部最坚韧厚实。穿刺时借助于穿刺针,可触知此韧带的坚实感,针再前进,一旦失去阻力,便知进入硬膜外间隙。棘间韧带是比较薄弱的韧带,连接上下两棘突,前面接黄韧带,后方移行于棘上韧带。棘上韧带是连接自第7颈椎到骶骨棘突的圆柱形而质地坚实的纤维束,宽约1.3cm,腰部最宽。老年钙化使棘上韧带坚硬如骨,甚至无法经正中线穿刺,而须避开棘上韧带,以减少穿刺困难。

(三)脊髓及脊神经

脊髓上端从枕大孔开始,在胚胎期充满整个椎管腔,至新生儿终止于第3腰椎或第4腰椎,成人则在第1、2腰椎之间,平均长度为42~45cm。一般颈部下段脊髓与脊椎相差1个节段,上胸段差2个节段,下胸段差3个节段,腰椎则差4~5个节段。因此,成人在第2腰椎以下的蛛网膜下隙只有脊神经根,即马尾神经。所以,行脊麻时多选择第2腰椎以下的间隙,以免损伤脊髓。

供应脊髓的动脉包括脊髓前动脉、脊髓后动脉(均为椎动脉的分支)及根动脉。脊髓前动脉供应脊灰质前部的脊髓,而且脊髓前动脉吻合支少而供应脊髓面积相对较大,故脊髓血流障碍最易影响脊髓前动脉供应的区域,临床表现为运动功能损害。脊髓后动脉供应脊髓的后1/3,而且不易发生缺血损害,一旦发生损害,在被损害的白质柱以下深部感觉丧失,在被损害的后灰柱以下皮肤感觉丧失,腱反射消失。根动脉供应1/4的脊髓,颈根动脉降支与胸主动脉升支在T4脊髓节相交接,而胸主动脉降支与腰根动脉的升支在L1脊髓节相交接。交接处的脊髓节段,血流供应最差,根动脉血流障碍,可导致T4或L1脊髓节段的缺血坏死而发生截瘫。

脊神经有31对,包括8对颈神经、12对胸神经、5对腰神经、5对骶神经和1对尾神经。每条脊神经由前、后根合并而成。后根司感觉,前根司运动。神经纤维分为无髓鞘和有髓鞘两种,前者包括自主神经纤维和多数感觉神经纤维,后者包括运动神经纤维。无髓鞘纤维接触较低浓度的局麻药即被阻滞,而有髓鞘纤维往往需较高浓度的局麻药才被阻滞。

按神经根从脊髓的不同节段发出,称为神经节段。躯干部皮肤的脊神经支配区:甲状软骨部皮肤由C2神经支配;胸骨柄上缘由T2神经支配;两侧乳头连线由T4神经支配;剑突下由T6神经支配;季肋部肋缘由T8神经支配;平脐由T10神经支配;耻骨联合部由T12神经支配;大腿前面由L1~L3神经支配;小腿前面和足背由L4~L5神经支配;足、小腿及大腿后面、骶部和会阴部由骶神经支配;上肢主要由C3~T1神经支配。

(四)椎管内腔和间隙

脊髓容纳在椎管内,为脊膜所包裹。脊膜从内向外分三层,即软膜、蛛网膜和硬脊膜。硬脊膜从枕大孔以下开始分为内、外两层。外层与椎管内壁的骨膜和黄韧带融合在一起,内层形成包裹脊髓的硬脊膜囊,抵止于第 2 骶椎。因此通常所说的硬脊膜实际是硬脊膜的内层。软膜覆盖脊髓表面与蛛网膜之间形成蛛网膜下隙。硬脊膜与蛛网膜几乎贴在一起,两层之间的潜在腔隙即硬膜下间隙,而硬脊膜内、外两层之间的间隙为硬膜外间隙。

蛛网膜下隙有无数蛛丝小梁,内含脑脊液,在 L2 以下,内无脊髓,而且蛛网膜下隙前后径较宽,穿刺安全,且较易成功。硬膜下间隙为一潜在的、不太连贯的结缔组织间隙,内含少量的浆液性组织液。硬膜下间隙以颈部最宽,在此穿刺易误入此间隙。硬膜外阻滞时若误入此间隙,可引起广泛的脊神经节阻滞,而脊麻时穿刺针针尖部分在硬膜下间隙,是导致脊麻失败的原因之一。硬膜外腔是一环绕硬脊膜囊的潜在腔隙,内有疏松的结缔组织和脂肪组织,并有极为丰富的静脉丛,血管菲薄。穿刺或置入硬膜外导管时,有可能损伤静脉丛引起出血,若注入药物易被迅速吸收,导致局麻药中毒。

二、椎管内麻醉的生理学基础

(一)蛛网膜下隙阻滞的生理

蛛网膜下隙阻滞是通过腰穿,把局麻药注入蛛网膜下隙的脑脊液中,从而产生的阻滞。尽管有部分局麻药浸溶到脊髓表面,但局麻药对脊髓本身的表面阻滞作用不大。现在认为,蛛网膜下隙阻滞是通过脊神经根阻滞,离开脊髓的脊神经根未被神经外膜覆盖,暴露在含局麻药的脑脊液中,通过背根进入中枢神经系统的传入冲动及通过前根离开中枢神经系统的传出冲动均被阻滞。因此,脊麻并不是局麻药作用于脊髓的化学横断面,而是通过脑脊液阻滞脊髓的前根神经和后根神经,导致感觉、交感神经及运动神经被阻滞。脊神经根的局麻药浓度,后根高于前根,因后根多为无髓鞘的感觉神经纤维及交感神经纤维,对局麻药特别敏感,前根多为有髓鞘的运动神经纤维,对局麻药敏感性差,所以局麻药阻滞顺序先从自主神经开始,次之感觉神经纤维,而传递运动的神经纤维及有髓鞘的本体感觉纤维最后被阻滞。具体顺序为:血管舒缩神经纤维→寒冷刺激→温感消失→对不同温度的辨别→慢痛→快痛→触觉消失→运动麻痹→压力感觉消失→本体感觉消失。消退顺序与阻滞顺序则相反。交感神经阻滞总是先起效而最后消失,因而易造成术后低血压,尤易出现直立性低血压,故术后过早改变患者体位是不恰当的。交感神经、感觉神经、运动神经阻滞的平面并不一致,一般说交感神经阻滞的平面比感觉消失的平面高 2~4 神经节段,感觉消失的平面比运动神经阻滞平面高 1~4 节段。

(二)硬膜外阻滞的作用机制

局麻药注入硬膜外间隙后,沿硬膜外间隙进行上下扩散,部分经过毛细血管进入静脉;一些药物渗出椎间孔,产生椎旁神经阻滞,并沿神经束膜及软膜下分布,阻滞脊神经根及周围神经;有些药物也可进入根蛛网膜下隙,从而阻滞脊神经根;尚有一些药物直接透过硬膜及蛛网膜,进入脑脊液中。所以目前多数意见认为,硬膜外阻滞时,局麻药经多种途径发生作用,其中以椎旁阻滞、经根蛛网膜绒毛阻滞脊神经根,以及局麻药通过硬膜进入蛛网膜下隙产生延迟的脊麻为主要作用方式。鉴于局麻药在硬膜外腔中要进行多处扩散分布,需要比蛛网膜下隙阻滞大得多的容量才能导致硬膜外阻滞,所以容量是决定硬膜外阻滞量的重要因素,大容量局麻药使阻滞范围广。而浓度是决定硬膜外阻滞质的重要因素,高浓度局麻药使神经阻滞更完全,包括运动、感觉及自主神经功能均被阻滞。相反可通过稀释局麻药浓度,获得分离阻滞,这种分离阻滞尤其适用于术后镇痛,即仅阻滞感觉神经而保留运动神经功能。硬膜外阻滞可在任何脊神经节段处穿刺,通过调节局麻药的量和浓度来达到所需的阻滞平面和阻滞程度。

(三)椎管内麻醉对机体的影响

椎管内麻醉,无论是蛛网膜下隙阻滞还是硬膜外阻滞,均是通过阻滞脊神经,从而阻滞交感、感觉、运动神经纤维。椎管内麻醉对全身系统的影响,主要取决于阻滞的范围及阻滞的程度。

1.对循环系统的影响

局麻药阻滞胸腰段(T1~L2)交感神经血管收缩纤维,产生血管扩张,继而发生一系列循环动力学改变,其程度与交感神经节前纤维被阻滞的平面高低一致,表现为外周血管张力、心率、心排血量及血压均有一定程度的下降。外周血管阻力下降系由阻力血管及容量血管扩张所致。心率减慢系由迷走神经兴奋性相对增强及静脉血回流减少,右房压下降,导致静脉心脏反射所致;当高平面阻滞时,更由于心脏加速神经纤维被抑制而使心率减慢加重。心排血量的减少与以下机制有关:①T1~T5脊神经被阻滞,心脏的交感张力减小,使心率减慢,心肌收缩性降低。②静脉回心血量减少。低平面阻滞时,心排血量可下降16%,而高平面阻滞时可下降31%。心排血量下降,使血压降低,产生低血压。如果阻滞平面在T5以下,循环功能可借上半身未阻滞区血管收缩来代偿,使血压降低幅度维持在20%以下。血压下降的程度与年龄及阻滞前血管张力状况有关,例如老年人或未经治疗的高血压的患者,血压降低的幅度更为明显。

硬膜外阻滞与蛛网膜下隙阻滞对血压的影响与给药方式及麻醉平面有关,但与阻滞方法本身无关。一般说来连续硬膜外阻滞对血压的影响是逐渐的、温和的,但单次大剂量注入局麻药对血压的影响亦较大,有报道表明10mg丁卡因脊麻与同一穿刺点的1.5%利多卡因

20~25mL 硬膜外阻滞,后者血压降低的幅度更大。椎管内麻醉时由于单纯交感神经阻滞而引起的血压下降幅度有限,可能在临床上仅出现直立性低血压,治疗时需把患者体位调整为头低位,妊娠后期的患者把子宫推向一侧减轻子宫对腔静脉压迫以增加回心血量。但如果合并血管迷走神经过分活跃,患者可迅速出现严重的低血压甚至心脏骤停,这种情况仅见于清醒的患者而不会见于接受全身麻醉的患者。下腔静脉阻塞或术前合并有低血容量的患者,椎管内麻醉也容易导致严重的低血压。椎管内麻醉引发的低血压是由交感神经阻滞所致,可用拟交感药物来处理。

2.对呼吸系统的影响

椎管内麻醉对呼吸功能的影响,取决于阻滞平面的高度,尤以运动神经阻滞范围更为重要。高平面蛛网膜下隙阻滞或上胸段硬膜外阻滞时,运动神经阻滞导致肋间肌麻痹,影响呼吸肌收缩,可使呼吸受到不同程度的抑制,表现为胸式呼吸减弱甚至消失,但只要膈神经未被麻痹,就仍能保持基本的肺通气量。如腹肌也被麻痹,则深呼吸受到影响,呼吸储备能力明显减弱,临床多表现不能大声讲话,甚至可能出现鼻翼翕动及发绀。有时虽然阻滞平面不高,但术前用药或麻醉辅助药用量大,也会发生呼吸抑制。此外,尚需注意因肋间肌麻痹削弱咳嗽能力,使痰不易咳出,有阻塞呼吸道的可能。有关硬膜外阻滞对支气管平滑肌的影响,存在意见分歧。一般认为支配支气管的交感神经纤维来自 T1~6,上胸段硬膜外阻滞引起相应节段的交感神经麻痹,迷走神经兴奋性增强,可出现支气管痉挛,但有文献报道用硬膜外阻滞治疗顽固性哮喘,取得缓解的效果。

3.对胃肠道的影响

另一易受椎管内麻醉影响的系统为胃肠道。由于交感神经被阻滞,迷走神经兴奋性增强,胃肠蠕动亢进,容易产生恶心呕吐。据报道,有 20%以上的患者术中出现恶心呕吐。由于血压降低,肝脏血流也可能减少,肝血流减少与血压降低有一定关系但不成正比。硬膜外阻滞时胃黏膜内 pH 值升高,术后持续应用硬膜外阻滞对胃黏膜有保护作用。

4.对肾脏的影响

肾功能有较好的生理储备,椎管内麻醉时虽然肾血流减少,但没有临床意义。椎管内麻醉使膀胱内括约肌收缩及膀胱逼尿肌松弛,使膀胱排尿功能受抑制导致尿潴留,患者常常需要使用尿管。

第 2 节　蛛网膜下隙阻滞

蛛网膜下隙阻滞是将局麻药注入蛛网膜下隙,使脊神经根、背根神经节及脊髓表面部分产生不同程度的阻滞(简称"脊麻")。脊麻至今有近百年历史,大量的临床实践证明,只要病例选择得当,用药合理,操作准确,脊麻不失为一简单易行、行之有效的麻醉方法,对于下肢及下腹部手术尤为可取。

一、适应证和禁忌证

一种麻醉方法的适应证和禁忌证都存在相对性,蛛网膜下隙阻滞也不例外。在选用时,除参考其固有的适应证与禁忌证外,还应根据麻醉医师自己的技术水平、患者的全身情况及手术要求等条件来决定。

(一)适应证

(1)下腹部手术。下腹部手术如阑尾切除术、疝修补术。

(2)肛门及会阴部手术。肛门及会阴部手术如痔切除术、肛瘘切除术、直肠息肉摘除术、前庭大腺囊肿摘除术、阴茎及睾丸切除术等。

(3)盆腔手术。盆腔手术包括一些妇产科及泌尿外科手术,如子宫及附件切除术,以及膀胱手术、下尿道手术及开放性前列腺切除术等。

(4)下肢手术。下肢手术包括下肢骨、血管、截肢及皮肤移植手术,止痛效果可比硬膜外阻滞更完全,且可避免止血带不适。

(二)禁忌证

(1)精神病、严重神经官能症以及小儿等不能合作的患者。

(2)严重低血容量的患者。此类患者在脊麻发生作用后,可能发生血压骤降甚至心搏骤停,故术前访视患者时,应切实重视失血、脱水及营养不良等有关情况,特别应衡量血容量状态,并仔细检查,以防意外。

(3)凝血功能异常的患者。凝血功能异常者,穿刺部位易出血,导致血肿形成及蛛网膜下隙出血,重者可致截瘫。

(4)穿刺部位有感染的患者。穿刺部位有炎症或感染者,脊麻有可能将致病菌带入蛛网膜下隙,引起急性脑脊膜炎。

(5)中枢神经系统疾病,特别是脊髓或脊神经根病变者,麻醉后有可能后遗长期麻痹,疑有颅内高压患者也应列为禁忌。

(6)脊椎外伤或有严重腰背痛病史者,禁用脊麻。脊椎畸形者,使解剖结构异常,也应慎用脊麻。

二、穿刺技术

(一)穿刺前准备

1.麻醉前用药

麻醉前用药量不宜过大,应让患者保持清醒状态,以利于进行阻滞平面的调节。常于麻醉前 1 小时肌内注射苯巴比妥钠 0.1g(成人量),阿托品或东莨菪碱可不用或少用,以免患者术中口干不适。除非患者术前疼痛难忍,麻醉前不必使用吗啡或哌替啶等镇痛药。氯丙嗪或氟哌利多等药不宜应用,以免导致患者意识模糊和血压剧降。

2.麻醉用具

蛛网膜下隙阻滞应准备的用具有:20G 和 22G 以下的蛛网膜下隙阻滞穿刺针各 1 根,1mL 和 5mL 注射器各 1 副,25G 和 22G 注射针头各 1 枚,消毒钳 1 把,无菌单 4 块或孔巾 1 块,40mL 药杯两只,小砂轮 1 枚,棉球数只,纱布数块。集中在一起包成脊麻穿刺包,用高压蒸汽消毒备用。目前还有一次性脊麻穿刺包可供选择。在准备过程中,认真检查穿刺针与针芯是否相符,有无破损,与注射器衔接是否紧密。对各种用药的浓度、剂量必须认真核对,并把手术台调节到需要的位置。准备好给氧装置、人工通气器械及其他急救用品,以备紧急使用。

(二)穿刺体位

蛛网膜下隙穿刺体位,一般可取侧位或坐位,以前者最常用。

1.侧位

取左侧或右侧卧位,两手抱膝,大腿贴近腹壁。头尽量向胸部屈曲,使腰背部向后弓成弧形,棘突间隙张开,便于穿刺。背部与床面垂直,平齐手术台边沿。采用重比重液时,手术侧置于下方,采用轻比重液时,手术侧置于上方。

2.坐位

臀部与手术台边沿相齐,两足踏于凳上,两手置膝,头下垂,使腰背部向后弓出。这种体位需有助手协助,以扶持患者保持体位不变。如果患者于坐位下出现头晕或血压变化等症状,应立即平卧,经处理后改用侧卧位穿刺。鞍区麻醉一般需要取坐位。

(三)穿刺部位和消毒范围

蛛网膜下隙穿刺常选用 L3/4 棘突间隙,此处的蛛网膜下隙最宽,脊髓于此也已形成终丝,故无伤及脊髓的风险。确定穿刺点的方法是:取两侧髂嵴的最高点做连线,与脊柱相交处,即为第 4 腰椎或 L3/4 棘突间隙。如果该间隙较窄,可上移或下移一个间隙做穿刺点。穿刺前须严格消毒皮肤,消毒范围应上至肩胛下角,下至尾椎,两侧至腋后线。消毒后穿刺点处需铺孔巾或无菌单。

(四)穿刺方法

穿刺点用 0.5%~1%普鲁卡因做皮内、皮下和棘间韧带逐层浸润。常用的蛛网膜下隙穿刺术有以下两种。

1.直入法

用左手拇、示两指固定穿刺点皮肤。将穿刺针在棘突间隙中点,与患者背部垂直,针尖稍向头侧做缓慢刺入,并仔细体会针尖处的阻力变化。当针穿过黄韧带时,有阻力突然消失的落空感觉,继续推进常有第二个落空感觉,提示已穿破硬膜与蛛网膜而进入蛛网膜下隙。如果进针较快,常将黄韧带和硬膜一并刺穿,则往往只有一次落空的感觉。

2.旁入法

于棘突间隙中点旁开 1.5cm 处做局部浸润。穿刺针与皮肤成 75°角,进针方向对准棘突间孔刺入,经黄韧带及硬脊膜而达蛛网膜下隙。本法可避开棘上及棘间韧带,特别适用于韧带钙化的老年患者或脊椎畸形或棘突间隙不清楚的肥胖患者。针尖进入蛛网膜下隙后,拔出针芯即有脑脊液流出,如未见流出可旋转针杆 180°或用注射器缓慢抽吸。经上述处理仍无脑脊液流出者,应重新穿刺。穿刺时如遇骨质,应改变进针方向,避免损伤骨质。经 3~5 次穿刺而仍未能成功者,应改换间隙另行穿刺。

三、常用药物

(一)局部麻醉药

蛛网膜下隙阻滞较常用的局麻药有普鲁卡因、丁卡因、丁哌卡因、地布卡因和利多卡因。其作用时间取决于脂溶性及蛋白结合力。上述药物的作用时间从短至长依次为:普鲁卡因、利多卡因、丁哌卡因、丁卡因及地布卡因。所以短时间的手术可选择普鲁卡因,中等时间的手术(如疝修补术及下肢截肢术)常选择利多卡因,而长时间的手术(膝或髋关节置换术及下肢血管手术)可用丁哌卡因、丁卡因及地布卡因。普鲁卡因成人用量为 100~150mg,常用浓度为 5%, 麻醉起效时间为 1~5 分钟, 维持时间仅 45~90 分钟。利多卡因一般用量为100mg,最高剂量为 120mg,常用浓度为 2%~3%,起效时间为 1~3 分钟,维持时间为 75~150分钟。丁哌卡因常用剂量为 8~12mg,最多不超过 20mg,一般用 0.5%~0.75%浓度,起效时间需 5~10 分钟,可维持 2~2.5 小时。丁卡因常用剂量为 10~15mg,常用浓度为 0.33%,起效缓慢,需 5~20 分钟,麻醉平面有时不易控制,维持时间 2~3 小时,丁卡因容易被弱碱中和沉淀,使麻醉作用减弱,须注意。地布卡因常用剂量为 5~10mg,常用浓度为 0.3%,起效时间可长达 10~30 分钟,使麻醉平面不易如期固定。另一缺点是毒性大,即使是一般剂量,也应注意其不良反应,故用于蛛网膜下隙阻滞存在顾虑。

(二)血管收缩药

血管收缩药可减少局麻药的血管吸收,使更多的局麻药物浸润至神经中,从而使麻醉时间延长。常用的血管收缩药有麻黄碱、肾上腺素及去氧肾上腺素。常用麻黄碱(1:1000)200~500μg(0.2~0.5mL)或去氧肾上腺素(1:100)2~5mg(0.2~0.5mL)加入局麻药中。但目前认为,血管收缩药能否延长局麻药的作用时间,与局麻药的种类有关。利多卡因、丁卡因可使脊髓及硬膜外血管扩张、血流增加,把血管收缩药加入至利多卡因或丁卡因中,可使已经扩张的血管收缩,因而能延长作用时间,而丁哌卡因使脊髓及硬膜外血管收缩,药液中加入血管收缩药并不能延长其作用时间。麻黄碱、去氧肾上腺素作用于脊髓背根神经元 α 受体,也有一定的镇痛作用,与其延长麻醉作用时间也有关。因血管收缩药用量小,不致引起脊髓缺血,故常规与局麻药合用。

(三)药物的配制

除了血管收缩药外,尚需加入一些溶剂,以配成重比重液、等比重液或轻比重液以利药物的弥散和分布。重比重液其比重大于脑脊液,容易下沉,扩散与体位有关,常通过加 5%葡萄糖溶液制成,重比重液是临床上应用最多的脊麻液。轻比重液其比重小于脑脊液,但由于轻比重液阻滞平面调节较难掌握,可能导致阻滞平面过高,目前已很少采用。5%普鲁卡因重比重液配制方法为:普鲁卡因 150mg 溶解于 5%葡萄糖液 2.7mL,再加 0.1%肾上腺素 0.3mL。利多卡因重比重液常用 2%利多卡因 60~100mg,加入 5%葡萄糖液 0.5mL 及 0.1%肾上腺素 0.25mL 混匀后即可应用。丁卡因重比重液常用 1%丁卡因、10%葡萄糖及 3%麻黄碱各 1mL 配制而成。丁哌卡因重比重液取 0.5%丁哌卡因 2mL 或 0.75%丁哌卡因 2mL,加10%葡萄糖 0.8mL 及 0.1%肾上腺素 0.2mL 配制而成。

四、影响阻滞平面的因素

阻滞平面是指皮肤感觉消失的界限,麻醉药注入蛛网膜下隙后,须在短时间内主动调节和控制麻醉平面达到手术所需的范围,且又要避免平面过高。这不仅关系到麻醉成败,且与患者安危有密切关系,是蛛网膜下隙阻滞操作技术中最重要的环节。

许多因素影响蛛网膜下隙阻滞平面,其中最重要的因素是局麻药的剂量及比重,椎管的形状以及注药时患者的体位。患者体位和局麻药的比重是调节麻醉平面的两个主要因素,局麻药注入脑脊液后,重比重液向低处移动,轻比重液向高处移动,等比重液即停留在注药点附近,所以坐位注药时,轻比重液易向头侧扩散,使阻滞平面过高;而侧卧位手术时(如全髋置换术),选用等比重液或轻比重液可为非下垂侧提供良好的麻醉。但是体位的影响主要在5~10分钟内起作用,超过此时限,药物已与脊神经充分结合,体位调节的作用就会无效。脊椎的四个生理弯曲在仰卧位时,L3最高,T6最低,如果经L2/3椎间隙穿刺注药,患者转为仰卧后,药物将沿着脊柱的坡度向胸段移动,使麻醉平面偏高;如果在L3/4或L4/5椎间隙穿刺,患者仰卧后,大部药液向低段方向移动,骶部及下肢麻醉较好,麻醉平面偏低,因此于腹部手术时,穿刺点宜选用L2/3椎间隙;于下肢或会阴肛门手术时,穿刺点不宜超过L3/4椎间隙。一般讲,注药的速度愈快,麻醉范围愈广;相反,注药速度愈慢,药物愈集中,麻醉范围愈小(尤其是低比重液)。一般以每5秒注入1mL药物为适宜,但利多卡因容易扩散,注射还可以减慢,鞍区麻醉时,注射速度可减至每30秒1mL,以使药物集中于骶部。穿刺针斜口方向(Whiteacare针)对麻醉药的扩散和平面的调节有一定影响,斜口方向向头侧,麻醉平面易升高;反之,麻醉平面不易过多上升。局麻药的剂量对阻滞平面影响不大,观察仰卧位时应用不同剂量的局麻药,由于重比重液的下沉作用,均能达到相同的阻滞平面,但低剂量的阻滞强度和作用时间都低于高剂量组。

　　具体实际操作中,有人建议以L1阻滞平面为界,阻滞平面在L1以上,应选择重比重液,因这些患者转为水平仰卧位时,由于重力作用局麻药下沉到较低的胸段(T6),可达满意的阻滞效果,而需阻滞L1以下平面,可选用等比重液,因局麻药停留在注药部位,使阻滞平面不致过高,在确定阻滞平面时,除了阻滞支配手术部位的皮区神经外,尚需阻滞支配手术的内脏器官的神经,如全子宫切除术,阻滞手术部位皮区的神经达T12即可,但阻滞支配子宫的神经需达T10、T11,而且术中常发生牵拉反射,而阻滞该反射,阻滞平面需达T6,所以术中阻滞平面达T6,方能减轻患者的不适反应。

五、麻醉中的管理

　　蛛网膜下隙阻滞后,可能引起一系列生理扰乱,其程度与阻滞平面有密切关系。平面愈高,扰乱愈明显。因此,须切实注意平面的调节,密切观察病情变化,并及时处理。

(一)血压下降和心率缓慢

　　蛛网膜下隙阻滞平面超过T4后,常出现血压下降,多数于注药后15~30分钟发生,同时伴心率缓慢,严重者可因脑供血不足而出现恶心呕吐、面色苍白、躁动不安等症状。这类血压下降主要是由于交感神经节前神经纤维被阻滞,使小动脉扩张,周围阻力下降,加之血液淤积于周围血管系,静脉回心血量减少,心排血量下降而造成。心率缓慢是由交感神经部分被阻滞,迷走神经呈相对亢进所致。血压下降的程度,主要取决于阻滞平面的高低,但与患者心血管功能代偿状态以及是否伴有高血压、血容量不足或酸中毒等情况有密切关系。处理上应首先考虑补充血容量,如果无效可给予血管活性药物(麻黄碱、间羟胺等),直到血压回升为止。对心率缓慢者可考虑静脉注射阿托品 0.25~0.3mg 以降低迷走神经张力。

(二)呼吸抑制

因胸段脊神经阻滞引起肋间肌麻痹,可出现呼吸抑制表现为胸式呼吸微弱,腹式呼吸增强,严重时患者潮气量减少,咳嗽无力,不能发声,甚至发绀,应迅速有效吸氧。如果发生全脊麻而引起呼吸停止,血压骤降或心搏骤停,应立即施行气管内插管人工呼吸、维持循环等措施进行抢救。

(三)恶心、呕吐

诱因主要有 3 个:①血压骤降,脑供血骤减,兴奋呕吐中枢;②迷走神经功能亢进,胃肠蠕动增加;③手术牵引内脏。一旦出现恶心呕吐,应检查是否有麻醉平面过高及血压下降,并采取相应措施;或暂停手术以减少迷走刺激;或施行内脏神经阻滞,一般多能收到良好效果。若仍不能制止呕吐,可考虑使用异丙嗪或氟哌利多等药物镇吐。

六、连续蛛网膜下隙阻滞

蛛网膜下隙阻滞多为单次法给药,如果老年患者或衰竭患者,不能耐受血流动力学波动,应尽量避免单次法给药,可选用蛛网膜下隙置管连续给药。因为局麻药是通过导管分次给药,连续蛛网膜下隙阻滞每次给药量少,对循环干扰少,阻滞时间可随意控制,尚可用做术后镇痛;但连续蛛网膜下隙阻滞置管困难,术后头痛发生率高,而且有神经损伤、出血、感染的潜在危险。由于置管困难,既往都是使用 17G 或 18G 的穿刺针,未免使头痛发生率增高,随着工艺的改进,使导管通过 22G、25G 或 26G 穿刺针已成为可能,通过使用这种小号的穿刺针及导管,使术后头痛发生率降低。置管困难的原因尚不清楚,可能与大量的脑脊液外溢使导管推入困难或硬膜妨碍导管的推入,轻轻转动穿刺针或使穿刺针前进或后退一点可能克服这些困难。一旦置管成功后,把导管置入蛛网膜下隙中 3~4cm,待导管固定好,体位调节好再给药。偶尔也碰到拔管困难,有导管折断的危险,此时应把患者重新置于侧卧位,最大限度弯曲脊柱,使导管受脊柱的压迫得到改善,可以顺利拔出导管。

第3节　硬膜外间隙阻滞

一、概述

硬膜外间隙阻滞是将局部麻醉药注入硬膜外间隙,阻滞脊神经根,使其支配的区域产生暂时性麻痹(简称"硬膜外麻醉")。现代硬膜外麻醉主要是连续硬膜外麻醉,单次法已经使用很少,因为此法可控制性太差,易发生意外。根据病情手术范围和时间,分次给药,使麻醉时间得以延长,并发症明显减少。连续硬膜外阻滞是临床上常用的麻醉方法之一。

(一)高位硬膜外阻滞

于 C5/6 椎间隙行穿刺,阻滞颈部及上胸段脊神经,适应甲状腺、颈部和胸壁手术。

(二)中位硬膜外阻滞

穿刺部位在 T6~T12,常用于胸壁和上中腹部手术。

(三)低位硬膜外阻滞

穿刺部位在 L1~L4/5,常用于下腹、下肢、盆腔手术。

(四)骶管阻滞

经骶裂孔穿刺阻滞神经,适合于肛门、会阴部手术。

二、解剖

椎管内硬膜称为硬脊膜,在枕骨大孔处与枕骨骨膜相连,从此以下分为内、外两层,形成间隙。硬脊膜相当于内层及其在枕骨大孔向下延续部分,形成包裹脊髓的硬脊膜囊并抵止于骶椎。因此,通常所说的硬脊膜实际上是指硬脊膜的内层(俗称"硬膜")。硬膜附着枕骨大孔的边缘,这可防止麻醉药从硬膜外腔进入颅脑。硬脊膜的外层是由椎管内壁的骨膜和黄韧带融合而组成。内、外两层之间的腔隙即为硬膜外腔。硬膜外腔包含有疏松的网状结缔组织、脂肪、动静脉、淋巴管和脊神经。其中血管以丰富静脉丛为主,这些静脉没有瓣膜,它们与颅内和盆腔的静脉相通,因而如将局麻药或空气注入这些静脉丛,可立即上升到颅内。硬脊膜外腔后方(背间隙)从背正中或黄韧带至硬脊膜之间的距离上窄下宽,下颈部为1.5~2mm;中胸部为3~4mm;腰部最宽为5~6mm,成人硬脊膜外腔容积约100mL(骶部占25~30mL)。

三、硬脊膜外阻滞的机制及生理影响

(一)作用方式

局麻药是经多种途径发生阻滞作用,其中以椎旁阻滞、经根蛛网膜绒毛阻滞脊神经根,以及局麻药弥散过硬膜进入蛛网膜下隙产生"延迟"的脊麻为主要作用方式。

(二)局麻药在硬膜外腔的扩散

1.局麻药的容量和浓度

容量越大阻滞范围越广,所以容量是决定硬膜外阻滞的"量"的重要因素;浓度越高阻滞就越完善,所以浓度是决定硬膜外阻滞的"质"的重要因素。硬膜外阻滞麻醉要达到满意效果,既要有足够的阻滞范围,又要阻滞得完善(完全),质与量应并重,不能偏向一面。

2.局麻药的注射速度

从理论上讲,药物注射速度越快,就越有利于局麻药在硬膜外腔扩散,就可获得宽广的麻醉阻滞平面。在临床工作中大多数学者认为注药速度过快,增加血管对局麻药的吸收,易导致中毒,而且由于注入药物量受到限制,所以平面扩散节段增加也有限,普遍认为注药速度以 0.3~0.75mL/s 为好。

四、硬膜外腔压力

有关硬膜外腔穿刺时出现压力的发生机制,虽然说法很多,但至今仍无一个明确定论。现归纳几种学说如下。

(1)硬脊膜被穿刺针推向前方,间隙增大而产生负压。

(2)胸膜腔内负压通过椎间孔或椎旁静脉系统传递至硬脊膜外腔。

(3)脊柱屈曲使硬脊膜外腔增大产生负压。

(4)穿刺时穿刺针尖顶黄韧带,黄韧带弹性回缩时形成负压。颈部和胸部硬膜外腔负压发生率为 96%,腰部发生率为 88%,骶管则不出现负压。

五、硬膜外阻滞的影响

(一)对中枢神经系统的影响

注药后引起一过性脑压升高,临床上患者感头晕。局麻药进入血管内引起毒性反应,严重时患者抽搐或惊厥。局麻药长时间在体内积累,当它在血液中的浓度超过急性中毒阈值时,引起毒性反应。硬膜外麻醉对中枢神经系统间接影响是阻滞后低血压所引起的,如低血压引起脑缺氧,导致呕吐中枢兴奋从而发生呕吐。

(二)对心血管系统的影响

1.神经因素

(1)交感神经传出纤维被阻滞,致阻力血管和容量血管扩张。

(2)硬膜外麻醉平面超 T4 时,心脏交感纤维阻滞,心率减慢,心排血量减少。

2.药理因素

(1)局麻药吸收入血后,对平滑肌产生抑制,对 β 受体进行阻滞,而导致心排血量减少。

(2)肾上腺素吸收后,兴奋 β 受体,心排血量增加,周围阻力下降,因此在临床上局麻药液中加入肾上腺素,则肾上腺素的药理作用能对抗局麻药对机体造成的药理因素方面的影响。

3.局部因素

局麻药注射过快,引起脑脊液压力升高(短时),而致血管张力和心排血量反射性升高。

(三)对呼吸系统的影响

对呼吸的影响主要取决于阻滞平面高度,尤其是运动神经被阻滞的范围更为重要。

(1)药物浓度的高低直接关系到运动神经是否被阻滞。在中低位硬膜外麻醉时可使用常规浓度,如利多卡因,浓度为 1.5%~2%;在高位硬膜外麻醉时禁止使用正常或高浓度局麻药,否则必定会造成运动神经被阻滞,而使呼吸肌和辅助呼吸肌麻痹,致患者呼吸停止。临床应用药物中发现,0.8%~1%利多卡因和 0.25%丁哌卡因对运动神经纤维影响最小,常使用在高位硬膜外麻醉中。

(2)老年人、体弱者、久病或过度肥胖患者,这些患者本身存在通气储备下降,如遇阻滞平面高,对呼吸影响就会更大,甚至不能维持正常通气,必须辅助或控制呼吸。

(四)对内脏的影响

硬膜外麻醉对肝、肾功能没有直接影响,而是由于麻醉过程引起血压下降,间接影响到肝、肾功能,此轻微而短暂的影响对正常人来讲无重要临床意义。血压下降至 7.98kPa(60mmHg)以下时,肝血流量减少 26%,随着血压恢复,肝血流也恢复至正常;肾小球滤过率下降 9%,肾血流减少 15%,随着血压恢复,肾功能恢复至正常。

(五)对肌张力发生影响的作用机制

(1)运动神经传入纤维被阻滞。

(2)局麻药选择性阻滞运动神经末梢,而使肌肉松弛,临床工作中腹部手术硬膜外麻醉时,肌肉松弛程度不比应用肌肉松弛药松弛腹肌的效果差,但是值得注意的是部分患者在硬膜外麻醉时,运动神经阻滞是不全的。

六、临床应用

(一)适应证

主要适用腹部手术,凡是适合于蛛网膜下隙阻滞的下腹部及下肢手术,均可采用硬膜外麻醉。颈部、上肢和胸部手术也可应用,但应加强对呼吸和循环的管理。

(二)禁忌证

严重高血压、冠心病、休克及心脏代偿功能不全者,重度贫血、营养不良者,穿刺部位有感染者,脊柱严重畸形或有骨折、骨结核、椎管内肿瘤者,凝血障碍、中枢神经疾病者禁忌使用。

七、穿刺技术

(一)穿刺点的选择

根据手术切口部位和手术范围,取支配手术区范围中央的脊神经相应棘突间隙为穿刺点。各部位穿刺点的选择,为了确定各棘突间隙位置,可参考下列体表解剖标志:①颈部最明显突起的棘突为第 7 颈椎棘突。②两侧肩胛冈连线为第 3 胸椎棘突。③两侧肩胛下角连线高于第 7 胸椎棘突。

(二)体位

临床上常用侧卧位,具体要求与蛛网膜下隙阻滞相同。

(三)穿刺方法

硬脊膜外腔穿刺可分为直入法和侧入法两种。

1.直入法

在选定的棘突间隙做一皮丘,再做深层次浸润。目前临床上应用 16G 或 15G 硬膜外穿刺针,该针尖呈勺状,较粗钝,穿过皮肤有困难,可先用 15~16G 锐针刺破皮肤,再将硬膜外穿刺针沿针眼刺入,缓慢进针,针的刺入到达棘上韧带时,针应刺入其韧带中心位置,并固定穿刺针,是直入穿刺成功的重要因素。针的刺入位置及到达硬膜外腔位置必须在脊柱的正中矢状线上。穿刺针在经过皮肤→皮下组织→棘上韧带→棘间韧带→黄韧带→到达硬脊膜外腔。针尖到达硬脊膜外腔被确定后,即可通过穿刺针置入硬膜外导管并固定好。

2.侧入法也称旁正中法

对直入法穿刺有困难,胸椎中下段棘突呈叠瓦状,间隙狭窄,老年人棘上韧带钙化等情况可应用侧入法。棘突间隙中点旁开1.5cm处进针,避开棘上韧带和棘间韧带,直接经黄韧带进入硬脊膜外腔,局部浸润麻醉后,用15G锐针刺破皮肤,硬膜外穿刺针眼进入,穿刺针应垂直刺入并推进穿刺针直抵椎板,然后退针约1cm,再将针干略调向头侧,针尖指向正中线,沿椎板上缘经棘突间孔突破黄韧带进入硬膜外腔。

(四)硬膜外腔的确定

当穿刺针刺破黄韧带时,阻力突然消失,负压同时出现,回抽无脑脊液流出,即能判断穿刺已进入硬膜外腔。具体判断方法如下。

1.阻力骤减

穿刺针抵达黄韧带时,术者可感到阻力增大,并有韧性感。这时将针芯取下,接上盛有生理盐水和约1mL空气的注射器;推动注射器芯,有回弹感觉,同时气泡缩小,液体不能注入。表明针尖已抵达黄韧带,此时可继续慢进针并推动注射器芯做试探,一旦突破黄韧带,即有阻力顿时消失的"落空感",此时注射器内空气即被吸入,同时注气或生理盐水没有任何阻力,表示针尖已进入硬脊膜外腔。值得注意的是针尖位于椎旁疏松组织中,阻力也不大,易误认为在硬膜腔。鉴别方法:注入空气时,手感到穿刺部位皮下组织肿胀,置入导管,如遇阻力就说明针尖不在硬膜外腔。

2.负压现象

临床上常用负压现象来判断硬膜外间隙。当穿刺针抵达黄韧带时,拔除针芯,在针蒂上悬挂一滴局麻药或生理盐水。当针尖破黄韧带而进入硬膜外腔时,可见悬滴液被吸入,此即为悬滴法负压试验。此法试验缺点是妨碍顺利进针。

3.其他

进一步证明针尖进入硬膜外腔的方法如下:①抽吸试验,接上注射器反复轻轻抽吸,无脑脊液流出(吸出),证明针尖确已在硬膜外腔;②气泡外溢试验,接上装2mL生理盐水和2mL空气的注射器,快速注入后取下注射器,见针蒂处有气泡外溢则可证实;③置管试验,置入导管顺利,提示针尖确在硬膜外腔。

(五)连续硬膜外阻滞置管方法

(1)皮肤至硬膜外腔距离是穿刺针的全长(成人用穿刺针长10cm,小儿用穿刺针长7cm)减去针蒂至皮肤距离。

(2)置管麻醉者以左手背贴于患者背部,以拇指和示指固定针蒂,其余3指夹住导管尾端;用右手持导管的头端,经针蒂插入针腔,进至 10cm 处,可稍有阻力,说明导管已达针尖斜面,稍用力推进,导管即可滑入硬膜外腔,继续插入 3~5cm,导管一般插至 15cm 刻度停止。不宜置管太深,除去针干长度(10cm),硬膜外腔实际留管一般 3~5cm,临床经验证明导管在硬膜外腔少于 2cm,药物扩散效果较差,导管在硬膜外腔长于 5cm 易在硬膜外腔打折或弯曲,影响药物扩散吸收。

(3)拔针。调整导管深度,应一手拔针,一手固定导管并保持导管往针干里推进,以免导管在拔针时被带出过多,而致置管失败。置管后,将导管尾端与注射器相连接,回吸无回血或脑脊液,注入少许空气或生理盐水无阻力表明导管通畅,位置正确,即可固定导管。

(4)注意事项。置管遇有阻力需重新置管时,必须将导管连同穿刺针一并拔出,否则导管有被斜口割断的危险;如插入时觉得导管太软,不宜使用管芯作为引导,以免导管穿破硬膜外腔而进入蛛网膜下隙,置管过程中患者有肢体感觉异常或弹跳,提示导管已偏于一侧椎间孔刺激脊神经根,应重新穿刺置管。导管内有血流出说明导管进入静脉丛,少量出血可用含肾上腺素的生理盐水冲洗。如果无效,应避免注药,重新换间隙穿刺。

八、硬膜外麻醉管理

(一)常用麻醉药物

1.利多卡因

作用迅速,穿透力和弥散力都较强,麻醉阻滞较完善,应用浓度为 1%~2%,起效时间为 5~12 分钟,作用时效为 60~80 分钟,最大用量为 400mg。该药的缺点是久用后易出现快速耐药性。临床应用利多卡因与丁卡因配成 1.6%混合溶液(丁卡因 0.2%),与丁哌卡因配成混合液(利多卡因 1.5%~1.6%,丁哌卡因 0.25%~0.3%)。

2.丁卡因

常用浓度为 0.2%~0.3%,用药后 10~15 分钟产生镇痛作用,需 20~30 分钟麻醉开始完善,作用时效为 3~4 小时,一次最大用量为 60mg。因为该药毒性较大,临床上不单独应用于硬膜外麻醉,常与利多卡因混合应用,其浓度一般为 0.2%~0.25%,最高浓度最好控制在 0.33%以内,以免引起毒性增加。

3.丁哌卡因

常用浓度为 0.5%~0.75%,4~10 分钟起效,可维持 4~6 小时,但肌肉松弛效果只有 0.75%溶液才满意。

4.罗哌卡因

用法同丁哌卡因,但运动阻滞差,常用于硬膜外镇痛及无痛分娩。

(二)局麻药浓度选择

硬膜外麻醉的深度和作用时间主要取决于麻醉药物浓度。手术部位和手术要求不同,对局麻药浓度应做一定选择,并具有一定的原则性。颈部手术需选择 1%利多卡因、0.25%丁哌卡因;胸部手术需选择 1%~1.2%利多卡因、0.25%丁哌卡因,浓度不宜过高,否则膈神经被阻滞,或其他呼吸肌受影响,而致通气锐减,严重者可致呼吸停止。为了达到腹肌松弛要求,腹部手术需较高药物浓度,如应用 1.6%~2%利多卡因、0.5%~0.75%丁哌卡因;下肢手术镇痛需较高浓度局麻药,如 0.75%丁哌卡因才能达到良好镇痛效果。此外,虚弱或年老患者浓度要偏低。

(三)局麻药的混合使用

临床上是将长效和短效、起效慢和起效快的局麻药配成混合液,以达到起效快、作用时效长、减少局麻药毒性反应的目的。

(四)注药方法

一般拟采用下列程序进行。

(1)试验剂量:注入局麻药 3~5mL,观察 5 分钟(排除误入蛛网膜下隙)。

(2)每隔 5 分钟注药 3~5mL,直至 12~18mL,此为初始剂量。药物首次总量以达到满意阻滞效果为止,用药量限制在最大用量范围内,争取以最少局麻药达到满意麻醉效果。

(3)根据每种药物作用时效,到时间按时追加首次总量 1/2~1/3 局麻药,直至手术结束。随着手术时间延长,用药总量增大,患者对局麻药耐受性将降低,临床工作中应慎重给药。

九、硬膜外腔阻滞失败

(一)阻滞范围达不到手术要求的原因

(1)穿刺点离手术部位太远,内脏神经阻滞不全,牵拉内脏出现疼痛。

(2)多次硬膜外阻滞致硬膜外腔出现粘连,局麻药扩散受阻等。

(二)阻滞不全原因

(1)硬膜外导管进入椎间孔致阻滞范围受限。

(2)导管在硬膜外腔未能按预期方向插入。

(3)麻醉药物浓度和容量不够。

(三)完全无效原因

(1)导管脱出或误入静脉。

(2)导管扭折或被血块堵塞,无法注入药物。

(3)导管未能插入硬膜外腔。

(四)硬膜外穿刺失败原因

(1)患者体位不当,脊柱畸形,过分肥胖,穿刺点定位困难。

(2)穿刺针误入椎旁肌群,或其他组织未能发现。

(3)凡是遇有下列情况,从安全角度考虑,应放弃硬膜外麻醉:①多次穿破硬脊膜。②穿刺针误伤血管,致较多量血液流出。③导管被折断、割断而残留硬膜外腔。

十、硬膜外麻醉的意外及并发症

(一)穿破硬膜

硬膜外穿刺是一种盲探性穿刺,因此穿刺者应熟悉解剖层次,穿刺时缓慢进针,仔细体会各椎间韧带不同层次刺破感觉,并边进针边试阻力消失和负压现象,以避免穿破硬脊膜致发生全脊麻和脊髓损伤。麻醉者思想麻痹大意,求快而进针过猛,有时失误而致硬膜穿破。穿刺针斜面过长,导管质地过硬,都增加穿破硬膜可能性,这种穿破有时不易被及时发现。多次施行硬膜外阻滞患者,硬膜外腔由于反复创伤出血,药物化学刺激硬膜外腔使其粘连而变窄,严重者甚至闭锁,易穿破硬膜。脊柱畸形或病变、腹内巨大肿瘤或腹水、脊柱不易弯曲、穿刺困难、反复穿刺,易穿破硬膜。老年人韧带钙化,穿刺时用力过大,可致穿破。小儿硬膜外腔较成人窄,如小儿未施行基础麻醉或药量不足,穿刺时稍动,就可致硬膜穿破。

处理:一旦穿破应改用其他麻醉方法,如穿刺在 L2 间隙以下,手术区域在下腹部、下肢或肛门、会阴区,改脊麻。

(二)穿刺针或导管误入血管

硬膜外间隙有丰富血管,有时发生穿刺针或导管误入血管,发生率据文献报道为 0.2%~0.3%,尤其是足月妊娠女性,因硬膜外腔静脉怒张故更易发生。若经针干或硬膜外导管里出血较少,经调整针和导管位置,用生理盐水冲洗后,再没血液流出,可注射 2%利多卡因 1~2mL,观察有无局麻药毒性反应,5~10 分钟后无毒性反应,可继续给药。如针干或硬膜外导管里出血量较多,应用 1:40 万肾上腺素生理盐水冲洗硬膜外腔后,改另一间隙穿刺。若再发生出血应禁用硬膜外麻醉。

(三)空气栓塞

硬膜外穿刺,利用空气行注气试验以利判断穿刺针是否进入硬膜外腔是常用的鉴别手段,但是空气常随损伤血管进入循环,致空气栓塞的发生率为 20%~45%。临床上应用空气 1~2mL,不致引起明显症状,如注气速度达 2mL/(kg·min),进入血液空气超过 10mL,就可能致患者死亡。空气栓塞临床表现有气体交换障碍(肺动脉栓塞),缺氧和发绀,继而喘息性呼吸,意识迅速丧失,呼吸停止,随后血压下降,心跳停止。

1.处理

取头低左侧卧位,既防止气栓进入脑,又可使气栓停留在右心房被心搏击碎,避免形成气团阻塞。心跳停止患者可剖胸行心室内抽气,心脏复苏。

2.预防

尽可能减少注入空气到硬膜外腔,限制在 2mL 以内。

(四)广泛阻滞

硬膜外麻醉时常用量局麻药造成异常广泛阻滞平面,有以下 3 种可能性:①局麻药误入蛛网膜下隙产生全脊麻。②局麻药误入硬膜下间隙引起广泛阻滞。③局麻药在硬膜外腔出现异常广泛阻滞平面。

1.全脊麻

(1)特点:发生率为 0.10%~0.05%,临床上表现为全部脊神经支配区域均被阻滞,意识消失,呼吸、心跳停止。

(2)处理:维持患者循环和呼吸功能。气管插管行机械呼吸支持患者呼吸,循环以扩容和血管收缩药物支持,使循环稳定,患者可在 30 分钟后苏醒。心跳停止按心肺复苏处理。

(3)预防十分重要,硬膜外麻醉必须试验给药,用药量应不大于 5mL,注药后仔细观察病情 5~10 分钟,如出现麻醉平面广泛,下肢运动神经被阻滞现象应放弃硬膜外麻醉,并支持患者循环和呼吸至平稳为止。

2.异常广泛阻滞

注入常规剂量局麻药以后,出现异常广泛的脊神经阻滞现象,但不是全脊麻。阻滞范围广,但仍有节段性,腰部和骶神经支配区域仍正常。

(1)特点:多发生于注入局麻药后 20~30 分钟,前驱症状有胸闷、呼吸困难和烦躁不安,然后出现呼吸衰竭甚至呼吸停止。血压多出现明显下降,有的病例血压下降不明显。脊神经被阻滞常达到 12~15 节段。

(2)处理:支持呼吸和循环。

(3)预防：硬膜外麻醉应遵循分次给药方法，以较少用药量达到满意阻滞平面，忌一次注入大容量局麻药(8~15mL)，以免造成患者广泛脊神经被阻滞。异常广泛的脊神经阻滞的两种可能性是硬膜外间隙广泛阻滞与硬膜下间隙广泛阻滞。

(五)脊神经根或脊髓损伤

1.神经根损伤

硬膜外阻滞穿刺都是在背部进行，脊神经根损伤主要为后根，临床症状主要是根痛，即受损伤神经根分布的区域疼痛，表现为感觉减退或消失。根痛症状的典型伴发现象是脑脊液冲击症，即咳嗽、喷嚏或用力憋气时疼痛加重。根痛以损伤后 3 天之内疼痛最剧烈，随时间推移，症状逐渐减轻，约 2 周后大多数患者疼痛可缓解或消失，遗留片状麻木区可达数月以上。处理：对症治疗，预后均较好。

2.脊髓损伤

损伤程度有轻有重，如导管直接插入脊髓或局麻药直接注入脊髓，可造成严重损伤，甚至贯穿性损害。临床患者感到剧痛并立即出现短时意识消失，随即出现完全性、松弛性截瘫，部分患者因局麻药溢出至蛛网膜下隙而出现脊麻或全脊麻，暂时不会出现截瘫症状。脊髓横贯性伤害时血压偏低而不稳定。严重损伤患者多死于并发症或残废生存。

脊髓损伤早期与神经根损伤的鉴别如下。

(1)脊髓损伤时患者出现剧痛而神经根损伤时有"触电"感或痛感。

(2)神经根损伤后感觉缺失仅限于 1~2 根脊神经支配的皮区，与穿刺点棘突平面一致；而脊髓损伤感觉障碍与穿刺点不在同一平面，颈部低 1 个节段，上胸部低 2 个节段，下胸部低 3 个节段。脊髓损伤重点在于预防，但是一旦发生要积极治疗，重点在于治疗早期的继发性水肿。主要应用大剂量皮质类固醇，以防止溶酶体破坏，减轻脊髓损伤后的自体溶解；应用脱水治疗，减轻水肿对血管内部压迫，减少神经元的损害；应用大剂量 B 族维生素，以促进神经组织康复。中后期治疗可应用针灸、推拿按摩、理疗行康复治疗，经治疗后部分病例可望基本康复。

(六)硬膜外血肿

硬膜外间隙有丰富的静脉丛，穿刺出血率为 2%~5%，但出现血肿形成的患者并不多见。

1.诊断

硬膜外麻醉出现背部剧痛基本可诊断。行椎管造影、CT 或 MRI 对于诊断及明确阻塞部位很有帮助。

2.治疗

及早手术治疗，在血肿形成后 8 小时内行椎板切除减压，均可恢复。手术延迟必将导致永久性残废,故争取时间尽快采取手术减压是治疗关键。

3.预防措施

对有凝血功能障碍患者和正在使用抗凝治疗的患者应避免应用硬膜外麻醉,穿刺时有出血病例应用生理盐水冲洗,每次 5mL,待回流液颜色变浅后,改全身麻醉。

(七)感染

硬膜外脓肿。患者除出现剧烈背部疼痛,还出现感染中毒症状如发热、白细胞总数和中性粒细胞明显升高。治疗早期(8 小时内)行椎板切除减压引流,应用大剂量抗生素治疗,一般患者康复,延误治疗可致永久性截瘫。

第4节　脊椎硬膜外联合麻醉

一、复合麻醉穿刺法

20 世纪 90 年代始,蛛网膜下隙和硬膜外联合阻滞麻醉已广泛应用临床,并取得满意效果。复合脊麻-硬膜外阻滞适合于 8 岁以上患者的 T7 以下平面任何外科手术。脊麻与硬膜外联合阻滞麻醉可选用双穿刺点法(DST),也可采用单穿刺点法(SST),即向蛛网膜下隙注药,同时也经此穿刺针置入硬膜外导管。两点穿刺法先于 T12/L1 或 L1/2,行硬膜外穿刺置入硬膜外导管,然后再于 L3/4 或 L2/3 或 L4/5,行蛛网膜下隙穿刺,注入局麻药液行脊麻;一点穿刺法经 L3/4 间隙穿刺。目前,国内不少厂家专门设计和制造 CSEA 配套穿刺针并广泛应用临床,应用特制的联合穿刺针,针的样品都是针套针方式,即先用一根带刻度的 17G 或 18G 硬膜外穿刺针进入硬膜外腔;然后用一根 29G Quineke 或 27G Whitacre 穿刺针(即蛛网膜下隙穿刺针)套入上述硬膜外穿刺针内,穿过并超出 Tuohy 针尖 11~13mm,就完全可以穿破硬膜(在 L3 处穿刺自黄韧带至硬膜距离为 5~20mm)而进入蛛网膜下隙。如出现针尖顶着硬膜的"帐篷"现象,则将硬膜外穿刺针(Tuohy 针),亦包括脊麻针,向内推进少许(3~6mm),以将硬膜穿破,穿过硬膜时,常有一种"啪"穿破感觉。针确定在蛛网膜下隙后,注药并退出脊麻针,再经硬膜外穿刺针置入硬膜外导管(在硬膜外腔深度为 4~5cm),该导管用于补充脊麻或延长麻醉时间,也可作为术后镇痛。这种复合麻醉方法的麻醉效果基本上可达 95%以上,据有关资料统计应用 SST 时脊麻的失败率达 16%,应用 DST 时其失败率仅 3%~4%。

二、应用单穿刺点法或双穿刺点法存在的问题

(1)因为患者在进行穿刺时都取侧卧位,而脊麻先注药,若应用重比重药液,注药后不

能立即仰卧,还须行硬膜外腔置管。置管顺利需 1~2 分钟,如置管不顺时间达 5 分钟以上,局麻药在蛛网膜下隙发生作用,而容易发生单侧性或偏重单侧性脊麻。如侧卧位时患者体位不当,头或骶偏高或偏低,容易造成麻醉平面过高或过低。

(2)SST 法很容易损坏脊麻穿刺针的前端,如穿刺针质量不好,损坏的微小金属片脱落进入硬膜外腔或蛛网膜下隙,破损的脊麻针的前端在穿破硬脊膜时,会使硬膜损伤更大。

(3)在应用 SST 时硬膜外针要正确处于正中位置,否则前端偏斜,则在应用脊麻穿刺针进行穿刺时也会跟着发生偏斜,甚至引导脊麻针进入硬膜外腔的侧硬膜囊。应用 CSEA 时在已经产生脊麻的麻醉平面基础上,硬膜外麻醉每扩展阻滞 1 个节段需局麻药液 1.5~3mL,比单纯应用硬膜外麻醉阻滞 1 个节段的药量要少,因此麻醉应小剂量给药。

三、CSEA 常用药物剂量和浓度

目前,临床上脊麻多采用重比重药液,有的学者也应用等比重药液,但等比重药液需坐位穿刺,又容易引起麻醉平面过低,达不到麻醉需求。现分别介绍如下。

(一)重比重药液

脊麻药配制时加 10%葡萄糖溶液 0.5~1mL,即为重比重液。脊麻用 0.5%丁哌卡因 1.6~2.0mL(8~10mg),0.33%丁卡因 1.8~2.0mL;硬膜外用 0.5%丁哌卡因 10~15mL。

(二)等比重药液

脊麻用 0.33%丁卡因 1.8~2.0mL;硬膜外用 1%利多卡因和 0.25%丁哌卡因 8~10mL,或 0.25%丁哌卡因 10~12mL,硬膜外麻醉追加药量为首次量的 1/3~1/2,CSEA 优点是作用起效快,麻醉效果如肌肉松弛,比单纯脊麻或硬膜外麻醉都好。少量脊麻用药达到骶丛的阻滞,明显减少了硬膜外麻醉用药量,降低毒性反应发生率。值得探讨的问题是脑脊液不出、置硬膜外导管困难、单侧脊麻、麻醉平面过广、硬膜外导管误入蛛网膜下隙。

第5节 骶管麻醉

骶管阻滞是经骶裂孔穿刺,注局麻药于骶管以阻滞骶神经。它也是硬膜外阻滞的一种方法,适用于直肠、肛门及会阴手术,也用于婴幼儿及学龄前儿童的腹部和下肢手术。

一、穿刺部位

其定位方法是一般取侧卧位或俯卧位。侧卧位时,腰背应尽量向后弓曲,双膝关节屈向腹部;俯卧位时,髋关节下需垫一厚枕,显露并突出骶部。穿刺者位于患者一侧,穿刺之前先定好位,从尾骨尖沿中线向头方向摸至 4cm 处(成人),可触及一有弹性的凹陷骶裂孔,在孔的两旁可触到蚕豆大的骨质隆起,即为骶角,两骶角连线中点即为穿刺点。髂后上棘连线在第 2 骶椎平面,是硬脊膜囊的终止部位,骶管穿刺时不宜越过此连线,否则有误入蛛网膜下隙发生全脊麻的危险。

二、穿刺与注药

于骶裂中心做皮内小丘,但不做皮下浸润,否则易使骨质标志不清,妨碍穿刺点定位,将穿刺针垂直刺进皮肤,并刺破骶尾韧带时可有阻力消失感觉。此时将针干向尾侧倾斜,与皮肤呈 30°~45°,然后再将针向前刺入 2cm 即可到达骶管腔,抽吸注射器,无脑脊液和血液回流,注入生理盐水和少量空气无阻力,也无皮肤隆起,证实针尖在骶管腔,即可注入试验剂量。观察 5 分钟后,没有蛛网膜下隙阻滞现象,注入首次用药总量。

三、穿刺时注意问题

穿刺时如针与皮肤角度过小,即针体过度放平,针尖可在骶管的后壁受阻;若角度过大,针尖常可触及骶管前壁,穿刺如遇骨质,不宜用暴力,应退针少许,调整针体倾斜度后再进针,以免引起剧痛和损伤骶管静脉丛。骶管有丰富的静脉丛,除容易穿刺损伤出血外,对局麻药吸收也较快,故较易引起不同程度的局麻药毒性反应。穿刺如抽吸时回流血量较多则放弃骶管阻滞,改用硬膜外麻醉,局部麻醉用药浓度和剂量:1%~2%利多卡因 10~20mL,最大用量 400mg;25%~0.5%丁哌卡因 10~20mL,最大用量 100mg。

第 **4** 章

静脉全身麻醉

第1节 静脉麻醉方法

直接将麻醉药注入静脉内而发生全身麻醉作用称静脉麻醉。静脉麻醉多因麻醉诱导及苏醒迅速而舒适,易为患者所接受;由于静脉麻醉药入血后不能及时消除,控制困难,难以满足复杂、长时间手术的要求,所以单一静脉麻醉只适用于简单体表手术麻醉诱导、心律转复及门诊患者的处置等。但高效镇静、镇痛、安定类药及肌肉松弛药的出现,均可辅助静脉麻醉药进行复合麻醉,以满足各种复杂手术,使静脉麻醉的应用日益扩大。近年来,新型静脉麻醉药丙泊酚由于其具有显效快,消除迅速,又无蓄积作用的优点,有利于麻醉控制,接近吸入麻醉效应,扩大了静脉麻醉的适应范围。

一、静脉麻醉方法

(一)硫喷妥钠静脉麻醉

1.适应证

临床上广泛用于复合麻醉。常配合肌肉松弛药做静脉快速诱导进行气管插管术,也可配合吸入麻醉诱导,以降低脑压或眼压。单独应用只适于不需肌肉松弛的小手术。静脉滴入多用于辅助局部麻醉或硬膜外阻滞麻醉。

咬肌迅速松弛,导致舌后坠,易引起或加重呼吸困难,对麻醉后气道可能有阻塞的患者,如颈部肿瘤压迫气道、颏胸粘连、咽喉壁脓肿及开口困难等,禁忌使用。为了避免激发喉痉挛,对口咽部或盆腔、肛门、阴道、尿道内手术,在无气管插管时,也应避免应用此药。此外,对呼吸、循环功能障碍的患者,如肺水肿、心力衰竭及严重休克的患者,也不宜应用。严重肝、肾功能障碍的患者要慎重应用。对巴比妥类药有过敏史和支气管哮喘的患者,可加重哮喘发作,应禁忌。

2.实施方法

(1)单次注入法:是把一定量的硫喷妥钠,经静脉一次注入的方法。可使患者在短时间内意识消失,并使某些反射与呼吸受到一时性抑制,多与肌肉松弛药并用行气管插管术。

(2)分次注入法:是经静脉间断分次注药的方法,即单纯用硫喷妥钠麻醉进行手术。当术者将手术准备工作完成后,开始静脉穿刺,用2.5%硫喷妥钠溶液先缓缓注入4~5mL,待患者意识消失(睫毛反射消失)时,再缓缓注入同等剂量,密切观察呼吸情况。切皮时患者有反应,如手指屈曲活动或肌肉张力增加时,再追加首次剂量的1/3~2/3量。总剂量应为1.0~1.5g,最多不超过2g。否则将引起术后清醒延迟。此法多用于短时间(30分钟以内)的手术,如脓肿切开或清创等不需肌肉松弛的小手术。由于硫喷妥钠早期使下颌关节松弛,容易发生舌后坠现象,所以麻醉前应垫高患者肩部,使头部后仰。由于喉反射较为敏感,一般禁用口咽通气管。当需要短时间肌肉松弛时,如关节脱位手法复位,可并用加拉碘铵20~40mg溶于2.5%硫喷妥钠溶液10mL内,缓慢注入后,再准备2.5%硫喷妥钠溶液10mL,根据入睡程度适量增加,这样肌肉松弛药作用集中,硫喷妥钠也不易过量,效果满意。加拉碘铵对呼吸抑制虽差,但用量较大时(成人达80mg),也可使呼吸抑制,应予注意。

3.注意事项

硫喷妥钠静脉麻醉时,其深、浅变化较为迅速,应严密观察,以免发生意外。常见的意外为呼吸抑制,主要决定于注射速度。所以麻醉时应准备麻醉机,以便进行人工呼吸或辅助呼吸。对心血管功能不良者可引起血流动力学改变,可使用小浓度(1.25%)、小剂量缓慢注入或改用其他静脉麻醉药。

虽然麻醉过程极平稳,但偶尔可出现反流或舌后坠造成窒息,所以,麻醉中头部不应垫枕头。此麻醉本身不会产生喉痉挛,但能使副交感神经处于敏感状态,一旦给以局部或远隔部位如直肠刺激,可造成严重喉痉挛导致窒息,应高度警惕。如药液漏至皮下,可引起局部皮肤坏死,一旦发生药液外漏,应迅速用1%普鲁卡因溶液10mL进行局部浸润,并做热敷,使局部血管扩张,加速药液吸收,以免皮肤坏死。如误注入动脉内,可造成动脉痉挛和肢体缺血性挛缩或坏死,临床表现为剧烈疼痛,注射的肢体末梢苍白、发冷,应立即停止注药,改用2%普鲁卡因溶液5mL动脉注入,并做臂神经丛阻滞等。

(二)羟丁酸钠静脉麻醉

1.适应证

临床上可与吸入或其他静脉麻醉药进行复合麻醉,适用于大部分需要全身麻醉的手术。因其对循环、呼吸干扰较小,更适合小儿或体弱及休克患者的麻醉。单独应用镇痛效果太差,常需辅以硫喷妥钠基础麻醉或给一定剂量的哌替啶或吩噻嗪类药强化麻醉。也可与局部麻醉或硬膜外麻醉复合应用。对精神过度紧张的患者,还可在进入手术室前给药,达到基础麻醉的效果。近年来,还用于重危患者或心脏病患者手术的麻醉诱导。更适宜于气管插管困难不能用肌肉松弛药,并需保持自主呼吸的患者麻醉插管。用表面麻醉配合羟丁酸钠,既可松弛咬肌,又能避免患者插管痛苦。如患者嗜酒已显示乙醇慢性中毒、肌肉不时抽搐、癫痫患者及原因不明的惊厥患者,皆为禁忌。恶性高血压、心动徐缓低钾血症、完全性房室传导阻滞或左束支传导阻滞的患者应慎用。

2.实施方法

麻醉前用药多选用哌替啶 1~2mg/kg 及阿托品 0.5mg 肌内注射。羟丁酸钠首次用量成人为 0.06~0.08g/kg,小儿 0.1~0.125g/kg,缓慢滴注后约 5 分钟患者逐渐入睡,约 10 分钟进入睡眠状态,睫毛及角膜反射消失,瞳孔不大,眼球固定,下颌松弛,咽喉反射抑制,如配合气管黏膜表面麻醉,可顺利进行气管插管。麻醉后 20~30 分钟,血压中度升高,脉搏稍缓。羟丁酸钠镇痛作用微弱,疼痛刺激偶尔可引起心律失常或锥体外系反应,因此,羟丁酸钠在临床上已很少单独应用, 宜与麻醉性镇痛药或氯胺酮等复合应用才能产生满意的麻醉效果。

羟丁酸钠一次用药可维持约 60 分钟,再次用药量为首次剂量的 1/2。一般在首次用药后约 1 小时补充为宜。如待苏醒后再予补充,需加大剂量,且易出现躁动。长时间手术可以多次反复给药,很少出现耐药现象,最大用量以不超过 10g 为宜。

3.注意事项

起效较慢,剂量过大或注射过快,可出现屏气呕吐、手指不自主活动和肌肉抽动现象,多可自动消失。必要时用硫喷妥钠静脉注射。也可出现呼吸抑制,需行辅助呼吸或控制呼吸。

(三)氯胺酮静脉麻醉

1.适应证

氯胺酮静脉麻醉用于各种短暂的体表手术,例如烧伤创面处置、骨折复位、脓肿切开、外伤或战伤的清创及各种诊断性检查,例如心血管、脑血管、泌尿系统造影等操作,尤其适合于小儿麻醉。也可作为局部麻醉、区域性麻醉的辅助用药,以达到完全镇痛。近年来,国内已广泛使用氯胺酮、地西泮、肌肉松弛药进行复合麻醉,扩大了临床各科手术的适应证,而且不受年龄限制。还可用于心血管功能不全、休克及小儿等患者。对于有未经控制的高血压、颅内高压患者,胸或腹主动脉瘤、不稳定性心绞痛或新近发生的心肌梗死、心力衰竭、颅内肿瘤或出血、精神分裂症等患者,均为禁忌。又因氯胺酮保持咽喉反射、增强肌张力,所以在口腔、咽喉、气管手术时应慎用。

2.实施方法

麻醉前需用东莨菪碱抑制分泌,用地西泮或氟哌利多减少麻醉后精神异常。根据给药方式不同,可分为下列两种方法。

(1)单次注入法:除小儿可应用肌内注射外,一般多采用静脉注射,平均剂量为 0.5~3mg/kg,30~90 秒显效,维持 5~15 分钟。肌内注射平均剂量为 4~10mg/kg,3~5 分钟后入睡,维持 10~20 分钟,镇痛效果可达 20~40 分钟,多次追加时,剂量有递减趋势。用药后先出现脉搏增快,继而血压上升,即为进入外科麻醉期的体征,有时出现无意识的活动,肌张力增强,常与手术操作无关。

(2)连续静脉滴注法:单次注入诱导后,用 0.1%浓度的氯胺酮溶液静脉滴注维持,滴速为 2~5mg/(kg·h),适合不需肌肉松弛的手术。氯胺酮总量不宜超过 20mg/kg,手术结束前提前停药,以免苏醒延迟。

3.注意事项

(1)术前饱食患者,仍有发生误吸的可能,应予重视。

(2)麻醉中有时出现一过性呼吸抑制,也为剂量过大所致,在重症、衰弱患者较为多见。偶尔出现喉痉挛现象,给予氧气吸入及停止刺激即可缓解。

(3)单独应用氯胺酮,苏醒时常有精神异常兴奋现象,甚至有狂喊、躁动、呕吐或幻觉、噩梦等现象。因此,麻醉前并用适量巴比妥类、氟哌利多、吗啡或丙嗪类药,多能减轻精神异常,地西泮对降低噩梦的发生率有效。同时术后应避免机械刺激,保持安静也很重要。苏醒前偶尔有舌后坠及喉痉挛现象,均应妥善安置体位,保持气道通畅。

(四)丙泊酚静脉麻醉

丙泊酚是一种新型速效静脉麻醉药,作用快,维持时间短,恢复迅速平稳,易于控制,使静脉麻醉扩大了使用范围。

1.适应证

丙泊酚用药后起效快,苏醒迅速且无困倦感,定向能力可不受影响,故适于非住院患者手术。也可用于 2 小时以上的较长时间麻醉。丙泊酚可使颅内压、眼压下降,术后很少发生恶心、呕吐。抑制咽喉部位反射,可减轻喉部手术操作时的不良反应,且使声带处于外展位。其保护性反射在停药后可很快恢复。随着人们对丙泊酚研究的日益深入,其应用领域越来越广泛。

丙泊酚用于心脏手术具有很好的效果。多采用连续静脉滴注,给药逐步达到麻醉所需深度,且多与麻醉性镇痛药合用。并且丙泊酚可降低脑的等电位,对脑的保护作用更优于硫喷妥钠。对心肌收缩性的影响也较后者为少。但尽量避免单次快速注射。

丙泊酚用于小儿麻醉是安全有效的。但也有研究表明,小儿注药部位疼痛发生率很高,占 20%~25%。选用肘部大静脉给药能明显减少这一不良反应。

颅脑手术麻醉,丙泊酚可有效地降低颅内压、脑代谢及脑血流,并可保持脑灌注量。丙泊酚还用于 ICU 的危重患者,对需长时间机械呼吸支持治疗的气管插管患者具有良好镇静效应。长时间滴注很少蓄积,停药后不像咪达唑仑延续镇静而是很快清醒,必要时可迅速唤醒患者。

在危重患者应用丙泊酚可降低代谢和需氧量并增加混合静脉血氧饱和度。在高动力型患者可减少扩血管药及 G 受体阻滞药。由于镇痛效果差,常需与阿片类镇痛药配伍用。恶心、呕吐患者用 10mg 丙泊酚会显著好转。妊娠女性及产妇禁用。

2.实施方法

(1)麻醉诱导:静脉注射丙泊酚 2.5mg/kg,于 30 秒内推入,患者呼吸急促,78%出现呼吸暂停。2mg/kg 于 40 秒内推入,呼吸暂停明显低于上述报道,故芬太尼 5μg/kg 静脉注射后再静脉注射丙泊酚 0.8~1.2mg/kg 效果更好。同时丙泊酚对心血管系统有一定抑制作用。表现为血压下降、心率减慢,但能维持正常范围。丙泊酚对心率、动脉压的影响比等效剂量的硫喷妥钠弱,但作用强于硫喷妥钠,能有效抑制插管时的应激反应。

(2)麻醉维持:丙泊酚维持麻醉滴注开始用量为 140~200μg/(kg·min);10 分钟后用量为 100~140μg/(kg·min);2 小时后用量为 80~120μg/(kg·min);手术结束前 5~10 分钟停药。如用于心脏手术,则用芬太尼 20μg/kg 诱导后,以 6mg/(kg·h)输入丙泊酚,10 分钟后减为 3mg/(kg·h)维持。丙泊酚的血脑平衡时间短,更便于随手术刺激的强弱随时调整镇静强度。如果整个手术过程都需要镇静,可用丙泊酚持续滴入。而当术中需患者清醒与其合作或病情需要精确控制镇静深度时,随时停药或减量,可迅速唤醒患者。这是其他镇静药所不能比拟的优点。

(3)镇静维持:在 ICU 用于镇静时开始 5 分钟滴注 5μg/(kg·min);每 5~10 分钟逐渐增加 5~10μg/(kg·min)直至达到镇静的目的。维持轻度镇静的滴速为 25~50μg/(kg·min);深度镇静为 50~75μg/(kg·min)。

(4)复合麻醉:丙泊酚问世以来已用于全凭静脉麻醉。如将丙泊酚与氯胺酮合用于全凭静脉麻醉,发现此种配伍能提供稳定的血流动力学状态。且患者不伴有噩梦及异常行为发生,认为丙泊酚能有效地减少氯胺酮的不良反应。此二药用于全凭静脉麻醉是一种较理想的结合。

3.注意事项

丙泊酚虽有许多优点,但应强调它有较强的呼吸抑制作用。因此,对使用丙泊酚的患者应进行 SpO_2 监测,并由麻醉医生使用。另外,丙泊酚不应和任何治疗性药物或液体混用,可混于 5%葡萄糖溶液中行静脉滴注。在清醒状态下做静脉注射时,为减轻注射部位疼痛,可于溶液中加入 1%利多卡因溶液 1~2mL。

(五)依托咪酯静脉麻醉

当患者有心血管疾病、反应性气道疾病、颅高压或合并多种疾病要求选用不良反应较少或对机体有利的诱导药物时,最适合选择依托咪酯,具有血流动力学稳定性。其主要用于危重患者的麻醉。诱导剂量 0.2~0.3mg/kg,可用到 0.6mg/kg,既无组胺释放,又不影响血流动力学和冠状动脉灌注压。对心脏外科冠脉搭桥手术、瓣膜置换手术,冠心病患者、心复律患者,神经外科手术、外伤患者体液容量状态不确定时,可用依托咪酯诱导。依托咪酯持续输注时,血流动力学稳定,可维持自主通气。

(六)咪达唑仑静脉麻醉

咪达唑仑是常用的苯二氮䓬受体激动剂。可用于术前镇静用药,以及区域麻醉或局部麻醉术中镇静和术后应用。其优点是抗焦虑、遗忘和提高局麻药致惊厥阈值。但咪达唑仑更适于麻醉诱导,用量 0.2mg/kg,老年患者咪达唑仑剂量宜小,要降低 20%以上。若与阿片类药物和(或)吸入性麻醉药合用时,先以 0.05~0.15mg/kg 诱导,再以 0.25~1mg/kg 速度持续输注。足以使患者产生睡眠和遗忘作用,而且术毕可唤醒。注意事项:咪达唑仑主要问题是呼吸抑制,用于镇静或麻醉诱导时,可能发生术后遗忘及镇静过深或时间过长,可用氟马西尼拮抗。

(七)右旋美托咪定

右旋美托咪定是高度选择性的 α2 受体激动剂,具有镇静、催眠和镇痛作用。右旋美托咪定目前被批准用于术后短时间(<24 小时)镇静。它主要作用于蓝斑的 α2 受体,对呼吸影响小。右旋美托咪定对血压有双相作用:血药浓度较低时,平均血压降低;血药浓度较高时,血压则升高。心率和心排血量呈剂量依赖性降低。镇静时先给予负荷剂量 2.5~6.0μg/kg(超过 10 分钟),然后以 0.1~1μg/(kg·min)输注。

(八)阿片类静脉麻醉

自 20 世纪中叶大剂量吗啡静脉麻醉用于临床心脏手术以来,阿片类静脉麻醉受到普遍重视。特别是其对心血管抑制极轻,镇痛效能显著,非常适宜于严重心功能不全患者的心脏手术。20 世纪末新型强效合成麻醉性镇痛药芬太尼静脉麻醉用于心脏手术,由于不良反应较吗啡少,且国内已能生产,得以迅速推广。近年来,又有不少新型强效麻醉性镇痛药也已陆续用于静脉麻醉。阿片类静脉麻醉会出现肌肉紧张,可能出现术中知晓及术后不遗忘的情况,临床上多复合肌肉松弛药及镇静安定药,实际上也是静脉复合麻醉。有时也可复合吸入麻醉,明显地降低吸入麻醉药的 MAC。

1.吗啡静脉麻醉

吗啡静脉麻醉主要指大剂量吗啡(0.5~3.0mg/kg)静脉注入进行麻醉。突出的优点为对心肌抑制较轻,术中及术后镇痛效果很强,抑制呼吸效应,便于控制呼吸或应用呼吸机。其缺点除了一般性阿片类静脉麻醉的缺点外,当静脉注入过快,剂量大于 1mg/kg 时容易出现周围血管阻力下降及释放组胺引起血压下降,虽持续时间不长,但对个别心功能不全患者可能引起危险,需及时输液或用缩血管药。注入过快也可能兴奋迷走神经,出现心动过缓,需用阿托品拮抗。另一个突出的缺点为剂量过大(多见于 1.5mg/kg 以上),注射后偶尔出现周围血管收缩,血压剧升,可能为代偿反应,促使去甲肾上腺素释放。且不能用追加吗啡剂量降低血压,必须用恩氟烷或七氟烷吸入、静脉注射氯丙嗪或扩血管药来拮抗。此外,吗啡剂量超过 3mg/kg,常使术后引起暂时性精神失常、消化道功能紊乱及尿潴留等,所以,近年来吗啡静脉麻醉已逐渐为芬太尼静脉麻醉所代替。

2.芬太尼静脉麻醉

大剂量芬太尼静脉注入对血流动力学的影响多与剂量及心脏功能有关。睡眠剂量个体差异很大,常需要 6~40μg/kg,一般动脉压、肺动脉压及心排血量均不改变,术后 6 小时即可苏醒。超过 3mg 可使心率变慢,但只轻度降低心排血量、血压、体血管阻力及增加每搏量。对缺血性心脏病患者给予 20μg/kg 时可使平均压轻度下降。芬太尼 5μg/kg 静脉注射后再注射地西泮 10mg 可引起血压显著下降,主要是由降低体血管阻力所引起,特别对心脏病患者更明显。同样,在芬太尼静脉麻醉后再给 N_2O 吸入,也可显著减少心排血量及增加体血管阻力、肺血管阻力及心率。且其机制不明,应予注意。总之,单纯芬太尼静脉注入对血流动力学影响不大,也不释放组胺及产生扩血管作用,更不抑制心肌。还能降低心肌耗氧量。血浆中消除半衰期及维持时间也比吗啡短,遗忘作用及抗应激作用也比吗啡强,如全身麻醉诱导时气管插管引起心动过速及高血压反应的发生率也远较吗啡少,所以,近年来已取代吗啡麻醉。由于麻醉时间不但决定于芬太尼的药代动力学,而且还决定于剂量、注药次数及与其他药的相互作用,如辅用咪达唑仑可增强及延长芬太尼抑制呼吸的时间,因此,麻醉设计时应根据不同的病情及手术方法确定剂量及复合用药。

(1)适应证:与吗啡静脉麻醉适应证相类似。

(2)实施方法

1)基本方法以 40~100μg/kg 静脉注射诱导,注入半量后即给予泮库溴铵 0.08~0.12mg/kg,然后将余下芬太尼注入,进行气管插管。术中如出现瞳孔稍有变大、结膜或颜面充血、流泪、皱眉、微动或轻度血压上升、心排血量增加等麻醉变浅改变时,应随时追加芬太尼及肌肉松弛药。肌肉松弛药也可用加拉碘铵或维库溴铵代替泮库溴铵。此法最适于体外循环下心内手术,特别对心功能不全且术后又需要用呼吸机辅助呼吸者。

2)芬太尼复合神经安定药静脉麻醉,一般芬太尼剂量可以显著减少,如先用咪达唑仑

2mg 静脉注射,再用芬太尼 10~30μg/kg 及琥珀胆碱或泮库溴铵静脉注射,进行气管插管,术中随时追加 1/3~1/2 剂量或吸入七氟烷、异氟烷。如心功能良好,成人可用 2.5%硫喷妥钠溶液 5~10mL 代替咪达唑仑静脉注射。心功能不全者应以羟丁酸钠 40~60mg/kg 代替地西泮。

3)辅助其他全身麻醉,早在 20 世纪中叶已有 N_2O 全身麻醉时补充静脉注射芬太尼的报道,目前广泛应用的吸入麻醉药如氟烷、七氟烷等镇痛效果稍差,更常辅用小剂量芬太尼 0.1~0.2mg 静脉注射。各种静脉复合麻醉也常补充芬太尼 0.1~0.3mg。由于对呼吸抑制程度个体差异很大,所以术中应注意呼吸管理,术后也应注意呼吸恢复情况。

3.阿芬太尼静脉麻醉

阿芬太尼能够迅速穿透脑组织,所以,阿芬太尼在血浆中的浓度比舒芬太尼和芬太尼稍高即可达到血浆和中枢神经系统的平衡。这种特性可以解释在应用镇静-催眠药前或与其同时应用,小剂量阿芬太尼 10~30μg/kg 静脉注射有效。阿芬太尼 25~50μg/kg 静脉注射和较小睡眠剂量的镇静-催眠药配伍用,常可有效预防喉镜检查及气管插管时明显的血流动力学刺激。对于短小手术,可通过阿芬太尼 0.5~2.0μg/(kg·min)输注或间断单次静脉注射 5~10μg/kg 补充应用。在同时应用强效吸入麻醉药的平衡麻醉中,相对较低的血浆阿芬太尼浓度可降低异氟烷 MAC 50%。为避免残余的呼吸抑制作用,在手术结束前 30 分钟,应减少阿芬太尼的输注或重复给药剂量。

4.舒芬太尼静脉麻醉

诱导更为迅速,在术中和术后能减轻或消除高血压发作,降低左心室每搏做功、增加心排血量且血流动力学更稳定。舒芬太尼诱导剂量 2~20μg/kg,可单次给药或在 2~10 分钟输注。在大剂量用法中,舒芬太尼的总剂量为 15~30μg/kg。麻醉诱导期间大剂量阿片类药引起肌肉强直,可导致面罩通气困难。这表明用舒芬太尼 3μg/kg 行麻醉诱导期间的通气困难是由声门或声门以上的呼吸道关闭所致。

同时补充应用的药物可显著影响对舒芬太尼的需要。如对于行冠状动脉手术的患者,丙泊酚诱导剂量(1.5±1)mg/kg 和总维持量(32±12)mg/kg 可减少舒芬太尼诱导剂量(0.4±0.2)μg/kg 和总维持量(32±12)mg/kg,依托咪酯和阿片类药联合应用能提供满意的麻醉效果,且血流动力学波动较小。应用舒芬太尼 0.5~1.0μg/kg 和依托咪酯 0.1~0.2mg/kg 行麻醉诱导能保持血流动力学稳定性。在平衡麻醉中,用舒芬太尼 1.0~2.0μg/(kg·h)持续输注维持麻醉,既保持了阿片类药麻醉的优点,又避免了术后阿片类药作用的延长。

5.瑞芬太尼静脉麻醉

瑞芬太尼作用时间很短,为了维持阿片类药作用,应该在初始单次给药之前或即刻,即开始输注 0.1~1.0μg/(kg·min)。可有效抑制自主神经、血流动力学以及躯体对伤害性刺激的反应。瑞芬太尼麻醉后苏醒迅速,无不适,最具可预测性。

瑞芬太尼的应用使苏醒迅速,且无术后呼吸抑制。以$(0.1±0.05)\mu g/(kg·min)$的速度输注,自主呼吸及反应性可恢复,且其镇痛作用可维持 10~15 分钟。一项随机、双盲、安慰剂对照研究证实,在局部麻醉下进行手术的门诊患者,瑞芬太尼以 $0.05~0.1\mu g/(kg·min)$持续输注,同时单次给予咪达唑仑 2mg,可产生有效的镇静及镇痛作用。在开颅术中以瑞芬太尼$(1\mu g/kg)$静脉注射后继续以维持量 $0.5\mu g/(kg·min)$输注,复合丙泊酚及 66%氧化亚氮应用,可提供满意的麻醉效果及稳定的血流动力学,且术后可迅速拔管。在瑞芬太尼麻醉苏醒期,应考虑到在麻醉苏醒前或即刻应用替代性镇痛治疗。有报道用瑞芬太尼麻醉做腹部大手术,围术期应用吗啡 0.15mg/kg 或 0.25mg/kg 静脉注射,或芬太尼 0.15mg,并不能立即完全控制术后疼痛。氯胺酮 0.15mg/kg 静脉注射,维持 $2\mu g/(kg·min)$的应用,可以减少腹部手术中瑞芬太尼及术后吗啡的应用,且不增加不良反应的发生。

输注小剂量瑞芬太尼缓解术后疼痛也已取得成功。在实施腹部或胸部手术时,应用丙泊酚 $75\mu g/(kg·min)$和瑞芬太尼 $0.5~1.0\mu g/(kg·min)$行全身麻醉后,持续输注瑞芬太尼 $0.05\mu g/(kg·min)$或 $0.1\mu g/(kg·min)$,可提供充分的术后镇痛。

二、静脉复合麻醉

任何一种静脉麻醉药很难达到全身麻醉的基本要求,即神志消失、镇痛完全、肌肉松弛及抑制神经反射,且不少静脉麻醉药常有蓄积作用,不能用于长时间手术,会刺激血管引起疼痛及形成血栓,甚至还可出现变态反应。但近年来静脉麻醉用药还出现了不少具有高选择性的强效镇痛药、速效催眠药、新型肌肉松弛药及各种抑制神经反射的神经阻滞药、神经节阻滞药,均可使麻醉者充分利用各药的长处,减少其剂量,以补不足之处。这种同时或先后使用多种全麻药和辅助用药的方法统称为复合麻醉,也有称平衡麻醉或互补麻醉。所有麻醉用药全经静脉径路者,也可称为全凭静脉复合麻醉。

(一)静脉复合麻醉药的选择及配方

静脉复合麻醉需要经静脉应用多种静脉麻醉药及辅助用药。静脉麻醉药进入静脉后,不易迅速清除。停药后不像吸入麻醉药可经气道排出或迅速洗出。因此,应选择短效、易排泄、无蓄积的静脉麻醉药,同时满足全身麻醉四要素的基本原则。静脉复合麻醉的配方应该因人而异。要尽量少用混合溶液滴注,以避免因不同药代动力学的麻醉药出现不同的效应,致消失时间不同,从而使调节困难,容易混淆体征。或者持续滴注一种药物,再分次给其他药物较易控制。一旦出现不易解释的生命体征改变,首先,应停止静脉麻醉用药,必要时可改吸入麻醉,以明确原因,便于处理。

(二)静脉复合麻醉深度的掌握

静脉复合麻醉的麻醉深度已很难按常用的全身麻醉分期体征进行判断。需根据药代动力学、药效动力学及剂量,结合意识、疼痛、肌松及血流动力反应分别调整相关用药。首先要熟悉各药的最低有效滴速(MIR),即此滴速可使半数受试者对疼痛刺激有运动反应。切忌单纯加大肌肉松弛药剂量,掩盖疼痛反应及恢复知晓。并可因手术产生过度应激反应,使患者遭受极大痛苦。这种情况已屡见不鲜,应从中吸取教训。还要避免大量应用有蓄积作用的麻醉药,如长期应用硫喷妥钠或地西泮可使患者术后数天不醒。所以,麻醉者必须具备丰富的全身麻醉经验并深知用药的作用时间。

(三)静脉麻醉过程中的管理

静脉复合麻醉处理得当,对机体影响极小,但麻醉管理常不比吸入麻醉简单,处理不当,同样引起较严重并发症。首先应用套管针穿刺静脉并保持静脉径路通畅。持续滴注时更应保持滴速稳定并避免输液过多。此外,应密切注意气道通畅及呼吸管理,并遵循吸入麻醉时应注意的事项。几种麻醉药复合应用还应注意交互作用。需依赖于麻醉者的经验、过硬的技术及扎实的基本功。

(四)神经安定镇痛麻醉及强化麻醉

神经安定镇痛麻醉也是复合麻醉。这种麻醉方法不但阻断大脑皮质,而且也阻断某些外来侵袭引起的机体应激反应,如自主神经及内分泌引起的反应,并称之为"神经节阻滞"或"神经阻滞",配合人工低温曾称之为"人工冬眠",主要应用以吩噻嗪类为主的"神经阻滞剂",即冬眠合剂。临床麻醉时并用神经阻滞剂,可增强大脑皮质及自主神经的抑制,所以称为强化麻醉。由于吩噻嗪类药对机体的作用机制过于广泛,对血流动力学影响又较大,常混淆临床体征及增加麻醉与麻醉后处理的困难。神经安定镇痛术用于临床麻醉,也称神经安定麻醉。主要用神经安定药及强效镇痛药合剂,使患者处于精神淡漠和无痛状态,20世纪中叶开始应用依诺伐(即氟哌利多、芬太尼合剂),迅速得以推广,也属于静脉复合麻醉范畴。

1.强化麻醉

主要应用吩噻嗪类药增强麻醉效应,使全身麻醉诱导平稳,局部麻醉患者舒适。

(1)适应证:强化麻醉多适于精神紧张而施行局部麻醉的患者,尤其对甲状腺功能亢进症和颅脑手术时可降低代谢,还有促进降温的优点。应用东莨菪碱麻醉或氧化亚氮麻醉时,常采用强化麻醉,以增强其麻醉效果。

(2)实施方法:主要用药为氯丙嗪1mg/kg或冬眠合剂1号(M1)即氯丙嗪50mg、异丙嗪50mg及哌替啶100mg(6mL),也有用二氢麦角毒碱0.9mg代替氯丙嗪,称冬眠合剂2号(M2)。此外,还有乙酰丙嗪、二乙嗪等代替氯丙嗪者。一般多在麻醉前1小时肌内注射或入手术室后麻醉前将合剂或氯丙嗪置于 5% 葡萄糖溶液 250mL 中快速滴入或分次从滴壶内输入。然后再进行各种麻醉。

(3)注意事项

1)强化麻醉常使全身麻醉患者术后苏醒迟缓,而且意识清醒后保护性反射又不能同时恢复。一旦出现呕吐,可能发生误吸而有窒息的危险。此外,强化麻醉后过早地翻动患者,容易引起直立性低血压,增加麻醉后护理的困难,也是近年来应用逐渐减少的原因。

2)由于强化麻醉后周围血管扩张,头部受压过久,易产生麻醉后头部包块,即局部水肿,继而脱发。因此,术中、术后应不断变换头部位置,并对受压处给以按摩。

3)强化麻醉中氯丙嗪等用量,应不超过 2mg/kg。如麻醉失败或麻醉效果不确定时,应及时地改换麻醉方法,切不可盲目增加冬眠合剂用量从而增加术后并发症或意外。

4)椎管内及硬膜外麻醉和腹腔神经丛阻滞时并用氯丙嗪等合剂,可使血压明显下降,偶尔遇到升压困难者,可造成死亡。主要由于氯丙嗪、乙酰丙嗪等具有抗肾上腺素作用,脊椎及硬膜外麻醉或腹腔神经丛阻滞可使交感神经阻滞,二者并用后一旦血压剧降,有可能使肾上腺素类药无效而出现意外。为安全起见,椎管内及硬膜外麻醉时禁用氯丙嗪等药。

2.神经安定麻醉

基本上类似强化麻醉,是增强麻醉效应的辅助措施,并能减少术后的恶心、呕吐等不适反应。

(1)适应证:类似强化麻醉,更常作为复合麻醉中重要辅助用药,偶尔也可用于创伤或烧伤换药时的镇痛措施。有帕金森病、癫痫史者及甲状腺功能低下患者等禁用。

(2)实施方法:麻醉时肌内注射或静脉注射神经安定类药及强效镇痛药,目前最常用的前者为氟哌利多 0.1~0.2mg/kg 或咪达唑仑 0.1~0.2mg/kg,后者为芬太尼 0.1~0.2mg 或喷他佐辛 30~60mg。也有用氟哌利多芬太尼合剂依诺伐,但复合麻醉中应用仍根据需要以分开静脉注射为合理,因为氟哌利多作用时间长,而芬太尼作用时间较短。

(3)注意事项:芬太尼注入速度过快,偶尔出现胸腹壁肌肉僵硬引起呼吸抑制,则需用琥珀胆碱配合控制呼吸拮抗之。氟哌利多用量过大时,偶尔出现锥体外系反应,可经静脉注入异丙嗪 10mg 或氯丙嗪 5~10mg 即可制止,必要时可重复给予。术后适当应用哌替啶,常可起到预防作用。

术后出现呼吸抑制或呼吸暂停,多为芬太尼用量过多,可用纳洛酮 0.2mg 静脉注入即可解除。

三、靶控输注静脉麻醉

近年来,随着计算机技术的飞速发展和在临床医学中的广泛应用,麻醉技术也朝着更加安全、可靠,易于管理,可控精确的目标发展。靶控输注(TCI)静脉麻醉就是"数字化麻醉管理"的典型代表。靶控输注的发展使静脉麻醉更加方便,易于控制。

(一)TCI 的概念及基本原理

TCI 是指将计算机与输液泵相连,根据以群体药代-药效动力学参数编制的软件,通过直接控制"靶部位"——血浆或效应室的麻醉药物浓度,从而控制及调节麻醉深度的静脉输注方法。TCI 与传统用药方法最大的不同是不再以剂量为调整目标,而是直接调整靶浓度,使麻醉医师能像使用吸入麻醉药挥发器那样任意调节静脉麻醉药血药浓度成为可能。

TCI 的基本原理即根据药物的三室模型原理,为了迅速并准确维持拟达到的血药浓度,必须给予负荷剂量,同时持续输注从中央室消除的药物剂量,并且加上向外周室转运的药物剂量,这就是著名的 BET 输注方案。很显然,如果按照上述 BET 给药模式来计算非常复杂,只能通过计算机模拟。计算机控制的药物输注能够成功地达到相对稳定的靶浓度,麻醉医师可以根据临床反应来增加或降低靶浓度。

(二)TCI 系统的组成及分类

完整的 TCI 系统主要有以下几个组成部分:①药动学参数,已经证明正确的药物模型以及药动学参数;②控制单位,计算药物输注速度,如控制输注泵的软件和微处理器;③连接系统,用于控制单位和输注泵连接的设备;④用户界面,用于患者数据和靶控浓度(血浆或效应室浓度)的输入。

目前,大多数 TCI 系统仍处于临床实验阶段,主要原因在于这些输注设备对输注药物没有进行统一的标准化设置。此外,提供 TCI 的输液泵种类和安全功能也有待进一步研究。Diprefusor 系统是首个面市的 TCI 系统,它是将计算机及其控制软件整合到输液泵的中央处理器,该系统结构紧凑、使用方便、可靠性高。但是,该系统仍具有一些缺陷:只能用于丙泊酚,不能用于<15 岁的儿童,且只有一个适于年轻健康成年人的参数可以设定。

根据靶控部位的不同可以将 TCI 分为"血浆 TCI"和"效应室 TCI"两种模式。而根据是否依赖机体反馈信息还可将 TCI 系统分为"开放环路系统"和"闭合环路系统"。

血浆 TCI 模式是以药物的血浆浓度为靶控目标的输注方法,开始给予一定的负荷量,当血浆计算浓度达到预定的靶浓度时即维持在这一浓度。效应室浓度随之逐渐升高,迟滞一定时间(相对于血浆浓度)后最终与血浆浓度平衡一致。这种方法适合于平衡时间较短的药物,同时也适用于年老体弱的患者,因其负荷量较小,循环波动较小。而对于平衡时间长的药物则会导致诱导缓慢。

效应室 TCI 模式则是以药物的效应室浓度为靶控目标的输注方法,给予负荷量后暂时停止输注,当血浆浓度与效应室浓度达到平衡一致时再开始维持输注。与血浆靶控相比,使用同一药物时平衡时间短、诱导快,负荷量较大而使循环波动较大,因此适合于年轻体健的患者。开放环路 TCI 是无反馈装置的靶控,仅由麻醉医师根据临床需要和患者生命体征的变化来设定和调节靶浓度。

闭合环路 TCI 则通过一定反馈系统自动调节靶控装置,根据反馈指标的变化自动调整输注剂量和速度。这样就提供了个体化的麻醉深度,克服了个体间在药代学和药效学上的差异,靶控目标换成了患者的药效反应而不是药物的浓度,最大限度地做到了按需给药,从而避免了药物过量或不足以及观察者的偏倚。例如通过脑电双频谱指数(BIS)指标来反馈调控丙泊酚的 TCI,是目前比较成熟的方法之一。在使用闭合环路 TCI 时要注意反馈指标是否真实、准确,不可盲目相信单一指标而忽略综合评估,避免干扰因素造成麻醉深度不当。

(三)TCI 技术的临床应用

与传统的静脉麻醉技术相比,TCI 有如下优点:①操作简单,易于控制、调整麻醉深度,安全、可靠;理论上能精确显示麻醉药物的血中或效应器(大脑)部位的浓度。②提供平稳的麻醉,对循环和呼吸的良好控制,降低了麻醉意外和并发症。③能预知患者的苏醒时间,降低术中知晓和麻醉后苏醒延迟的发生率。

鉴于 TCI 的给药模式,最适合应用起效时间和消退时间均很短的药物,即 $T1/2k_{e0}$ 和 $T1/2CS$(时量相关半衰期)值较小的药物。$T1/2k_{e0}$ 是指恒速给药时,血浆和效应室浓度达平衡的时间(效应室药物浓度达到血浆浓度 50% 所需的时间),其意义是可以决定起效快慢。如果持续输注(或停止输注)5 个 $T1/2k_{e0}$,可以认为效应室的药物浓度达到稳态(或药物基本消除)。

$T1/2CS$ 是指维持某恒定血药浓度一定时间(血药浓度达稳态后)停止输注后,血药浓度(作用部位药物浓度)下降 50% 所需的时间。它不是定值,而是随输注剂量、时间的变化而变化。其意义是可以预测停药后的血药浓度。采用这两个参数较短的药物才能达到诱导、恢复都十分迅速的目的,又利于在麻醉过程中根据需要迅速调节麻醉深度,真正体现出 TCI 的特点。

目前临床使用的麻醉药物中,以瑞芬太尼和丙泊酚的药代动力学特性最为适合。其他药物如咪达唑仑、依托咪酯、舒芬太尼、阿芬太尼、芬太尼也可以用于 TCI,但其效果不如前二者。至于肌肉松弛药,由于其药效与血浆浓度关系并不密切,而且药代动力学并非典型的三室模型,因此,目前不主张使用 TCI 模式,而以肌松监测反馈调控输注模式为宜。

TCI 适用的手术种类:TCI 技术可以应用于目前大多数手术的临床麻醉。TCI 的特点是起效快、维持平稳且可控性好、恢复迅速彻底,因此更加适用于时间短而刺激强度大且变化迅速的手术,如支撑喉镜下手术、眼科手术、口腔科手术、腹腔镜检查及手术、气管镜检查及手术、胃镜检查、肠镜检查、胆管镜手术、门诊日间手术等。

TCI 临床应用的注意事项:①选择适合的患者和手术;②尽量选择 $T1/2k_{e0}$ 和 $T1/2CS$ 小的药物;③要结合患者的具体情况选择 TCI 模式(血浆靶控或效应室靶控);④手术过程中不要以单一靶浓度维持,而应根据手术刺激强度和患者的反应来及时调节靶控浓度;⑤一定要从麻醉开始就使用靶控输注,而不要中途加用靶控输注(由于靶控输注有负荷量);⑥靶控装置具有自动补偿功能(即换药后可以自动补充换药期间的药量),不需要手动追加或增大靶浓度;⑦手术结束前根据手术进程和药物的 T1/2CS 选择停止输注的时机,不宜过早;⑧注意静脉通路的通畅和注射泵的工作状态,一旦静脉阻塞或注射泵有故障,患者会发生术中知晓。

(四)TCI 系统性能的评估

计算机预期浓度与实际血药浓度的一致性反映了 TCI 系统的性能。影响系统性能的因素如下。

1.系统硬件

主要指输液泵的准确性。目前临床上大多数输液泵的机电化设计已经比较完善,因此来源于系统硬件的误差率很小。

2.系统软件

主要指药代动力学模型数学化的精度。因为药代模型涉及极为烦琐的运算,运用计算机模拟运算则可以大大提高精确度,而且目前迅猛发展的计算机处理器已经完全可以精确到位。

3.药代动力学的变异性

这是影响 TCI 系统准确性的最主要来源。包括两个部分,一是所选择的药代模型本身有其局限性,表现为所使用的药代模型(如开放型三室模型)并不能说明药物在机体中的药代学特征, 即使运用个体的药代学参数也不能对浓度进行准确的估计。虽然三室模型是 TCI 系统应用最为广泛的药代模型,但是也有其应用的局限性。如模型假设药物进入房室内即均匀分布,而事实上并非如此。个体的生物学变异性或患者生理状态的不同均能改变药代学特性,从而导致模型对浓度预测值的误差。二是 TCI 系统的药代参数只是对群体的平均估计, 与个体实际的药代参数之间有着相当的差距。目前已证实生物学的差异性使 TCI 系统的误差不可能低于 20%。

由于缺少静脉麻醉药物浓度的快速测定方式,缺乏广泛接受的针对不同性别、年龄及生理状态的国人的药代模型和药代参数,以及缺乏对静脉麻醉药及阿片类药物敏感而可靠的药效学监测指标,目前的 TCI 仍有诸多不足之处。但其实现了麻醉药由经验用药到定量化用药的跨越,从而提高了麻醉质量及麻醉用药的安全性和合理性。随着计算机辅助麻醉的理论基础及相关知识的发展和进一步完善,TCI 的临床应用范围必将越来越广。

第 2 节 麻醉诱导

一、静脉麻醉诱导剂量的计算

静脉麻醉诱导剂量或称负荷剂量计算公式:剂量=$C_T \times V_{peak\ effect}$,其中 C_T 是效应部位的靶浓度,具体由麻醉医生根据临床经验在一定范围内选定(表 4-2-1 和表 4-2-2)。$V_{peak\ effect}$ 为峰效应时的分布容积。

计算静脉诱导剂量公式中之所以选用 $V_{peak\ effect}$,是因为从三室模型出发,如果选用 V_1 (中央室分布容积),在药物达到效应室之前已发生再分布和排除,以致计算出的药物剂量偏低。

表 4-2-1 丙泊酚诱导和维持麻醉所需血药浓度

	浓度窗 (μg/mL)
诱导和插管	
未用麻醉前药	6~9
用麻醉前药	3~4.5
维持	
合用氧化亚氮	2~5,3~7
合用阿片类药	2~4,4~7
合用氧	6~9,8~16
恢复满意通气	1~2
镇静	0.1~1.5,1~2

表 4-2-2 芬太尼类药维持麻醉所需血药浓度(ng/mL)

	芬太尼	阿芬太尼	苏芬太尼
诱导和插管			
合用硫喷妥钠	3~5	250~400	0.4~0.6
合用氧化亚氮	8~10	400~750	0.8~1.2
维持			
合用氧化亚氮和挥发性麻醉药	1.5~4	100~300	0.25~0.5
合用氧化亚氮	1.5~10	100~750	1.25~10
合用氧	15~60	1000~4000	2~8,10~60
恢复满意通气	1.5	125	0.25

二、丙泊酚 TCI 静脉诱导的应用

TCI 静脉诱导操作十分简便,麻醉医生主要是确定一个适宜患者个体的靶浓度。表 4-2-1 和表 4-2-2 提供了丙泊酚和芬太尼类药物的麻醉诱导靶浓度的参考数据。但实际应用时主要还是依靠麻醉医生的临床经验来确定。

据一个多中心临床报道,丙泊酚 TCI 诱导与人工诱导进行比较。对 562 例年龄 18~85 岁,来自 29 个医疗中心的患者,以对口头指令反应丧失为意识消失的指征,人工诱导组采用注射泵以 1200mL/小时的速度注射丙泊酚。TCI 诱导组,血浆靶浓度根据麻醉医生经验来选择。结果 TCI 组平均靶浓度为 5.7μg/mL (2.5~12.0μg/mL)。意识消失时丙泊酚用量为 (1.69±0.50)mg/kg,明显低于人工诱导组的丙泊酚用量[(2.31±0.75)mg/kg,$P<0.01$]。意识消失时间,TCI 诱导组为(71±54)秒,高于人工诱导组[(61±31)秒,$P<0.05$]。患者麻醉前 ASA 分级不同明显影响 TCI 靶浓度。

丙泊酚 TCI 静脉诱导意识消失所需的时间长短与所选的靶浓度有关。来自国内的经验是将丙泊酚诱导靶浓度分别设置为 4μg/mL、5μg/mL、6μg/mL 三组,在与咪达唑仑(0.02mg/kg)和芬太尼(2μg/kg)联合诱导下,意识消失所需时间随所设靶浓度的增高而减少。意识消失时三组患者的效应室浓度都尚未达到预定靶浓度,均<3μg/mL。而丙泊酚的用量三组大体相近,BIS 也均降至约 60。3 分钟后行气管插管,此时三组效应室浓度已接近该组的预设靶浓度,BIS 也降至约 45。尽管三组效应室浓度不同,但是三组均无气管插管的心血管反应(血压、心率)。

三、静脉麻醉联合诱导

联合诱导是两种或多种不同麻醉药物的联合应用,以达到作用相加或协同的目的,从而可以减少麻醉药各自的用量,减轻可能产生的不良反应。例如,巴比妥类药物硫喷妥钠与苯二氮䓬类药物咪达唑仑联合诱导可以产生明显的协同作用。因为二者共同作用于 GABA 受体。因此在应用联合诱导时,TCI 丙泊酚的靶浓度应适当降低。

用咪达唑仑 0.02mg/kg 与丙泊酚联合诱导,此量仅相当于咪达唑仑产生意识消失 ED50 的 1/10。咪达唑仑联合诱导较单纯用丙泊酚诱导明显减少意识消失时的丙泊酚用量(两药呈协同作用)。而用阿芬太尼 0.02mg/kg 与丙泊酚联合诱导,虽然也减少丙泊酚用量,但两药呈相加作用。如将咪达唑仑 0.02mg/kg、阿芬太尼 0.02mg/kg 与丙泊酚联合诱导,可将丙泊酚诱导意识消失的用量平均减少 86%。

第 3 节　麻醉维持

一、静脉麻醉维持期间给药速率的计算

理论上静脉麻醉维持给药速率应等于药物从体内的总清除率(Cls)乘以血浆浓度。为了维持一个稳定的靶浓度(C_T),给药速率应与药物从体内排除的速率相等:

$$静脉麻醉维持的给药速率=C_T×Cls$$

此计算公式概念浅显易懂,但它不适用于多室模型的静脉麻醉药长时间持续输注时的药代动力学特征。药物的消除和分布是同时进行的,且随着给药时间的延长,药物从中央室分布到周边室的量逐渐减少,其给药量也应随之减少,即以指数衰减形式输注给药:

$$维持给药速率=C_T×V_1×(k_{10}+k_{12}e^{-k_{21}t}+k_{13}e^{-k_{31}t})$$

临床医师显然不会用此公式去计算给药速度,但有依据此公式提供的计算好的给药模式,例如,维持 1.5ng/mL 芬太尼血药浓度,给药速率可按下列步骤操作:最初 15 分钟速率为 4.5μg/(kg·h);15~30 分钟速率为 3.6μg/(kg·h);30~60 分钟速率为 2.7μg/(kg·h);60~120 分钟速率为 2.1μg/(kg·h)。尽管此模式也可提供较精确的血药浓度,但显然不如 TCI 系统计算机控制给药速率来得更为方便。

二、静脉麻醉维持期间靶浓度的调节

(一)手术伤害性刺激对 TCI 靶浓度的影响

手术的伤害性刺激程度在手术中并非一成不变的,不同程度的伤害性刺激,如气管插管、切皮等,所需的血浆靶浓度也不同。TCI 系统只能帮助计算和快速达到所选定的靶浓度,术中伤害性刺激的变化、患者的反应性变化,都要麻醉医生随时观察,及时调整靶浓度。表 4-3-1 列出手术中不同条件下常用静脉麻醉药所需的血浆浓度范围。应该注意的是,提前预防性地改变靶浓度来对抗伤害性刺激,比伤害性刺激后机体出现反应才处理要平稳得多,对机体的干扰和影响也小得多。

(二)TCI 系统如何降低靶浓度

TCI 系统提高靶浓度比较好实现,计算机根据药代动力学原理,计算出给药模式和泵速,可以很快达到麻醉医生预期设置的靶浓度。然而用 TCI 系统降低靶浓度,计算机所能做的工作就是停泵,然后完全依赖该药在体内的重新分布与代谢。根据药代动力学参数,计算出何时下降到麻醉医生预期设置的靶浓度,再重新开启注射泵维持该靶浓度。这方面,TCI

表 4-3-1　外科手术时所需麻醉药血浆浓度

药物	切皮	大手术	小手术	自主呼吸	清醒	镇痛或镇静
阿芬太尼(ng/mL)	200~300	250~450	100~300	<200	–	50~100
芬太尼(ng/mL)	3~6	4~8	2~5	<1	–	1~2
苏芬太尼(ng/mL)	1~3	2~5	1~3	<0.2	–	0.02~0.2
雷米芬太尼(ng/mL)	4~8	4~8	2~4	<1	–	1~2
丙泊酚(μg/mL)	2~6	2.5~7.5	2~6	–	0.8~1.8	1.0~3.0
依托咪酯(ng/mL)	400~600	500~1000	300~600	–	200~350	100~300
氯胺酮(μg/mL)	–	–	1~2	–	–	0.1~1.0
咪达唑仑	–	50~250(与阿片类药合用)	50~250(与阿片类药合用)	–	150~200,20~70(与阿片类药合用)	40~100

不如吸入麻醉可以人工干预,通过加快药物从呼吸道的排除,降低吸入麻醉药的靶浓度。

　　过去认为,药物在体内下降的快慢主要取决于药物消除半衰期的长短。理论上,一般经过4~5 个半衰期,体内的药物基本排除。目前又提出一个新的概念:药物持续输注后半衰期。

(三)持续输注后半衰期

　　持续输注后半衰期是指维持恒定血药浓度一定时间后停止输注,中央室的药物浓度下降 50% 所需的时间。其意义在于它不同于药物消除半衰期($t_{1/2\beta}$)。研究表明,某些具有较长的 $t_{1/2\beta}$ 的药物可以具有较短的持续输注后半衰期。例如,苏芬太尼的 $t_{1/2\beta}$ 比阿芬太尼要长,但如持续输注 8 小时,停止输注后,苏芬太尼较阿芬太尼恢复要快,即持续输注后半衰期要短,反之亦然。

三、麻醉性镇痛药的应用

　　镇痛是全身麻醉中的重要组分,也是全凭静脉麻醉中的重要成分。TCI 静脉麻醉中同样需要应用麻醉性镇痛药和肌肉松弛药。表 4-2-1 可以看出麻醉中是否复合用麻醉性镇痛药,对 TCI 丙泊酚靶浓度影响很大。至于麻醉性镇痛药的用法,可以根据经验和临床需要单次或分次注射,也可以持续输注。目前已有 TCI 系统应用麻醉性镇痛药的方法。

(一)适用于 TCI 系统的理想镇痛药应该具有以下条件

　　(1)在血与效应室之间的转运非常迅速。

　　(2)停药后药物浓度迅速下降。

　　(3)达到患者清醒和不抑制呼吸的水平。

(二)阿片类药持续输注较间断给药的益处

(1)减少总用药量。

(2)血流动力学稳定。

(3)减少不良反应。

(4)减少追加。

(5)意识恢复迅速。

(三)雷米芬太尼

雷米芬太尼是近年阿片类药药理学上的新发展,雷米芬太尼有独特的代谢机制——被非特异性的水解酶持续水解,因此其恢复几乎不受持续输入时间的影响。雷米芬太尼持续输入长达 10 小时,其持续输注后半衰期始终不变,在长时间输注后的恢复方面,较其他几个阿片类药有很大优势。雷米芬太尼镇痛效能不减,术后无呼吸抑制之虑。相反,由于代谢过于迅速,停药后镇痛作用很快消失,没有术后镇痛作用成为其缺点。

四、效应部位的浓度

TCI 以血浆药物浓度为指标,而效应部位(室)药物浓度不等于血浆药物浓度,常常出现滞后现象。TCI 应以效应部位浓度为目标,而目前又无法测定效应部位的药物浓度,因此引出 k_{e0} 和 $t_{1/2}k_{e0}$ 的概念。

(一)k_{e0}

k 为一级速率常数,表示单位时间内药物的转运量与现有量之间的比值,例如 k=0.1/小时,表示剩余药量中每小时有 10% 被转运。e 表示效应室;O 表示体外。k_{e0} 本应是药物从效应室转运至体外的一级速率常数,而目前通常用来表示药物从效应室转运至中央室的速率常数,即反映药物在中央室和效应室之间的平衡速度。药物的 k_{e0} 越大,平衡的时间越短。例如丙泊酚 k_{e0} 为 0.239/分钟,是芬太尼(k_{e0} 0.105/分钟)的两倍,丙泊酚效应室达峰时间也几乎是芬太尼的两倍。

(二)$t_{1/2}k_{e0}$

维持一个稳态血药浓度时,效应室(生物相)浓度达到血浆浓度 50% 时所需的时间为 $t_{1/2}k_{e0}$,可用 $0.693/k_{e0}$ 来计算。

五、静脉麻醉中知晓

本文仅涉及静脉麻醉中知晓的某些特殊性问题。麻醉中知晓包括外显记忆和内隐记忆,一般来说,麻醉下记忆的丧失是呈剂量相关的。表 4-3-2 可以看出,患者术中的记忆功能随着麻醉药剂量的增加逐渐下降。

镇静剂量的丙泊酚尚不能完全消除外显记忆,更不能消除内隐记忆。文献报道,丙泊酚输注速率达 110μg/(kg·min),患者意识消失。但有学者报道,对一组患者使用丙泊酚 110μg/(kg·min)复合硬膜外阻滞维持麻醉,根据患者脑电 BIS 的反应,分成 BIS<60 组和 BIS>60 组。两组的 BIS 有显著性差异(72±10.51 与 56±11.86,$P<0.05$),但是无论 BIS>60 还是<60,两组患者麻醉中的内隐记忆都存在。业已证实,临床认为满意的静脉麻醉,BIS 维持在 40~60,大脑处理听信息的过程仍可发生。大脑仍能接受听刺激,并在一个相当复杂的水平处理这些听信息。即临床满意的麻醉下仍可存在某些形式的记忆,特别是内隐记忆。新近功能型脑成像技术已开始揭示内隐记忆的解剖学基础和证据。

然而记忆只能靠术后调查才能发现。如何在麻醉中确保患者没有记忆,没有知晓,目前一个重要的发现就是中潜伏期听觉诱发电位指数(MLAEP)与麻醉下内隐记忆之间的联系。听觉诱发电位指数可以作为麻醉下内隐记忆的一个监测指标,它比 BIS 在反映意识的转变和有无记忆方面要更加精确。

表 4-3-2　丙泊酚镇静与记忆功能

丙泊酚剂量	外显记忆保存
8μg/(kg·min)	88%
17μg/(kg·min)	86%
33μg/(kg·min)	65%
67μg/(kg·min)	18%

第 4 节　麻醉恢复

一、药代动力学特性对麻醉恢复的影响

药物持续输入停止后,药物浓度的下降比负荷剂量给药后的下降要慢。这与输入时间的长短有关。输入时间越长,停止输入后药物在血中效应室衰减得就越慢。这一现象的发生是因为随着输入时间的延长,大的周边室里药物已渐渐地充满,导致周边室和中央室浓度梯度减少,停药后药物由中央室向周边室分布减慢,当中央室的药物浓度小于周边室的药物浓度时,药物将反向流动。输入时间更长的话,周边室和中央室最终达到平衡,此时继续输入将不会再增加停止输入后药物浓度的衰减变慢的情况。由于硫喷妥钠的清除速率很

慢,甚至较短时间的输注后,血中药物浓度从适当麻醉深度恢复过来也要很长时间。前文提到持续输注后半衰期的概念,硫喷妥钠属于有较长的持续输注后半衰期的药物,显然不适合用于静脉麻醉的维持,更不适用于 TCI。而丙泊酚、雷米芬太尼有优越的药代动力学特点,长时间持续输入停药后恢复十分迅速。

二、根据药代动力学预测麻醉恢复

(一)TCI 技术计算药物浓度的下降

TCI 系统根据药代动力学原理可以快速正确地调控血浆中麻醉药和镇痛药的靶浓度,计算并显示效应室的浓度变化。停药后 TCI 系统仍可以继续计算和显示血浆和效应室浓度的下降情况。根据临床经验和药物的治疗窗,可以准确地了解到患者的血药浓度是否已达到清醒或镇静水平。

(二)药代动力学和药效学模型预测麻醉药物的恢复时间

利用药代动力学和药效学模型,可以预测效应室药物浓度从麻醉状态降至苏醒并可以拔除气管导管的时间。例如从表 4-2-2 可以看出,苏芬太尼在麻醉恢复期达到满意通气水平的血药浓度为 0.25ng/mL。如果术中维持苏芬太尼血药浓度 0.5ng/mL,持续 2 小时。停药后,持续输入 120 分钟,停药后血浆药物浓度下降 50% 大约需要 30 分钟,也就是说 30 分钟后血浆中的苏芬太尼浓度将从 0.5ng/mL 降至 0.25ng/mL,达到了恢复满意通气的水平,可以拔除气管内导管。

第 **5** 章

吸入全身麻醉

第1节　吸入全身麻醉的基本概念

　　吸入全身麻醉是通过吸入麻醉药在中枢发挥药理作用完成的。正是吸入麻醉药特殊的理化性质,使吸入全身麻醉的实施有别于静脉全身麻醉。通过高精度的蒸发器,吸入药物随新鲜气体进入肺内,经过血液循环到达中枢。因此整个实施过程包含了吸入药物的药代和药效动力学以及药物经呼吸循环运输过程中的众多基本概念。

一、吸入麻醉药物相关的药理概念

　　挥发性麻醉药往往以气体的形式摄入体内。其吸收、转运、代谢和清除以及在中枢的作用与其理化性质密不可分。

(一)蒸汽压

　　挥发性麻醉药从液态挥发成气态受两个因素影响,即温度和气压。当温度高于临界温度时,无论在多大的大气压下均呈气态。气态的药物具有一定的蒸汽压,当气态与液态成平衡状态时,该蒸汽压为饱和蒸汽压(SVP)。饱和蒸汽压越大,麻醉药的挥发性越强。早期的吸入麻醉采用点滴面罩吸入的方式是依赖于乙醚或氯仿具有高挥发性的特点。目前的汽化蒸发器也是基于此原理,当新鲜气体如空气或氧气经过蒸发器时带出的就是吸入药物的饱和蒸汽。吸入药物从液态挥发成气态时,会带走部分热量(挥发热)而使吸入药物液态温度降低。由于饱和蒸汽压会随温度降低而降低,这样输出的药物蒸汽浓度也随之减少。因此汽化蒸发器的缺点在于需要温度补偿来保证药物输出量的恒定。

(二)溶解度

　　吸入麻醉药在血和脑中的溶解度非常重要,决定其通过肺泡-毛细血管膜以及血脑屏障的能力。溶解度可以用分配系数来衡量,如血/气分配系数、油/气分配系数等。所谓分配系数是指在一个标准大气压下,在正常体温如 37℃时,当气体弥散处于平衡相(即各分压差为零)时,在不同递质中的分布量的比值。血/气分配系数是指在正常温度条件下达到气相平衡时在血中溶解的挥发性麻醉药物浓度与吸入浓度的比值。当吸入麻醉药进入肺泡后,只有溶解在血液中的药物才能进入循环;同样在到达中枢后,只有溶解在脑组织中的药物才能发挥作用。因此,麻醉诱导和恢复的速度与药物吸收或清除的量没有关系,而取决于其在肺泡或脑中的分压。具有高血/气分配系数的吸入麻醉药,其在血液中的溶解度大,药物会持续地从肺泡中不断溶解在血液中,因此需要很长的时间才能使肺泡浓度(分压)和吸入浓度(分压)平衡。当达到稳态时,肺泡内的吸入药浓度可以理想地认为和脑中的吸入药物浓度相当,因此该药物的诱导和恢复速度较慢。理想的吸入麻醉药状态应该是血/气分配系数小,因而起效快。油/气分配系数与麻醉药的效能呈正相关,主要因为神经组织多由脂质组成,油/气分配系数大意味着神经组织分布的药物量多、药效强。由此可见,血/气分配系数越小,药物起效和恢复越快,但麻醉效能越低,需要更高的吸入浓度才能达到一定效用。

(三)麻醉效能

所谓麻醉效能是一个相对的概念。因为全身麻醉包括意识消失、无痛和制动等。每种麻醉药的效能实际上是对几种药效指标的综合,而非单指一种。吸入麻醉药可产生镇静催眠、镇痛和制动等作用,而制动是最容易测定的指标。据文献,最小肺泡浓度(MAC)为吸入麻醉药产生制动作用的指标。1.0 MAC 的定义为:在一个标准大气压下,能使 50%的患者对手术刺激(如切皮)不产生体动反应的最小吸入麻醉药肺泡浓度。它所代表的是一个群体中的平均浓度。需要明确的是, 该 MAC 仅仅衡量的是吸入麻醉药抑制伤害性刺激所引起的体动反应,这种反应是脊髓介导而不是大脑。也就是说,吸入麻醉药对大脑的抑制作用是不能直接用 MAC 来反映的。吸入麻醉药引起脑电图变化和制动之间没有明确的相关性。

吸入麻醉药另一个明确的效应为意识消失。其镇静效应可以表现为患者对指令无反应。通常采用苏醒 MAC 值来表示,即麻醉患者意识恢复到对指令有反应时的最小肺泡浓度。表 5-1-1 列出了常见吸入麻醉药的 MAC 和苏醒 MAC 值。可以看出苏醒 MAC 值的变化程度小于 MAC。

表 5-1-1　常用吸入麻醉药的 MAC 和苏醒 MAC 值

	MAC	苏醒 MAC 值
N_2O	105	65
氟烷	0.8	0.38
恩氟烷	1.7	0.5
异氟烷	1.2	0.36
七氟烷	1.8	0.67
地氟烷	6.5	2.6

1.影响 MAC 的因素

人为定义的 MAC 会因为各种因素的影响发生变化。如果忽略测量等因素,MAC 值会因下列因素而不同。

(1)体温:挥发性麻醉药是以气体形式进入体内,在正常体温范围内其理化性质较为稳定,因而对 MAC 值的影响较小。但超出一定温度范围,MAC 会受温度变化的影响,动物实验表明 MAC 会随温度降低而降低。当体温从 38℃降低 10℃,MAC 会减少近 50%。在 20~39℃范围内 MAC 呈直线变化,但低于 20℃,麻醉药的需要量几乎为零。但对于笑气则变化不大。具体的机制尚不明确,推断与挥发性麻醉药在脂质中的溶解度随温度降低而增加,从而增加在神经脂质膜中的含量有关,另外可能与温度降低造成的代谢率降低有关。

(2)年龄:荟萃分析表明对于年龄大于 1 岁的患者,每增加 10 岁,吸入麻醉药的 MAC 值降低 6%,而笑气则降低 7.7%。同样苏醒 MAC 值也会随年龄增高而降低。随着呼气末二氧化碳和体温已经成为麻醉的常规监测项目,目前很多麻醉机和气体监护仪均有 MAC 值的年龄校正值。这些监护仪需要输入患者的年龄,否则机器则根据默认 40 岁的年龄来计算 MAC 值。

(3)麻醉药物:最常见的是笑气对 MAC 的影响。吸入 60%的笑气可以不同程度地降低挥发性麻醉药的 MAC 值,如成人同时吸入 60%的笑气可以降低地氟烷的 MAC 值达 45%~53%,在老年人(>65 岁)可降低 68%,而在儿童可降低 22%~26%。研究表明咪达唑仑和芬太尼等药物联合使用时也可降低吸入麻醉药的 MAC 值。

(4)其他:代谢性酸中毒、贫血等可以降低 MAC;而甲状腺功能亢进和长期饮酒可以增加 MAC。

2.MAC 对吸入麻醉的意义

(1)吸入麻醉深度的判断:MAC 用于判断麻醉深度基于很多假设,吸入麻醉药在肺泡内的分压与中枢神经系统分压达到平衡,即达到"稳态"时,此时呼气末药物浓度可以代表其在中枢的浓度。通常情况下脑的血流灌注很大,当吸入一定量的挥发性麻醉药后约 15 分钟即可使呼气末药物与肺泡、动脉血及脑达到平衡。有研究测量了氟烷在呼出气浓度与动脉血浓度之间的差值,认为当吸入药浓度与呼出气浓度差值小于 10%时,呼气末与动脉血浓度的差值可以更小。因此 MAC 概念的贡献之一就是通过呼气末浓度来判断麻醉深度,也可以说,MAC 值用来反映量效关系。很多人用不同的数学统计方法推算呼气末浓度与药效反应之间的关系,包括非线性逻辑回归。这样推算出从 50%到不同百分数的预测概率,如 95%患者不发生体动时的 MAC 值。但其缺点是应用 MAC 值的倍数或分数无法得出相应的概率,临床上也很难连续测定药物的效应。

(2)吸入麻醉机制的研究:MAC 的概念类似于量效关系,其量效曲线反映的是量化的累积群体剂量-反应曲线。切皮 MAC 量效曲线的斜率不同于苏醒 MAC 曲线的斜率,表明同一吸入麻醉药的不同作用位点。另一方面,对于个体与群体的曲线关系,同一浓度产生效应差异(阈值变化),而同一效应在不同个体中存在浓度差异(敏感度变化),因此似乎可以推断,麻醉药的作用靶分子存在不同类型的离子通路或信号传递途径。

二、吸入麻醉药物在体内过程的基本概念

(一)吸入药浓度

吸入药浓度也称为吸入药分压(Fi)。由于挥发性麻醉药以气体形式通过压力梯度进入体内,经过蒸发器后进入体内前的原始浓度(或分压)为吸入药浓度。其决定因素主要来源于蒸发器和新鲜气体流量,两者为乘积关系。设定蒸发器麻醉药浓度越高,输出麻醉药的浓度越高;同样,新鲜气体流量越大,吸入药分压越大。如果新鲜气流量大于患者的分钟通气量时,蒸发器所指示的麻醉药浓度与吸入浓度基本近似;但如果分钟通气量大于每分钟气体总流量,由于受麻醉回路内呼出浓度的影响,吸入浓度则偏低。

(二)肺泡气浓度

肺泡气浓度(Fa)是吸入麻醉药进入体内后在肺泡内的终末浓度。麻醉药通过肺内交换进入血液循环,最终到达中枢神经系统。当麻醉达到平衡时,各组织内的麻醉药分压应该接近相同且与肺泡内分压一致。而肺泡气麻醉药浓度(Fa)接近吸入气麻醉药浓度(Fi)的速度取决于麻醉药的吸入浓度和肺泡通气量。肺泡通气量越大,相当于吸入肺泡的量增大,可使肺泡气麻醉药浓度迅速上升(即 Fa/Fi 比值增大并迅速接近 1),因此可加速麻醉诱导。该过程类似预充氧,其在短时间内(2 分钟)可使氧浓度提升至 95%。吸入浓度越大,麻醉药的分压差越大,向肺泡内扩散越快,达到平衡所需要的时间就越短。在诱导期间增大吸入浓度和肺泡通气量均能使肺泡内吸入药浓度快速升高。

(三)时间常数

时间常数是反映肺泡气浓度变化快慢的一个指标。在一定容积内的气体浓度,用另外的气体去改变其浓度所需要的时间;或者认为以一定的新鲜气体流量灌注一定容量的容器,当容器中的气体有 63.2% 被新鲜气体所占据时,所需的时间称为 1 个时间常数。所以时间常数(分钟)=容积(mL)/流量(mL/min)。也就是说用新鲜气体换取该容积内气体交换所需要的时间指标,该常数的时间值往往取决于气体流量的大小。当达到 3 个时间常数时,容积内已有 95% 的气体被新鲜气体混合占据(达到 7 个时间常数时容积内的新鲜气体占 100%),即可以看作完成吸入麻醉诱导时的吸入过程。在吸入麻醉诱导时,要考虑的容积包括麻醉机回路的空间以及全肺容量的空间,因此建立有效的肺泡气麻醉药浓度的时间常数公式为:

时间常数=(麻醉回路容积+全肺容积)/(新鲜气流量–体内麻醉药摄取量)

如果麻醉回路容积和全肺容积以及体内摄取量已知,则时间常数与诱导时的新鲜气流量成反比,当流量从高变低时,时间常数明显延长。若需快速改变环路内或肺泡内麻醉气体的浓度(吸入麻醉加深或减浅)时,应增加新鲜气流量。肺的功能残气量也是影响肺泡气浓度的一个重要因素。肺泡通气量一定时,功能残气量越大,时间常数延长,肺泡气麻醉药分压升高就慢,反之,升高就快。麻醉药溶解度越小、组织吸收量越少,其时间常数值越小,完成诱导时吸入过程的时间也就越短。哮喘和支气管炎能够延长时间常数;而成人呼吸窘迫综合征(ARDS)则能缩短时间常数。

(四)浓度效应

吸入麻醉药浓度越高,肺泡内药物浓度上升越快的现象称为浓度效应。吸入麻醉药的溶解度较大,造成有更多麻醉药以溶解的形式通过肺泡进入血液,麻醉药被摄取后单位时间存留在肺泡中的麻醉药浓度就会随之减少,Fa/Fi减小,直到新一轮呼吸补充吸入麻醉药进入肺泡。当摄取越多,Fa/Fi就越小,反之,摄取越少,Fa/Fi越大。更重要的意义在于如果吸入药浓度较低,尽管绝对摄取量较小,但肺泡内麻醉药浓度下降程度更大。假设肺泡的单个容量为10mL。氟烷的初始浓度为10%,当有一半的氟烷(0.5mL)转运之后,氟烷的肺泡浓度在下一次呼吸之前下降为5%;同样,当氟烷容积为8mL,O_2为2mL。氟烷的初始浓度为80%,当有一半的氟烷(4mL)转运之后,氟烷的肺泡浓度在下一次呼吸之前下降为66%。说明吸入浓度越高,肺泡浓度增加越快。

(五)第二气体效应

影响浓度效应的因素同样也影响着同时吸入的麻醉气体。所谓第二气体效应即同时吸入笑气(第一气体)和另一种吸入麻醉药(第二气体)时,由于笑气被摄取入血,第二气体在肺泡中的浓度会因此增加的效应。通常第一气体的肺泡浓度较高,转运入血的量较大,肺泡内可产生类似“负压”的效果,引起吸气量的增加,补充被摄取的容积。这种被动的补偿可以加快吸入麻醉药进入肺泡,从而增加其在肺泡中的浓度。另外浓度效应也是产生第二气体效应的因素之一。因此在麻醉诱导时使用笑气会加速诱导时间。第二气体效应对于溶解度较大的吸入药(如氟烷),其效应要比溶解度较小的(如七氟烷)更为显著。虽然从理论上倒推麻醉恢复时使用笑气会加快苏醒时间,但对这种所谓的“反第二气体效应”尚存在一定的争议,对于不同的实验方法、患者选择和吸入麻醉药等会有不同的结果。

(六)影响吸入麻醉药摄取转运的因素

虽然越来越多的证据都表明吸入麻醉药的作用部位在脊髓水平,但出于讨论的方便,仅把药物的作用部位认为在大脑。药物离解状态的分子浓度是作用于中枢神经系统的关键。因此,吸入药物从肺泡转运到中枢神经系统会受到如下因素的影响。

1.血/气分配系数

如果吸入药的血/气分配系数低，则表明单位时间有更少的药物分子转运到肺毛细血管。其意义比油/气分配系数低的药物 MAC 值大更为重要。

2.血流灌注

血流灌注多的组织，药物运送的量也大，其分压也越大。麻醉药的摄取主要包括药物迅速"吸入"肺的功能残气量，然后向组织扩散。组织摄取的速率不仅与血流灌注有关，而且受药物溶解度和组织容积的影响。

3.通气量

通气量增加可以"吸入"更多的麻醉药，尤其是刚开始吸入时，Fa/Fi 会上升很快。当肺内逐渐充满吸入药物时，药物的溶解度大小会对 Fa/Fi 产生对抗。溶解度大的吸入药会使 Fa 减少，此时增大通气量能及时补偿被摄取的药物。

4.浓度梯度

药物扩散与浓度梯度成正比。如果蒸发器开启浓度越大，药物从肺泡到血液的速度会越快。与周围组织的浓度梯度大，向外周扩散的药量就越大。但扩散的速率与组织的分配系数有关，即与组织的亲和力有关。某个组织中药物分压随时间的改变受灌注和扩散的影响。当达到平衡时各组织间的分压相等，但达到平衡的时间会很长。经过快速摄取后，药物在组织间的扩散就显得很重要，特别是在麻醉恢复期。药物在组织间的扩散速率是一定的，是不同吸入麻醉药的 MAC 切皮差异大，而 MAC 苏醒却差异小的原因。

5.心排血量

这也是影响血流灌注的主要因素。心排血量减少，血流灌注减少，输送到组织中的药物减少。但是由于脑血流具有自主调节功能，即其血流灌注并未减少，而从肺摄取的药量是不变的，这样单位时间里转运到脑组织中的药量反而是增加的，因此诱导更迅速。

6.其他

如肺泡跨膜速率。麻醉药物通过肺泡毛细血管跨膜转运至血液循环。当肺泡膜出现增厚、水肿、纤维化和面积减少等因素时，跨膜转运的麻醉药摄取将会减少。另外麻醉药物跨膜转运的速率也与药物分子量的平方根成反比(Graham 定律)，分子量越大，跨膜转运速度越慢。

三、吸入全身麻醉的特点

尽管静脉全身麻醉的理论与实践在近年已得到不断的更新和完善，但目前吸入全身麻醉仍然在全身麻醉中占有较大的比例。其简便、安全的特点一直受到很多麻醉医师的青睐。

(一)吸入麻醉药的药效作用全面

从乙醚吸入麻醉开始,吸入麻醉药的药效作用即较为全面。单一使用吸入麻醉药就可以达到遗忘、无痛甚至肌肉松弛的理想麻醉状态。尽管在实际临床应用中很少单一使用吸入麻醉药来完成麻醉,但其全面的药理效应一直占有优势。现有的研究表明吸入麻醉药通过不同途径作用于中枢,如干扰突触前神经末梢释放神经递质来阻断突触传递,改变神经递质的再摄取,改变突触后受体结合部位,或者影响激活突触后受体的离子转导等。直接作用或通过产生第二信使间接作用于神经元胞浆膜均是可能的相关机制。其中蛋白受体假说较能说明吸入麻醉药的药效曲线陡直的特点。GABA受体假说认为吸入麻醉药激活超极化细胞膜,并抑制钙离子和谷氨酸通道阻止神经递质的释放。这些可能的机制与其他镇静镇痛药的作用机制有共同之处,提示吸入麻醉药的作用具有镇静镇痛等较为全面的效应。

近期的研究表明一些吸入麻醉药具有"预处理"特性,能够保护缺血再灌注损伤,对于围术期心脏高风险的患者具有一定的心肌保护作用。美国心脏病协会也提出对具有心肌缺血风险的患者在非心脏手术的麻醉维持中使用吸入麻醉药有一定益处。但是预处理的效能与给药的时间和时长相关,且心肌保护的分子机制尚未明确。虽然这种器官保护作用目前仅限于心脏,但仍然有些研究提示对肾、肝、肺和脑等器官可能具有潜在的保护作用。

(二)吸入麻醉的给药途径简便易行

现代吸入麻醉均通过麻醉机中的蒸发器随新鲜气流由患者呼吸道进入。无论采用气管插管或是置入喉罩,只要保证气道通畅和通气正常,吸入麻醉的实施就非常简便易行。只需将蒸发器开启相应的浓度,就可以迅速实施麻醉。尤其是对于不易或无法建立静脉通路的患者(如婴幼儿或重度病理性肥胖等患者),吸入全身麻醉具有较大的优势。另外,有些椎管内麻醉或区域阻滞效果欠佳时,可以置入喉罩辅助吸入麻醉以达到完善的麻醉效果。

静脉给予吸入麻醉药一直处于研究阶段。直接注射挥发性麻醉药可迅速引起低血压、酸中毒、低氧、束支传导阻滞、肺水肿甚至死亡。但是动物实验中注射乳化的异氟烷能够成功诱导麻醉,而且恢复较丙泊酚更快。给兔静脉注射乳化恩氟烷、异氟烷和七氟烷没有血流动力学方面的不良反应,而且可以产生类似挥发性麻醉药的早期和晚期预处理效应。

(三)吸入麻醉易于调控

吸入麻醉药通过肺交换进入体内,控制吸入麻醉药的摄入量即可方便调节麻醉深度,从而完成麻醉的诱导、维持和苏醒。

1.吸入麻醉的分期

据文献报道,乙醚麻醉分期是以意识和痛觉消失、反射抑制、肌肉松弛以及呼吸循环抑制的程度为标准的。目前较为统一的吸入麻醉分期如下。

(1)第一期(镇痛期):全身麻醉诱导开始至患者意识完全消失,此期患者痛觉、触觉、听觉消失,但反射存在,肌张力正常。

(2)第二期(兴奋期):表现为神经脱抑制兴奋的特点,对伤害性刺激的反应增强,临床表现为:吞咽、呕吐、喉痉挛、高血压、心率增快、不能控制的体动反应、瞳孔扩大、不能凝视、呼吸不规则及屏气等。诱导期间需要快速通过该期。

(3)第三期(手术麻醉期):达到一定的麻醉深度,双目凝视、瞳孔收缩、呼吸规则、血压平稳和肌肉松弛。麻醉深度能够满足手术疼痛刺激,且不引起躯体反射或有害的自主反应。

(4)第四期(延髓麻痹期):麻醉深度过深、呼吸停止、瞳孔散大、低血压,逐渐加重导致循环衰竭。此期的麻醉深度必须立即减浅。

现代吸入全身麻醉由于肌肉松弛药的应用,肌松和呼吸抑制的程度已经不能作为判断麻醉深度的标准,在临床上已经较难观察到上述典型的吸入麻醉分期。

2.麻醉诱导

目前大多数患者的诱导方式是静脉诱导,主要是基于两方面,一是除七氟烷和地氟烷外,其他常用的卤化吸入麻醉药的血气分配系数较大,起效较慢;另一方面很多吸入麻醉药有一定的异味且对呼吸道具有一定的刺激性,诱导时难以让患者接受。尽管如此,采用吸入麻醉药诱导也不失为一种好的选择。尤其对于婴幼儿,可以让他们在家人的怀里拿着带香味的面罩(以减少药物刺激),通过几次深呼吸即可使意识消失。

3.麻醉维持

在麻醉维持中,吸入药物随新鲜气体不断进入,通过浓度梯度由肺进入中枢神经系统发挥麻醉作用。因此只要开启蒸发器至临床合适的浓度即可维持良好的麻醉深度,并且通过调整蒸发器浓度以满足不同手术刺激的需要。如果具备麻醉气体监测的条件,麻醉医师可以更加明确地了解吸入麻醉药的浓度变化以利于对麻醉维持的调控。

4.麻醉苏醒

由于吸入麻醉药在体内分解代谢较少,大多数可经气道以原形排出。当关闭蒸发器停止吸入药,通过新鲜气流的"洗出"可以让麻醉药经气道排出,减浅麻醉让患者苏醒。

第2节 吸入全身麻醉的实施方法

一、吸入麻醉方式的分类

(一)按麻醉通气系统分类

麻醉通气系统是指从麻醉机将麻醉气体传输到患者的呼吸系统,也称为麻醉回路。它包括贮气囊、呼吸管路和减压阀,可以完成保留患者自主呼吸、间歇正压通气等呼吸模式。麻醉回路必须能使患者获得满意的通气而且不能增加呼吸功和无效腔量。同时麻醉回路的设计要能够清除患者排出的二氧化碳,以避免二氧化碳的重复吸入引起高碳酸血症。重复吸入的程度取决于呼吸回路的设计、通气模式、新鲜气流量和患者呼吸系统的情况。当新鲜气流量大于肺泡气或者在回路中设有二氧化碳吸收罐时可以清除回路中的二氧化碳。

传统按照呼吸气体与大气接触方式、重复吸入程度以及有无贮气囊和二氧化碳吸收装置,可以将麻醉通气系统分为开放法、半开放法、半紧闭法及紧闭法四种(表5-2-1)。也可以根据有无重复吸入简单分为无重复吸入系统和重复吸入系统。

1.开放式

常见于点滴乙醚或氯仿开放吸入麻醉。将乙醚滴在含有数层纱布的面罩上由患者吸入。开放式呼气通向大气,完全不再吸入,所以呼吸阻力小,不易产生二氧化碳蓄积,比较适宜婴幼儿麻醉。但麻醉药消耗较多,手术室空气污染严重。

2.半开放式

开放式及半开放式呼气均通向大气,吸气主要由供气装置供给新鲜气流。有文献根据有无活瓣、储气囊及新鲜气流的入口位置,将此系统分为 A、B、C、D、E、F 六种。

(1)Mapleson A 系统:又称为 Magill 通气系统,是目前仍有使用的半开放通气系统。特

表 5-2-1 按通气系统分类吸入麻醉方法及其特点

	与大气的关系		重复吸入	二氧化碳吸收罐	贮气囊	气体
	吸气	呼气				
开放法	空气进入	排向空气	无重复吸入	无	无	空气
半开放法	部分空气进入	全部排向空气	无重复吸入	无	有	空气
半紧闭法	无空气进入	部分排向空气	部分重复吸入	有	有	O_2/N_2O
紧闭法	无接触	无接触	全部重复吸入	有	有	O_2/N_2O

别适合在自主呼吸情况下使用,新鲜气流从麻醉机气体出口流入,呼气的活瓣靠近患者端以减少无效腔。在自主呼吸情况下,呼吸周期有三相:吸入相、呼气相和呼气暂歇期。当患者开始吸气时,气流是从贮气囊(约 2L)吸入患者体内。呼气相时通气管中混合了呼出的无效腔气和新鲜气流。当无效腔内的气体经管道流向储气囊时,新鲜气流也从供气装置流入储气囊。随着呼气的延续,管道内的压力增大,导致放气活瓣开放,使肺泡内的气体优先呼出。在呼气暂歇期,新鲜气体不断地进入也会将剩余的肺泡气排出体外。在新鲜气流量足够大的情况下,储存在管道内的肺泡气在下一次吸气相之前就被完全排出而不会造成重吸入。但如果新鲜气流量不大,无效腔通气仍滞留于管道中,下一个自主吸气开始时,患者首先吸入管道内的无效腔气体,接着吸入储气囊内储存气体及新鲜气流。因此调节新鲜气流量就可以在吸气开始时保证通气管路中仅有新鲜气体。所以,在没有二氧化碳吸收罐的通气系统中且没有漏气的情况下,新鲜气流量等于或大于患者的肺泡分通气量才不会造成重吸入。

在控制呼吸的情况下,Magill 系统会引起废气增加而且通气效率降低。吸气时需要挤压储气囊才可使新鲜气体流进入肺内,呼气时无效腔气和肺泡气会进入贮气囊。下次吸气时,由于未能及时有效地排出,气流就混合了新鲜气体、无效腔气和肺泡气再次进入肺内致使重复吸入。故在控制呼吸的情况下,要延长呼气时间,增大潮气量及新鲜气流量才能保证有效的气体交换。研究证明,新鲜气流量必须是通气量的 3 倍(12~15L)才能保证有效的气体供应。这样大的气流量不仅造成麻醉的浪费,而且导致废气排放增加。Mapleson A 的改良系统是在患者回路末端加上非重吸收活瓣来取代之前的排气活瓣。A 系统的另一个问题是排气孔接近患者,故排放废气很不方便。

(2)Mapleson B 和 C 系统:Mapleson B 系统的特点是新鲜气体入口离患者很近,但在呼气活瓣的远端。当回路中的压力增大,呼气活瓣打开,肺泡气和新鲜气体流出。在下一次吸气时,残留的肺泡气和新鲜气体被吸入。因此,只有新鲜气流量大于每分通气量的两倍才能避免重吸入。Mapleson C 系统也称为 Water 回路。与 Mapleson B 系统非常类似,但主通气管道更短。

(3)Mapleson D 系统:新鲜气体入口靠近患者,排气管道很长且呼气活瓣和贮气囊均在远端。现多用其改良后的模式称为班氏回路,这是一种同轴的呼吸回路,仍用于小儿麻醉。新鲜气体从螺纹管中间细的内管中流入,外管的管壁通常是透明的,以便观察内管的连接有无脱落,保证内管的畅通。班氏回路的作用和 T 管相同,主要的区别在于新鲜气体从内管流入。在吸气时,患者从内管中吸入新鲜气体,呼出进入贮气外管道,虽然新鲜气流也同时进入系统,但被呼出气所混合。在呼气暂歇期新鲜气体从内管将呼出气洗出管道,并充满贮气管以供下一次吸气。自主呼吸时,新鲜气流量为 200~300mL/kg;控制呼吸时,新鲜气体流量可以仅为 70mL/kg 即可以维持正常的二氧化碳。体重小于 10kg 的新生儿,新鲜气流量需 2L/min;体重在 10~50kg,新鲜气流量需 3.5L/min。

班氏回路的优点在于结构简单,自主呼吸和控制呼吸均可方便使用。其呼气阀远离患者,呼出气可以很容易地从呼气阀排出。而且外管中的呼出气可以对新鲜气体进行加温,因此尤其适用于小儿麻醉。但缺点在于需要较高的新鲜气流量。而且需要时刻注意内管是否连接完整,一旦脱落或损坏,整个管路将成为无效腔,会造成严重的低通气,因此检查回路完整非常重要。可以采用如下方法:堵住回路的患者端,快速充气后使贮气囊充满,然后放开回路,氧气就会冲入回路内。如果回路完整,产生的文丘里效应会使回路内压力下降,贮气囊缩小。如果内管漏气,新鲜气体就会进入呼气外管,贮气囊则保持膨胀状态。

(4)Mapleson E 和 F 系统:Mapleson E 系统是 T 管的一种,新鲜气体入口靠近患者端,没有贮气囊,也没有呼气活瓣。呼气螺纹管就像一个储气囊,吸气期流入新鲜气流;在呼气期储存呼出的气体。呼气停止时,螺纹管内流入新鲜气流以备下一次吸气时吸入。新鲜气体流量必须是每分通气量的 3 倍才能避免重吸入。目前最常用的是 Ayre T 管的改良型。

Mapleson F 系统是 Jackson-Rees 改良 T 管,也无活瓣,在呼气末端附有贮气囊,囊尾部开放通向大气。从 T 管送入的麻醉混合气体应为患者每分通气量的 2~3 倍才可无重吸入。通过尾端的贮气囊可以观察自主呼吸的情况。间歇正压通气可以用示指和拇指封闭贮气囊尾部开口同时挤压贮气囊,呼气时放开尾端开口,通过贮气囊控制气流阻力,即单手可行控制呼吸。这种 T 管呼吸阻力小,但因气流量大,气道容易干燥。贮气囊的容量约等于患者的潮气量,如果容量太大可产生重吸入,太小会引起气流量不足。

T 管的优势在于简便廉价、没有活瓣、无效腔量最小及呼吸阻力最小。缺点主要在于需要气体流量高,贮气囊可能会增加呼吸阻力。所以较适合用于 20kg 以下的儿童。

3.半紧闭式

半紧闭式有时和半开放式较难区分。半开放式气道易干燥,热量丧失多,麻醉气体消耗较大。而半密闭式是指呼出气体的一部分排入大气中,另一部分通过二氧化碳吸收装置吸收二氧化碳后,再重新流入到吸入气流中。因此半紧闭式系统通常使用的是循环回路,回路中设有两个单向活瓣,使回路中气流单向流动。由于每次呼出气体均经过二氧化碳吸收装置,二氧化碳潴留的可能性比半开放式更小。目前大多数全能麻醉机均配置了半紧闭式通气系统。吸气全由麻醉环路供应新鲜气体,减压阀开放,呼气部分排放于大气或排气管中。在自主呼吸的情况下,只要将储气囊旁边的逸气活瓣开启,增加 O_2 的流量即可进行半紧闭式吸入麻醉。在控制呼吸时,可将 O_2 流量调节至大于 2L/min。超过逸气阀压力即可使剩余气体逸出,因此半紧闭式回路也是部分重吸入式。高流量的新鲜气体便于使用回路外的蒸发器,麻醉开始时使用高流速的新鲜气体可将高浓度的挥发药物带入呼吸回路,因此达到平衡的时间很短。而在麻醉维持期间可以减少流量维持麻醉药浓度。通常情况下,初始流量为 2~3L/min,维持时流量设定为 0.5~1.0L/min。半紧闭式的优点为系统稳定,吸入全麻药浓度相对稳定,部分呼出气重复呼吸后可减少呼吸道水和热丢失。麻醉药消耗较半开放式少,但也会增加麻醉药的消耗和环境污染。尤其是呼出气中水分易凝集在活瓣叶片上,一旦瓣膜启闭不灵,不仅影响回路的顺应性,也可使呼吸阻力增加,甚至回路内气体不能单向循环,引起二氧化碳重吸入。

4.紧闭式

紧闭式系统是目前大多数麻醉机使用的呼吸回路系统,也是重吸入式循环回路。主要的特征是包含二氧化碳吸收罐、呼吸囊、单向活瓣、新鲜气体入口以及减压阀。二氧化碳吸收罐通过螺纹管连接在患者侧。呼吸囊和减压阀的位置可以随二氧化碳吸收罐位置而变化。吸气时呼气活瓣关闭,新鲜气体通过呼吸囊从吸入回路进入患者体内,麻醉药可以从回路内蒸发器摄取进入回路。呼气时吸气活瓣关闭,呼出气体经二氧化碳吸收罐吸收后,余气均被患者再吸收,包括呼出的麻醉气体可再吸入而不流失至大气中。流入系统的新鲜气体补充患者的氧耗和麻醉气体的消耗。由于患者的呼气、吸气均在一个密闭的环路内进行交换,气体较为湿润,麻醉气体消耗较小,且很少污染室内空气。其缺点在于如果流入的新鲜气体不能与患者的氧耗相匹配,就会造成系统流量过载或过空,从而使患者呼吸受限。当患者自主呼吸时呼吸阻力较大,二氧化碳吸收不全时易出现二氧化碳蓄积。

理论上,紧闭式系统中的新鲜气体流量是对患者氧耗和麻醉气体消耗的补充。实际上紧闭式并不能做到完全紧闭,因为气体监测需要一定量的抽样($150\sim200\text{mL/min}$)。

另外,在使用紧闭系统时还需要考虑以下问题。

(1)患者体重:大部分循环回路对于体重不超过100kg的患者可以满足要求。但对于体形小的患者或者儿童患者,因其潮气量小可能没有足够的压力,不能有效开放活瓣从而增加患者端的无效腔量,造成吸入回路端混有呼出气体。因此,需要更换较小的吸收罐和较小直径的呼吸回路。

(2)回路内/外蒸发器:蒸发器可位于回路之中则称为回路内蒸发器(VIC);或者位于新鲜气体流出路径而置于回路之外(VOC)。①VIC通常位于回路的吸入端,由回路中患者呼吸的气体将麻醉药带入回路,如此不断循环。挥发的药量和经过蒸发器的气体流量有关,因此VIC具有一定的自主调节功能,当麻醉较浅时,抑制呼吸较少,每分通气量会增加,就会有更多的麻醉药挥发进入回路从而加深麻醉。但是VIC的准确性和可控性较差,目前已较少使用;②VOC最大的优势在于其准确性,蒸发器位于麻醉呼吸回路系统外。现代大多麻醉机采用回路外的蒸发器。新鲜气流的一部分先进入蒸发器,麻醉药物的蒸汽与新鲜气体主气流混合后经共同出口再进入呼吸回路。虽然所输出的麻醉蒸汽浓度较为恒定,不受通气量的影响,但进入回路后被回路的气体稀释,因而被患者吸入的浓度要低于蒸发器设定的浓度。而该浓度显然与新鲜气流量有关,高流量的气体能够达到平衡的时间会更快,通常采用的方法是在开始的$5\sim10$分钟流量为6L/min,然后转为低流量。使用低流量($<1000\text{mL/min}$)会使回路中的麻醉药变化很慢,同时氧在回路中也会因摄取消耗而大为降低,除非有$40\%\sim50\%$的氧在回路中循环,因此必须使用氧浓度监测才能保证安全。

(3)新鲜气流量:在紧闭系统中氧气被消耗并产生二氧化碳,然后通过二氧化碳吸收罐吸收。进入系统的氧气流量至少应该等于患者的氧耗量。

(二)按新鲜气流量分类

从上述麻醉回路可以看出,除紧闭循环系外,其余均需要高流量的新鲜气体以保证通气有效和避免重吸入。有研究发现患者呼出气体中的挥发性麻醉药基本没有改变,如果能够重复吸入就会大幅减少药物的浪费以及对环境的污染。因此,低流量循环紧闭麻醉的实施是吸入麻醉的趋势所在。虽然到目前为止尚无统一标准将新鲜气流量进行分类,但临床上较为普遍的分类是将 1L/min 以上的新鲜气流量称为中/高流量;低于 1L/min 的新鲜气流量称为低流量。因此,低流量麻醉为新鲜气流量,为 1L/min(50% O_2 和 50% N_2O);而最小流量麻醉为新鲜气体流量,为 0.5L/min(60% O_2 和 40% N_2O);在循环紧闭系统中新鲜气流量和麻醉药量与机体的摄取量和需要量相等,通常流量小于 0.25L/min。

随着各种气体监测的出现以及使用对蒸发器具有流量补偿和流量控制功能的麻醉机使得低流量麻醉的实施安全性有了一定的保障。现代的麻醉机系统已经能够做到整机的气体封闭性(通常在 $30cmH_2O$ 的压力下漏气低于 150mL/min),呼吸机的流量分配也保证了蒸发器流出麻醉药的精确度及潮气量和流入蒸发器的新鲜气体相互独立等。很多国家已经将气体监测作为手术中的强制性监测项目。因此低流量吸入麻醉越来越得到临床医师的认可而广泛使用。

二、吸入全身麻醉的实施

吸入全身麻醉的实施可以根据不同地区所拥有的条件进行。2011 年中华医学会麻醉学分会对吸入全身麻醉的临床操作规范制订了专家共识,旨在全国范围内规范吸入全身麻醉的临床实践。下面主要对吸入全身麻醉的实施进行必要的概述。

(一)麻醉前准备

与其他全身麻醉相同,除了对患者身体与心理的准备,必要的麻醉前评估外,还需要对吸入全身麻醉的药物和相应设备进行准备和检查。

1.药物

根据不同地区的条件,需要准备好常用的挥发性麻醉药,如恩氟烷、异氟烷、七氟烷和地氟烷等,可以使用或不使用笑气。使用笑气时,吸入氧浓度不低于 30%。

2.二氧化碳吸收罐

主要盛放碱石灰,也有使用钙石灰或钡石灰。通常失效时会改变颜色,为了保证其吸收有效性,需要及时更换并在更换后重新检查回路密闭性。有些挥发性麻醉药与其反应会产生复合物 A 和一氧化碳,因此要避免吸收剂过于干燥及温度过高。

3.麻醉机

现代多功能麻醉机有一整套自检程序,遵循其自检程序后会使麻醉机处于良好的待机状态。但大多数简易或普通麻醉机需要重点检查麻醉回路系统的泄漏情况以及在呼吸机工作状态下各部件的性能等。

4.废气排放

目前在我国新建手术室已经开始逐步配置良好的废气排放系统。而麻醉机的废气排放功能(主动或被动)已经作为其基本配置之一,以保证手术室在使用吸入全身麻醉时减少对环境的污染。

(二)诱导

采用吸入麻醉诱导往往适用于不宜用静脉麻醉及不易保持静脉开放的小儿患者以及外周静脉开放有困难的患者,对嗜酒者、体格强壮者不宜采用。实施方法包括浓度递增慢诱导法、潮气量法和高浓度快诱导法。

1.浓度递增慢诱导法

麻醉机为手动模式,将减压阀处于开放状态,调节吸入氧浓度,氧流量 6~8L/min,将面罩固定于患者的口鼻部,右手轻握气囊,让患者平静呼吸。然后打开蒸发器,起始刻度为0.5%,让患者深呼吸,每 3~4 次呼吸增加吸入麻醉药浓度 0.5%,直至达到需要的镇静或麻醉深度。患者意识消失后需要保持呼吸通畅,可以插入口咽或鼻咽通气导管并适度辅助呼吸。麻醉开始后静脉扩张,应尽可能早地建立静脉通道。吸入诱导时可联合使用镇静药、镇痛药甚至肌肉松弛药等。该方法适用选择麻醉效能强的吸入麻醉药如氟烷。也可选用其他吸入性麻醉药。此方法诱导较平稳但时间长,在麻醉深度不足时刺激患者会导致呛咳、挣扎以及喉痉挛和气道梗阻等不良反应。

2.潮气量法

潮气量法是先用面罩吸纯氧 4~6L/min 去氮 3 分钟,然后吸入高浓度麻醉药(如 8%七氟烷),既可让患者平静呼吸,也可让患者深呼吸待意识消失后改为辅助呼吸。当达到足够的麻醉深度时可调节吸入浓度, 避免体内吸入药物浓度过高导致循环抑制。麻醉诱导开始前如果做回路预充,可加快吸入诱导的速度。达到外科麻醉期即可行气管插管,实施辅助或控制呼吸等。潮气量法诱导速度快,诱导过程平稳,较少发生呛咳、屏气和喉痉挛等不良反应。

3.高浓度快诱导法(肺活量法)

该方法通常适用于 6 岁以上能合作的患者,在预先作呼吸回路填充,氧流量大于 6L/min,

使回路气体达到设定的吸入麻醉药浓度。患者呼出肺内残余气体后,做一次肺活量吸入高浓度药物(如 8%七氟烷),并且屏气,患者在 20~40 秒意识丧失。然后降低吸入药浓度(如 3.5%~4.5%七氟烷)辅助呼吸。该方法诱导速度最快,也很平稳。但需要患者配合,不适合效能强的吸入麻醉药(如氟烷)。

(三)麻醉维持

麻醉诱导完成后即进入麻醉的维持阶段。此期间应满足手术要求,维持患者无痛、无意识、肌肉松弛及器官功能正常,应激反应得到抑制,水、电解质及酸碱保持平衡,血液丢失得到及时补充。根据患者的实际情况和手术类型,选择合适的吸入麻醉药,调整药物浓度。平稳的麻醉要求了解手术操作步骤,掌握麻醉药物的药理学特性,能提前 3~5 分钟预测手术刺激,以及时调整麻醉深度。单纯吸入维持麻醉时,呼气末麻醉药浓度维持在 1.3MAC 以上,相当于 ED95 水平。复合麻醉性镇痛药同时吸入 65% N_2O、35% O_2 时,麻醉药吸入浓度可设定在 0.8~1.2MAC。目前低流量吸入麻醉是维持麻醉的主要方法。在不改变患者的分钟通气量时,改变麻醉深度主要是通过调节蒸发器开启浓度和增加新鲜气流量来实现。在改变吸入药浓度后, 在中等新鲜气体流量时一般需要 15 分钟脑内麻醉药分压才能与肺泡内麻醉药分压达到平衡。

尽管吸入麻醉药本身就会产生肌肉松弛作用,但为了获得满足重大手术的完善肌肉松弛,往往需要静脉给予肌肉松弛药,以避免为增强肌肉松弛作用而单纯增加吸入浓度引起的循环抑制。挥发性麻醉药可明显增强非去极化肌肉松弛药的阻滞作用,二者合用时应注意减少肌肉松弛药的用量。

(四)苏醒及恢复

吸入麻醉患者的苏醒过程与诱导过程相反,可以看作是吸入麻醉药的洗出过程。吸入麻醉药除了极小部分被代谢,极少量经手术创面、皮肤排出体外,大部分以原形经呼吸道排出。洗出速度取决于药物血/气分配系数、心排血量、新鲜气体流量、肺泡通气量及吸入麻醉维持时间。可以通过下述几种方法洗出吸入麻醉药。

1.浓度递减洗出法

手术结束前 30 分钟,静脉给予芬太尼 50~100μg(或者苏芬太尼 5~10μg),降低吸入麻醉药浓度(维持在 0.5MAC)。手术结束时,停止吸入麻醉药,同时增加新鲜气流量(5~10L/min),促进吸入麻醉药的洗出。此方法适用于各种挥发性麻醉药的恢复。

2.低流量洗出法

手术结束前约 30 分钟, 给予阿片类药物后关闭蒸发器,同时降低新鲜气体流量 0.3~0.5L/min,直至外科缝皮才增加新鲜气体流量至 4L/min 加快挥发性麻醉药的洗出。此方法特别适合高溶解度的药物。

较长时间吸入高溶解度的挥发性麻醉药,应避免手术结束时突然停药,加大新鲜气流量冲洗回路,这样有可能造成患者苏醒延迟或苏醒期躁动。对于使用笑气的患者,在手术结束时停止吸入,改吸高浓度氧(60%~80%)数分钟直至拔管,以避免恢复期出现弥散性低氧。当肺泡内吸入麻醉药浓度降到 0.4MAC 时,约 95% 的患者能够按医师指令睁眼。吸入麻醉药洗出越干净,越有利于苏醒过程的平稳和患者的恢复,过多的残余不仅可能导致患者烦躁、呕吐,甚至可能抑制清醒状况和呼吸。在洗出吸入性麻醉药时,静脉可给予一定的止痛药来增加患者对气管导管的耐受,以有利于吸入药的尽早排出,同时还可减轻拔管时的应激反应。

三、低流量吸入麻醉

高流量无重复吸入麻醉虽然可以保持麻醉药吸入浓度的稳定,但是其显著增加了麻醉药的用量,同时还增加了污染环境的程度。随着吸入全身麻醉的广泛应用,减少环境污染和节省麻醉药的问题日益受到重视。麻醉药的消耗与麻醉方式、新鲜气流量和麻醉持续的时间有关。因此,现代吸入麻醉多以低流量重复吸入麻醉方法为主。

(一)实施低流量吸入麻醉的技术设备和安全要求

1.基本设备要求

由于低流量吸入麻醉的技术特点,要求麻醉系统必须具有下列配置。

(1)气体流量控制系统:麻醉机应该具备针形阀而且必须能进行精确的气体流量监测,一般要求流量的最低范围达 50~100mL/min,每一刻度为 50mL,并定期检测其准确性。现在的多功能麻醉机已经采用了电子流量计,对流量的控制更加准确可靠。

(2)蒸发器:除了必要的温度和压力补偿之外,低流量麻醉蒸发器也必须有新鲜气体流量补偿功能,要求在高流量和低流量下其输出浓度与设定浓度一致,特别是在低流量时,其输出的气体量要达到要求。

(3)回路系统紧闭性能:麻醉机呼吸回路的密闭性要求比较高,系统内部压力为 20kPa 时,气体的泄漏应小于 100mL/min。

(4)麻醉气体贮气功能:如果存在意外的气体容量不足,需要通过一定的储备气体来补偿气体的平衡。麻醉系统需要在吸气端设置具有类似功能的贮气囊或者采用上升式的风箱呼吸机。目前很多麻醉机系统都具备新鲜气流量补偿设置。

2.安全要求

(1)供气系统:有些麻醉机具有 N_2O 闭锁装置,即关闭氧气流量时会自动关闭 N_2O 流量。另外低氧报警装置是必需的。

(2)二氧化碳吸收罐:对于重吸入的呼吸回路必须装备二氧化碳吸收罐。通过监测吸入气中的二氧化碳来判断二氧化碳吸收罐的效率。否则需要装备两个二氧化碳吸收罐而且需要每天更换。

(3)气体监测:由于回路中的气体组分和新鲜气体是不同的,其差异性也因流量的减少而增大。因此必须装备连续的气体监测才能了解回路中各气体的浓度。

(4)气道压力监测:必须连续监测回路中的气道压力,以便及时发现呼吸回路松脱或打折。通常设置环路内低压报警值为低于气道峰压 5cmH₂O 以内,以及时发现回路脱管或漏气。

(二)低流量麻醉的实施

低流量麻醉操作简单,易于掌握,对于麻醉机性能要求不高,但推荐术中监测吸入 O_2 浓度、呼气末二氧化碳浓度以及挥发性麻醉气体浓度。

1.诱导

术前给药同一般的麻醉前用药。麻醉诱导可根据具体条件和设施采用常规的静脉诱导。给肌肉松弛药行气管内插管或喉罩之后连接到呼吸回路。喉罩的气压密闭性可以使 85%的患者新鲜气体流量减至 0.5L/min,即便在控制呼吸时也能达到要求。

2.初始高流量阶段

推荐连接麻醉机的最初 10~15 分钟的给予高流量(4~5L/min)预充,其中 O_2:N_2O 为 2:3 可以保证吸入氧浓度达 30%以上。蒸发器在开始阶段常规可以设定恩氟烷 2.5vol%、异氟烷 1.5vol%、七氟烷 2.5vol%、地氟烷 4vol%~6.0vol%,这样的设定使用 10~15 分钟,患者呼出气中麻醉药分压可达 0.7~0.8MAC,再加上 N_2O 的 MAC 约为 0.6(相当于气体分压为 60%),两者之和约为 1.3MAC,即达到 AD95,即能保证 95%的患者切皮时无体动反应的麻醉深度。如果没有使用 N_2O,麻醉药物的浓度设定应该达到 1~1.1MAC,并且需要辅助使用阿片类药。初始阶段使用高流量预充,对于充分去氮而且让整个气体容积(功能残气量和呼吸回路)快速吸入并充满吸入气体是必不可少的过程。如果早期流量减低过快,由于气体在体内的摄取过程容易造成有效吸入气体容量不足而影响正常通气(潮气量减少,呼吸机压力不能维持而出现漏气报警等)。因此如果估计存在气体摄取量较大的情况,如使用笑气时,初始阶段的高流量应该持续至少 10 分钟,在最小流量麻醉时需要持续 15 分钟以上,而对于强壮患者可能需要 20 分钟以上。

由于蒸发器的输出是一定的,即使将蒸发器开至最大,如果新鲜气流量为 0.5L/min,也仅有 25mL/min 的药物进入呼吸回路。因此如果需要缩短高流量给药期,可以采取以下方式。

(1)采用更高的流量 8~12L/min 以加快去氮和吸入过程。

(2)选择血气分配系数低的吸入麻醉药物,仅 10 分钟即可达到理想的呼出气药物浓度为 0.8MAC。

(3)将蒸发器的刻度调至高浓度(如异氟烷 4vol%~5vol%)可以迅速达到理想的麻醉深度。

(4)逐步减少新鲜气体流量,例如 5 分钟减少到 2L/min,10 分钟后减少到 1L/min,最后 15 分钟后减少到 0.5L/min。

3.流量减低阶段

流量减低阶段应该约为 10 分钟之后,可以将流量减少至 1L/min(其中 O_2:N_2O 为 1:1)。在 1~2 小时后,将新鲜气流量成分改为 0.6L/minO_2:0.4L/min N_2O。减少流量后可以增加重吸入。这样吸入气体中呼出气再吸入比例迅速升高,氧含量随之降低,但会被新鲜气体补偿。为了保证吸入气中氧浓度不低于 30%,新鲜气体中氧浓度不能低于 40%。随着新鲜气体流量降低,挥发性麻醉药进入系统就会明显减少。因此就不得不提高新鲜气体中吸入药的浓度以补偿麻醉药分压的下降,这样就可以保持吸入气体中麻醉药物的浓度恒定。例如低流量麻醉时恩氟烷浓度可以设定至 3.0%,异氟烷设为 2.0%,七氟烷设为 3.0%。这样呼出气麻醉药浓度可以保持在 0.7~0.8MAC。

低流量麻醉时需要密切关注氧浓度的变化。当新鲜气体组分不变而流量减小时;或者 N_2O 浓度增加时以及麻醉时间的延长都可能引起麻醉系统中氧浓度下降。因此低流量麻醉时建议连续监测吸入氧浓度并设置氧浓度最低限制,如 30%。当吸入氧浓度降低至 30%时,为防止低氧,必须提高新鲜气体中氧浓度 10%,N_2O 相应减少百分比,即增加新鲜气体中氧流量 50mL/min,同时减少 N_2O 流量 50mL/min 即可。

4.麻醉维持阶段

麻醉维持阶段主要是在低流量的基础上维持大致恒定的麻醉深度。由于新鲜气体减少,进入回路内的挥发性麻醉药量也会因机体摄取而明显减少,必须增大蒸发器的输出以提高新鲜气体中麻醉药的浓度比例,以维持稳定的麻醉深度。目前临床常用的蒸发器都设计了温度与压力补偿装置,但这并不意味着在任何流量、压力、温度条件下均能保持恒定的输出量,而且应注意载气组分变化对蒸发器输出量的影响。如果此时需要快速加深麻醉深度,可以静脉使用镇静或镇痛药。如果加大吸入麻醉药浓度以及新鲜气流量,也可以在短时间内加深麻醉。需要快速减浅麻醉深度时,转为高流量即可洗出回路内的麻醉药,例如,4L/min 的流量就可以在约 5 分钟时达到所需的麻醉药浓度。

5.麻醉苏醒阶段

根据时间常数的原理,苏醒时间与新鲜气流量正反比,如果继续使用低流量,药物洗出过程的时间也会随流量的减低而延长。这将影响到麻醉患者的苏醒。因此,可以在手术结束前 20 分钟关闭蒸发器,保持低流量,回路内麻醉药浓度会缓慢下降,麻醉也随之逐渐减浅,直至患者苏醒。患者的苏醒也与呼气末麻醉药浓度有关,与麻醉药使用时长有关。虽然每种吸入麻醉药的 MAC 不同,但在使用低流量的情况下,不同药物洗出的曲线却大致相同,只有在增大流量洗出时才能显示不同。当患者停药后逐渐恢复自主呼吸时,需要注意可能出现意外的低通气引起低氧血症,因此需要给予 SIMV 或手动通气。在有明确拔管指征之前 10 分钟停用笑气,然后增大氧流量至 5L/min 洗出麻醉药。

(三)低流量麻醉的优点

1.改善患者的麻醉质量

采用高流量的新鲜气体进入回路后会使管路变得冷而干燥,如果减少流量,使气体在通过二氧化碳吸收罐之后在回路中循环就会增加气体的温度和湿度。吸入温暖湿润的气体能够保持患者的体温,减少隐性失水量和术后寒战,也能防止因使用气管导管而引起的气道和支气管干燥。在自主呼吸时,吸入气体达到等温饱和湿度(即温度 37℃湿度 100%)的界限是在 4~5 级的支气管处。气管插管后由于越过了上气道的加温湿润,等温饱和湿度的界限会下移 10cm,吸入干冷的气体会使这种情况更加恶化。另外,紧闭式麻醉患者的肺与麻醉机回路成为一体,肺内气体的摄入量直接反映在回路容积上,从而增加了对患者情况的了解。例如麻醉减浅时,肌张力增加,胸廓顺应性下降,肺内容量减少,使回路内气体量增加,压力增高。当肺顺应性发生变化时,回路内容积也发生相应改变。当支气管痉挛或气道阻塞时,气囊和回路内容积增加、压力增高。此外低流量麻醉还有利于发现回路内故障,如麻醉机中回路脱落,可立即发现气囊突然变小,回路内压力降低。

2.提高吸入麻醉的效率

吸入麻醉效率是指单位时间内患者实际摄取的麻醉药量占实际输送入回路内的麻药量的比例。

显然单位时间内机体实际摄取量越小,输送入回路内的麻醉药量越大,麻醉效率就越低。单位时间内进入回路内的麻醉药量取决于新鲜气体流量大小。挥发器处于同一刻度,则单位时间新鲜气体流量越大,进入回路内的麻醉药量越多,而患者在某个时间周期内的摄取量是一定的,因此,新鲜气流量越大,麻醉效率就越低,这对那些低溶解度和低效能的麻醉药尤为明显。

以地氟烷为例:以 4.5L/min 的新鲜气体流量麻醉 2 小时,维持吸入浓度 6.0vol%,其效率仅达 7%。换言之,只有 7%的药物被患者吸入,其余 93%的药物白白浪费掉,或以麻醉废气被排放于环境中。改为低流量吸入麻醉,其效率可提高到 30%,减少了浪费和污染,提高了麻醉效率。

3.节约吸入麻醉药的经济效益

当新鲜气流量为 5L/min 时,超过 80%的麻醉气体会随之浪费。有研究显示,比较两个小时的高流量(4.5mL/min)和最小流量(0.5mL/min)的异氟烷麻醉,日以减少氧气消耗达115L,笑气 300L,异氟烷蒸汽 5.6L。因此,低流量甚至最小流量麻醉能够大幅度减少麻醉药的使用量,包括 O_2 等。

4.保护环境作用

高流量不可避免地会造成手术室污染,所有的麻醉气体包括笑气排入大气中都会引起大气污染。虽然手术室,尤其是欧美国家的手术室都装备有中心废气排放吸收系统,但仍然避免不了对手术室外环境的污染,更何况在我国仍然有很多地区的手术室没有装备安全的废气排放回收系统。氟烷、恩氟烷和异氟烷因为含有氯离子而被报道与臭氧反应从而有消耗臭氧的潜在作用。因此,采用低流量循环紧闭回路系统可以减少废气的排放。

(四)低流量麻醉的缺点

首先低流量麻醉对蒸发器的要求增加,需要有温度补偿、流量补偿和可调控的高精度麻醉蒸发器;其次由于新鲜气流量在吸入药浓度调控中占有主要作用,低流量麻醉时麻醉深度不易改变。碱石灰的利用率增加,有可能引起二氧化碳蓄积。还有其他如一氧化碳、复合物 A 等微量物质的积聚等缺点。

四、紧闭回路吸入麻醉

紧闭回路麻醉时,新鲜气流量等于患者的摄取量,麻醉药物由新鲜气体及重复吸入气体带入呼吸道。整个系统与外界隔绝,呼出气中的二氧化碳被碱石灰吸收,剩余气体被重复吸入。从某种意义上说,紧闭回路麻醉是一种定量麻醉,麻醉维持中仅需精确补充三种气体:O_2、N_2O 及挥发性麻醉药。所需的氧气量必须根据患者的实际代谢来补充,而药物的需要量目前则主要依据"时间平方根法则"来计算给予。

(一)技术设备要求

(1)专用蒸发器:蒸发器应能在小于 200mL/min 的流量下输出准确的药物浓度,即便如此,在麻醉诱导时仍难以在短时间内达到所需剂量。因此诱导时要么采用回路内注射给药,要么采用高的新鲜气体流量,以期望在短时间内达到所需要的肺泡浓度。

(2)碱石灰吸收装置必须足够大,以保证碱石灰间隙容量能大于患者的潮气量;同时碱石灰应保持湿润,太干不仅吸收二氧化碳效率降低,而且还会吸收大量挥发性麻醉药。

(3)回路密闭性:应避免使用橡胶制品的回路,以减少橡胶吸收挥发性麻醉药。可用吸收挥发性麻醉药较少的聚乙烯回路。回路及各连接点必须完全密闭。

（4）流量计必须精确，以利于低流量输出。

（5）必须配备必要的气体浓度监测仪，其采样量应小，且不破坏药物，并能够把测量过的气样回输给回路。

（6）只能应用折叠囊直立式的呼吸机，使用中注意保持折叠囊充气适中，不宜过满或不足，以此来观察回路内每次呼吸的气流容量。

(二)紧闭回路麻醉的实施

1.氧耗量及吸入麻醉药量的计算

根据体重 kg3/4 法则可以计算每分钟氧耗量（Brody 公式）；根据时间平方根法则计算麻醉药的消耗量。

2.吸氧去氮

在紧闭回路麻醉前，必须对患者实施吸氧去氮。但在麻醉一段时间后，组织仍会释放出一定的氮气（15mL/kg），因此每隔 1~3 小时要采用高流量半紧闭回路方式通气 5 分钟，以排除氮气及其他代谢废气，保持 N_2O 和 O_2 浓度的稳定。

3.给药

给药的方式包括直接向呼吸回路注射液态挥发性麻醉药和依靠蒸发器的蒸发作用。注射法给药如同静脉麻醉一样能注射预充剂量使之尽快达到诱导所需要的麻醉药浓度，然后间隔补充单位剂量来维持回路内麻醉药挥发气浓度。如果采用注射泵持续泵注液态的挥发性麻醉药可以避免间隔给药产生的浓度波动，这就使得吸入麻醉像持续静脉输注麻醉一样。依靠蒸发器方式给药只适合于麻醉的维持阶段。而在诱导时应使用常规的诱导方法和气体流量，这不仅有利于吸氧去氮，更重要的是加快了麻醉药的摄取。

(三)存在的优缺点

紧闭回路麻醉的优缺点与低流量麻醉类似，但更趋于突出。在调控肺泡内吸入麻醉药浓度方面，依靠蒸发器方式给药的紧闭回路麻醉效率最低，这是紧闭回路吸入麻醉的主要缺点，也是其难以广泛应用的原因。

(四)计算机控制紧闭回路麻醉

麻醉药分析仪及微型电子计算机技术的进步，可以保持紧闭回路内一定的容积和挥发性麻醉药浓度。这种以重要生命体征（EEG、脉搏、血压等）、挥发性麻醉药浓度及肌肉松弛程度为效应信息来反馈控制麻醉药输入的技术称之为计算机控制紧闭回路麻醉。计算机控制紧闭回路麻醉是一种闭合环路的麻醉，是吸入麻醉技术与计算机技术的结合，代表了吸入全身麻醉的一个发展方向。

第 6 章

局部麻醉与神经阻滞技术

第 1 节　表面麻醉

将渗透作用强的局麻药与局部黏膜接触,使其透过黏膜而阻滞浅表神经末梢所产生的无痛状态,称为表面麻醉。

表面麻醉使用的局麻药难以达到皮下的痛觉感受器,仅能解除黏膜产生的不适,因此表面麻醉只能在刺激来源于上皮组织时才有效。黏膜细胞的指状突起与邻近细胞交错形成功能性表面,局麻药容易经黏膜吸收;皮肤细胞排列较密,外层角化,吸收缓慢而且吸收量少,故表面麻醉通常只能在黏膜上进行。但一种复合表面麻醉配——纳软膏(EMLA),为5%利多卡因和5%丙胺卡因盐基混合剂,皮肤穿透力较强,可用于皮肤表面,减轻经皮肤静脉穿刺和置管的疼痛,也可用于植皮,但镇痛完善需 45~60 分钟。

一、表面麻醉药

目前应用于表面麻醉的局麻药分两类:羟基化合物和胺类。

临床上应用的羟基化合物类表面麻醉药是芳香族和酯类环族醇,如苯甲醇、苯酚、间苯二酚和薄荷醇等,制成洗剂、含漱液、乳剂、软膏和铵剂,与其他药物作用于皮肤病、口腔、肛管等治疗,与本节表面麻醉用于手术、检查和治疗性操作镇痛的目的并不一致。

本节讨论的胺类表面麻醉药分为酯类和酰胺类。酯类中有可卡因、盐酸己卡因、苯佐卡因、对氨基苯甲酸酯和高水溶性的丁卡因。酰胺类包括地布卡因和利多卡因,另外尚有既不含酯亦不含酰胺的达克罗宁和盐酸普莫卡因。达克罗宁为安全的可溶性表面麻醉药,刺激性很强,注射后可引起组织坏死,只用于表面麻醉。

混合制剂 TAC 可通过划伤的皮肤而发挥作用, 由 0.5%丁卡因,10%~11.8%可卡因,加入含 1:200 000 肾上腺素组成。广泛用于儿童皮肤划伤须缝合时的表面麻醉,成人最大使用安全剂量为 3~4mL/kg,儿童为 0.05mL/kg。TAC 不能透过完整皮肤,但能迅速被黏膜所吸收而出现毒性反应。为避免毒性反应及成瘾性,研究不含可卡因的替代表面麻醉药,发现丁卡因-去氧肾上腺素的制剂与 TAC 一样可有效用于皮肤划伤。

表面麻醉用的局麻药较多,但常见表面麻醉药主要有以下几种(表 6-1-1)。

二、操作方法

(一)眼科手术

角膜的末梢神经接近表面,结合膜囊可存局麻药 1 滴,为理想的给药途径。具体方法为患者平卧,滴入 0.25%丁卡因 2 滴,嘱患者闭眼,每 2 分钟重复滴药 1 次,3~5 次即可。麻醉作用持续 30 分钟,可重复应用。

(二)鼻腔手术

鼻腔感觉神经来自三叉神经的眼支,它分出鼻睫状神经支配鼻中隔前 1/3;筛前神经到鼻侧壁;蝶腭神经节分出后鼻神经和鼻腭神经到鼻腔后 1/3 的黏膜。筛前神经及鼻神经进入鼻腔后部位于黏膜之下,可被表面麻醉所阻滞。

方法:用小块棉布先浸入 1:1000 肾上腺素中,挤干后再浸入 2%~4%利多卡因或 0.5%~1%丁卡因中,挤去多余局麻药,然后将棉片填贴于鼻甲与鼻中隔之间约 3 分钟。在上鼻甲前庭与鼻中隔之间再填贴第二块局麻药棉片,待 10 分钟后取出,即可行鼻息肉摘除、鼻甲及鼻中隔手术。

(三)咽喉、气管及支气管表面麻醉

声襞上方的喉部黏膜、喉后方黏膜及会厌下部的黏膜最易诱发强烈的咳嗽反射。喉上

表 6-1-1 常见的表面麻醉药

局麻药	浓度	剂型	使用部位
利多卡因	2%~4%	溶液	口咽、鼻、气管及支气管
	2%	凝胶	尿道
	2.5%~5%	软膏	皮肤、黏膜、直肠
	10%	栓剂	直肠
	10%	气雾剂	牙龈黏膜
丁卡因	0.5%	软膏	鼻、气管、支气管
	0.25%~1%	溶液	眼
	0.25%	溶液	
EMLA	2.5%	乳剂	皮肤
TAC	0.5%丁卡因,11.8%可卡因及 1:200 000 肾上腺素	溶液	皮肤

神经侧支穿过甲状舌骨膜,先进入梨状隐窝外侧壁,最后分布于梨状隐窝前壁内侧黏膜上,故梨状隐窝处施用表面麻醉即可使喉反射迟钝。

软腭、腭扁桃体及舌后部易引起呕吐反射,此处可以使用喷雾表面麻醉,但应控制局麻药用量,还应告诫患者不要吞下局麻药,以免吸收后发生毒性反应。咽喉及声带处手术,施行喉上神经内侧支阻滞的方法是:用弯喉钳夹浸入局麻药的棉片,慢慢伸入喉侧壁,将棉片按入扁桃体后梨状隐窝的侧壁及前壁 1 分钟,恶心反射即可减轻,可行食管镜或胃镜检查。

咽喉及气管内喷雾法是施行气管镜、支气管镜检查,或施行气管及支气管插管术的表面麻醉方法。先令患者张口,对咽部喷雾 3~4 下,2~3 分钟后患者咽部出现麻木感,将患者舌体拉出,向咽喉部黏膜喷雾 3~4 下,间隔 2~3 分钟,重复 2~3 次。最后用喉镜显露声门,于患者吸气时对准声门喷雾,每次 3~4 下,间隔 3~4 分钟,重复 2~3 次,即可行气管镜检或插管。另一简单方法是在患者平卧头后仰时,在环状软骨与甲状软骨间的环甲膜做标记。用 22G 3.5cm 针垂直刺入环甲膜,注入 2% 利多卡因 2~3mL 或 0.5% 丁卡因 2~4mL。穿刺及注射局麻药时嘱患者屏气、不咳嗽、吞咽或讲话,注射完毕鼓励患者咳嗽,使药液分布均匀。2~5 分钟后,气管上部、咽及喉下部便出现局部麻醉作用。

(四)注意事项

(1)浸渍局麻药的棉片填敷于黏膜表面之前,应先挤去多余的药液,以防吸收过多产生毒性反应。填敷棉片应在头灯或喉镜下进行,以利于正确放置。

(2)不同部位的黏膜吸收局麻药的速度不同。一般说来在大片黏膜上应用高浓度及大剂量局麻药易出现毒性反应,重者足以致命。根据研究,黏膜吸收局麻药的速度与静脉注射相等,尤以使用气管及支气管喷雾法的局麻药吸收最快,故应严格控制剂量,否则大量局麻药吸收后可抑制心肌,患者迅速虚脱,因此事先应备妥复苏用具及药品。

(3)表面麻醉前可注射阿托品,使黏膜干燥,避免唾液或分泌物妨碍局麻药与黏膜的接触。

(4)涂抹于气管导管外壁的局麻药软膏最好用水溶性的,应注意其麻醉起效时间至少需 1 分钟,所以不能期望气管导管一经插入便能防止呛咳,于清醒插管前,仍需先行咽、喉及气管黏膜的喷雾表面麻醉。

第 2 节　局部浸润麻醉

沿手术切口线分层注射局麻药,阻滞组织中的神经末梢,称为局部浸润麻醉。

一、常用局麻药

根据手术时间长短,选择应用于局部浸润麻醉的局麻药,可采用短时效(普鲁卡因或氯普鲁卡因)、中等时效(利多卡因、甲哌卡因或丙胺卡因)或长时效局麻药(丁哌卡因或依替卡因)。表6-2-1简介了各时效局麻药使用的浓度、最大剂量和作用持续时间。

二、操作方法

取24~25G皮内注射针,针头斜面紧贴皮肤,进入皮内以后推注局麻药液,造成白色的橘皮样皮丘,然后取22G长10cm穿刺针经皮丘刺入,分层注药;若需浸润远方组织,穿刺针应由上次已浸润过的部位刺入,以减轻穿刺疼痛。注射局麻药液时应加压,使其在组织内形成张力性浸润,与神经末梢广泛接触,以增强麻醉效果。

三、注意事项

(1)注入局麻药要深入至下层组织,逐层浸润,膜面、肌膜下和骨膜等处神经末梢分布最多,且常有粗大神经通过,局麻药液量应加大,必要时可提高浓度。肌纤维痛觉神经末梢少,只要少量局麻药便可产生一定的肌肉松弛作用。

(2)穿刺针进针应缓慢,改变穿刺针方向时,应先退针至皮下,避免针干弯曲或折断。

(3)每次注药前应抽吸,以防局麻药液注入血管内。局麻药液注毕后需等待4~5分钟,使局麻药作用完善,不应随即切开组织致使药液外溢而影响效果。

(4)每次注药量不要超过极量,以防局麻药毒性反应。

(5)感染及癌肿部位不宜用局部浸润麻醉。

表6-2-1 局部浸润麻醉常用局麻药

	普通浓度			含肾上腺素浓度	
	浓度(%)	最大剂量(mg)	作用时效(min)	最大剂量(mg)	作用时效(min)
短时效					
普鲁卡因	1.0~2.0	500	20~30	600	30~45
氯普鲁卡因	1.0~2.0	800	15~30	1000	30
中时效					
利多卡因	0.5~1.0	300	30~60	500	120
甲哌卡因	0.5~1.0	300	45~90	500	120
丙胺卡因	0.5~1.0	350	30~90	550	120
长时效					
丁哌卡因	0.25~0.5	175	120~240	225	180~240
罗哌卡因	0.2~0.5	200	120~240	250	180~240
依替卡因	0.5~1.0	300	120~180	400	180~410

第 3 节　区域阻滞与静脉局部麻醉

一、区域阻滞

围绕手术区,在其四周和底部注射局麻药,以阻滞进入手术区的神经干和神经末梢,称为区域阻滞麻醉。可通过环绕被切除的组织(如小囊肿、肿块活组织等)做包围注射,或在悬雍垂等组织(舌、阴茎或有蒂的肿瘤)环绕其基底部注射。区域阻滞的操作要点与局部浸润法相同。主要优点在于能避免穿刺病理组织,适用于门诊小手术,也适于健康情况差的虚弱患者或高龄患者。

二、静脉局部麻醉

肢体近端上止血带,由远端静脉注入局麻药以阻滞止血带以下部位肢体的麻醉方法称静脉局部麻醉。静脉局部麻醉又称 Bier 阻滞,主要应用于成人四肢手术。

(一)作用机制

肢体的周围神经均有伴行血管提供营养。若以一定容量局麻药充盈与神经伴行的静脉血管,局麻药可透过血管而扩散至伴行神经发挥作用。在肢体远端缚止血带以阻断静脉回流,然后通过远端建立的静脉通道注入一定容量局麻药以充盈肢体静脉系统即可发挥作用。通过这种方法局麻药主要作用于周围小神经及神经末梢,而对神经干的阻滞作用较小。

(二)适应证

适用于能安全放置止血带的远端肢体手术。受止血带安全时限的限制,手术时间一般在 1~2 小时为宜,如神经探查、清创及异物清除等。如果合并有严重的肢体缺血性血管疾患则不宜选用此法。下肢主要用于足及小腿手术,采用小腿止血带,应放置于腓骨颈以下,避免压迫腓浅神经。

(三)操作方法

(1)在肢体近端缚两套止血带。

(2)肢体远端静脉穿刺置管。据统计,选择静脉部位与麻醉失败率之间关系为肘前>前臂中部、小腿>手、腕、足。

(3)抬高肢体 2~3 分钟,用弹力绷带自肢体远端紧绕至近端以驱除肢体血液。

(4)先将肢体近端止血带充气至压力超过该侧肢体收缩压 100mmHg,然后放平肢体,解除弹力绷带。充气后严密观察压力表,谨防漏气使局麻药进入全身循环而导致局麻药中毒反应。

(5)经已建立的静脉通道注入稀释局麻药,缓慢注射(90s以上)以减轻注射时疼痛,一般在3~10分钟后产生麻醉作用。

(6)多数患者在止血带充气30~45分钟后出现止血带部位疼痛,此时可将远端止血带(所缚皮肤已被麻醉)充气至压力达前述标准,然后将近端止血带(所缚皮肤未被麻醉)放松。无论在何情况下,注药后20分钟内不可放松止血带。整个止血带充气时间不宜超过1~1.5小时。若手术在60~90分钟尚未完成,而麻醉已消退,此时须暂时放松止血带。最好采用间歇放气,以提高安全性。恢复肢体循环1分钟后,再次充气并注射首次量的1/2的局麻药。

(四)局麻药的选用与剂量

利多卡因为最常用的局麻药,为避免药物达到极量又能使静脉系统充盈,可采用大容量稀释的局麻药。以体重为70kg的患者为例,上肢手术可用0.5%利多卡因60mL,下肢手术可用0.25%利多卡因60~80mL,一般总剂量不要超过3mg/kg。丙胺卡因和丁哌卡因也成功用于静脉局部麻醉。0.25%丁哌卡因用于Bier阻滞,松止血带后常可维持一定程度镇痛,但有报道因心脏毒性而致死亡的病例。丙胺卡因结构与利多卡因相似,且入血后易分解,故其0.5%溶液亦为合理的选择。氯普鲁卡因效果亦好,且松止血带后氯普鲁卡因可被迅速水解而失活,但约10%患者可出现静脉炎。

(五)并发症

静脉局部麻醉主要并发症是放松止血带后或漏气致大量局麻药进入全身循环所产生的毒性反应。所以应注意以下3个方面。

(1)在操作前仔细检查止血带及充气装置,并校准压力计。

(2)充气时压力至少超过该侧收缩压100mmHg以上,并严密监测压力计。

(3)注药后20分钟以内不应放松止血带。放止血带时最好采取间歇放气法,并观察患者神志状态。

第4节　颈丛阻滞技术

一、解剖学基础

每个颈神经均分为前支和后支,后支向后行走,支配颈部和头后面的肌肉及皮肤。颈丛是由C1~C4神经的前支构成,位于肩胛提肌和中斜角肌的前方、第1~4颈椎的前外侧和胸锁乳突肌的深面。颈丛支配颈深部和浅部结构,其中C1神经为纯运动神经,支配枕下三角区肌肉的运动,没有支配皮肤的感觉分支。颈部皮肤的感觉是由 C2~C4 神经前支和后支的皮支以连续皮肤节段形式支配。

颈丛的皮支(枕小神经、耳大神经、颈横神经和锁骨上神经)是从胸锁乳突肌后方的深筋膜穿出,分布在颈部和头部后面的皮肤。枕小神经(C2、C3)沿胸锁乳突肌后缘上行,并发出皮支分布在颈部上外侧、耳郭上端和枕部的皮肤。耳大神经(C2、C3)是沿胸锁乳突肌的后缘向前上方走行,继之分为前、后两支,前支司理面部后下部分皮肤的感觉,后支司理乳突上部和耳郭下端皮肤的感觉。颈横神经(C2、C3)是从颈外静脉下方穿出向前走行,司理下颌骨至胸骨之间颈部前外侧部分皮肤的感觉。锁骨上神经(C3、C4)也是从胸锁乳突肌后缘走出,然后向外下方走行,司理颈下区至肩锁关节以及第 2 肋骨以上胸前区皮肤的感觉。

颈丛的深支主要为运动神经,支配颈部深层的肌肉以及肩胛提肌、舌骨下肌和膈肌。但颈丛的深支也可传递浅感觉和深部组织(肌肉、骨骼和关节)的本体感觉。其中 C1 神经前支的部分纤维伴随舌下神经走行,然后在颈动脉鞘的前面离开舌下神经下降为颈袢上根,C2、C3 神经前支的纤维经过联合发出降支,称为颈袢下根。上、下根半环状软骨弓高度,在颈动脉鞘浅面合成颈袢,由颈袢发出分支支配舌骨下肌群的上、下部,所以在甲状腺手术需要切断舌骨下肌时,大多选在该肌的中间部分进行,以免损伤神经。

二、适应证

(一)手术麻醉

软组织探查和活体组织检查,同侧甲状腺和甲状旁腺手术,颈动脉内膜剥脱术。

(二)疼痛治疗

颈丛分布区疼痛性疾病的诊断和治疗。

三、阻滞操作技术

首先实施颈浅丛阻滞,以减轻颈深丛阻滞操作所致的患者不适。

(一)颈浅丛阻滞技术

患者的头部伸展和颈部屈曲,头转向阻滞侧的对侧。操作者用触摸定位手的手指绷紧颈部的皮肤,以显露胸锁乳突肌后缘。从乳突到第 6 颈椎横突结节划一条直线,将穿刺进针点标记在该连线的中点,此乃颈浅丛在胸锁乳突肌后缘后方发出分支的交汇点。

在皮肤消毒之后,采用 25 号穿刺针在进针点做局部麻醉药皮丘,然后将穿刺针垂直刺入皮下组织内 2~3cm。在回抽试验无血和脑脊液后,将穿刺针沿胸锁乳突肌后缘在上、下方向进行调整实施"扇形"浸润注射,浸润注射的范围是进针点上方和下方 2~3cm。所需的局部麻醉药液用量为 10~20mL,每次调整穿刺进针方向后注射局部麻醉药液 3~5mL。

(二)颈深丛阻滞技术

患者的体位同颈浅丛阻滞。在乳突尖至 C6 颈椎横突之间做第 1 条连线,C6 颈椎横突是位于环状软骨上缘的水平线上。在第 1 条连线后方 1cm 处做第 2 条平行线,在该平行线上,C2 颈椎横突位于乳突下方 2cm 处,C3 颈椎横突位于 C2 颈椎横突下方 1.5cm 处;C4 颈椎横突位于 C3 颈椎横突下方 1.5cm 处。采用记号笔在相对应的皮肤穿刺进针部位做标记。

采用 22 号穿刺针,分别自第 2、第 3 和第 4 颈椎横突水平垂直于皮肤刺入穿刺针,然后向内和向尾侧方向推进穿刺针,直至穿刺针前端触及颈椎横突的骨质。向尾侧方向进针的目的是防止穿刺针不慎进入椎间孔引起硬脊膜外间隙阻滞或蛛网膜下隙阻滞。当穿刺针触及颈椎横突时,常常可诱发出异感或获得刺破椎前筋膜的明显落空感。如果穿刺针是处于正确位置,在无支持的情况下,其仍可保持与皮肤相垂直的位置。在回抽试验无血和脑脊液后,在 3 个穿刺进针点分别注入局部麻醉药液 2~4mL,一般可获得满意的麻醉效果。颈丛阻滞成功后可实施单侧颈部手术。

由于颈部的椎旁间隙相互沟通,局部麻醉药液可相当容易地扩散到相邻的区域。因此在一个部位(C3 或 C4 颈椎横突)注入大容量(6~8mL)的局部麻醉药液常常即可获得完善的颈深丛阻滞效果。在注射药物的过程中,可用手指按压 C3 颈椎横突,以防止局部麻醉药液向尾侧扩散导致不必要的臂丛阻滞。

四、并发症和注意事项

(1)由于穿刺操作中必须让患者配合,因此手术前用药或手术中镇静处理的程度应尽可能轻。因为苯二氮䓬类药物可能会使患者的定向力丧失,所以一般不主张应用。

(2)在穿刺操作中,必须保持朝尾侧方向推进穿刺针,以防止穿刺针误入硬脊膜外间隙或蛛网膜下隙。另外,尚须避免穿刺进针太深,以防止穿刺针进入椎间孔内。如果穿刺针刺破硬脊膜囊而将局部麻醉药误注入蛛网膜下隙内,患者则可迅速出现全脊髓麻醉的症状。

(3)注射药物前应进行回抽试验,并注入 1mL 的试验剂量,以免将局部麻醉药误注入颈外静脉或椎动脉内。将局部麻醉药液 0.25mL 注入椎动脉内即可迅速导致患者出现中枢神经系统毒性反应症状。

(4)在通过一针穿刺实施颈深丛阻滞时,亦可采用神经刺激器协助完成操作。将穿刺针与神经刺激器相连接,并在 C5 颈椎横突处按常规操作方法将穿刺针刺入。出现三角肌收缩说明穿刺针足位于 C5 神经根附近。在注射药物的过程中,可采用手指按压 C5 颈椎的远端。

(5)颈深丛阻滞的最常见并发症是颈交感神经链和喉返神经阻滞,在极少数患者,此并发症可导致患者呼吸窘迫。另外,颈深丛阻滞中尚有发生膈神经阻滞的可能,所以 1 天内仅能实施一侧颈深丛阻滞,尤其是肥胖或伴有慢性呼吸功能衰竭的患者,并且必须监测动脉血氧饱和度。

(6)在颈丛阻滞中,其他面部神经麻痹的现象较为罕见,并且常常为一过性。舌咽神经(第Ⅸ对脑神经)阻滞时患者可出现吞咽不能、唾液分泌过多、舌后部麻木;迷走神经(第Ⅹ对脑神经)阻滞时患者可出现发音困难,副神经(第Ⅺ对脑神经)的脊髓根阻滞时患者可出现胸锁乳突肌麻痹、发音困难和吞咽不能;舌下神经(第Ⅻ对脑神经)阻滞时患者可出现舌偏斜。

(7)颈丛阻滞的其他少见并发症有:迟发性感染、局部血肿、阻滞作用持续时间过长、颈部叩击痛、慢性肌肉痉挛等。

(8)在应用含有肾上腺素的利多卡因实施颈丛阻滞时,60%的患者可出现心动过速。如果在局部麻醉药液中加用可乐定,则可降低患者心动过速的发生率。所以,在颈丛阻滞中和阻滞后,建议监测患者的血压和心电图(包括 ST 段的情况),尤其是老年患者或动脉粥样硬化患者。

第 5 节　臂丛神经阻滞技术

一、解剖

(一)臂丛神经组成

臂丛神经由颈 5~8 及胸 1 脊神经前支组成,有时亦接受颈 4 及胸 2 脊神经前支发出的小分支,主要支配整个手、臂运动和绝大部分手、臂感觉。组成臂丛的脊神经出椎间孔后在锁骨上部,前、中斜角肌的肌间沟分为上、中、下干。上干由颈 5~6 前支,中干由颈 7 前支,下干由颈 8 和胸 1、2 脊神经前支构成。三支神经干从前中斜角肌间隙下缘穿出,伴锁骨下动脉向前、向外、向下方延伸,至锁骨后第 1 肋骨中外缘每个神经干分为前、后两股,通过第 1 肋和锁骨中点,经腋窝顶进入腋窝。在腋窝各股神经重新组合成束,3 个后股在腋动脉后方合成后束,延续为腋神经及桡神经;上干和中干的前股在腋动脉的外侧合成外侧束,延续为肌皮神经和正中神经外侧根;下干的前股延伸为内侧束,延续为尺神经、前臂内侧皮神经、臂内侧皮神经和正中神经内侧根。

(二)臂丛神经与周围组织的关系

臂丛神经按其所在的位置分为锁骨上、下两部分。

1.锁骨上部

主要包括臂丛的根和干。

(1)臂丛各神经根分别从相应椎间孔穿出走向外侧,其中颈 5~7 前支沿相应横突的脊神经沟走行,通过椎动脉的后方。然后,臂丛各根在锁骨下动脉第二段上方通过前、中斜角肌间隙,在穿出间隙前后组成三干。

(2)臂丛三干在颈外侧的下部,与锁骨下动脉一起从上方越过第 1 肋的上面,其中上、中干行走于锁骨下动脉的上方,下干行于动脉的后方。臂丛三干经过前中斜角肌间隙和锁骨下血管一起被椎前筋膜包绕,故称为锁骨下血管周围鞘,而鞘与血管之间则称为锁骨下血管旁间隙。臂丛干在颈外侧区走行时,表面仅被皮肤、颈阔肌和深筋膜覆盖,有肩胛舌骨肌下腹、颈外静脉、颈横动脉和肩胛上神经等经过,此处臂丛比较表浅,瘦弱者可在体表触及。臂丛三干至第 1 肋外侧缘时分为六股,经锁骨后进入腋窝,移行为锁骨下部。

2.臂丛锁骨下部

臂丛三束随腋动脉行于腋窝,在腋窝上部,外侧束与后束位于腋动脉第一段的外侧,内侧束在动脉后方。到胸小肌深面时,外侧束、内侧束与后束分别位于第二段的外、内侧面和后面。三束及腋动脉位于腋鞘中,腋鞘与锁骨下血管周围鞘连续,腋鞘内的血管旁间隙与锁骨下血管旁间隙相连通。

3.臂丛鞘

解剖上臂丛神经及颈丛神经从颈椎至腋窝远端一直被椎前筋膜及其延续的筋膜所围绕,臂丛神经实际上处于此连续相通的筋膜间隙中,故从腋鞘注入药液,只要量足够便可一直扩散至颈神经丛。

二、臂丛阻滞的适应证、禁忌证和并发症

(一)臂丛神经阻滞方法和适应证

1.阻滞方法

常用的臂神经丛阻滞方法有肌间沟阻滞法、腋路阻滞法、锁骨上阻滞法和锁骨下血管旁阻滞法。

2.适应证

臂丛神经阻滞适用于上肢及肩关节手术或上肢关节复位术。

3.药物

1%~1.5%利多卡因加用 1:200 000 肾上腺素可提供 3~4 小时麻醉,若手术时间长,罗哌卡因(0.3%~0.5%)或丁哌卡因(0.25%~0.5%)可提供 8~12 小时麻醉。臂丛阻滞药物不必用太高浓度,而较大容量(40~50mL)便于药物鞘内扩散,1%利多卡因 50mL 或 0.5%丁哌卡因 40mL 是成人可用最大量。

(二)臂丛神经阻滞常见并发症

1.气胸

多发生在锁骨上或锁骨下血管旁阻滞法,由于穿刺方向不正确且刺入过深,或者穿刺过程中患者咳嗽,使肺过度膨胀,胸膜及肺尖均被刺破,使肺内气体漏到胸膜腔,此类气胸发展缓慢,有时数小时之后患者才出现症状。当有气胸时,除双肺呼吸音及叩诊检查外,做 X 线胸部透视或摄片以明确诊断。依气胸严重程度及发展情况不同,可行胸腔抽气或胸腔闭式引流。

2.出血及血肿

各径路穿刺时均有可能分别刺破颈内、外静脉、锁骨下动脉、腋动脉或腋静脉引起出血。如穿刺时回抽有血液,应拔出穿刺针,局部压迫止血,避免继续出血或血肿形成。然后再改变方向重新穿刺。锁骨上或肌间沟径路若引起血肿,还可引起颈部压迫症状。

3.局部麻醉药毒性反应

局部麻醉药毒性反应多因局部麻醉药用量过大或误入血管所致。

4.膈神经麻痹

发生于肌间沟阻滞法和锁骨上阻滞法,可出现胸闷、气短、通气量减少,必要时吸氧或辅助呼吸。

5.声音嘶哑

因喉返神经阻滞所致,可发生于肌间沟阻滞法及锁骨上阻滞法,注药时压力不要过大,药量不宜过多,则可避免。

6.高位硬膜外阻滞或全脊麻

肌间沟法进针过深,穿刺针从椎间孔进入硬膜外间隙或蛛网膜下隙,使局部麻醉药注入硬膜外或蛛网膜下隙。故穿刺针方向应指向颈椎横突而不是椎体方向。注药时应回抽有无脑脊液。应按硬膜外腔阻滞麻醉中发生全脊髓麻醉意外处理。

7.霍纳综合征

多见于肌间沟阻滞法,为星状神经节阻滞所致,不需处理,可自行恢复。

三、各种臂丛阻滞技术的操作

(一)肌间沟阻滞法

肌间沟阻滞法是最常用臂丛阻滞方法之一。操作较易于掌握,定位也较容易,出现并发症的机会较少,对肥胖或不合作的小儿较为适用,小容量局部麻醉药即可阻滞上臂肩部及桡侧。缺点:肌间沟阻滞法对肩部、上臂及桡侧阻滞效果较好,而对前臂和尺侧阻滞效果稍差,阻滞起效时间也延迟,有时需增加药液容量才能起效。

1.体位和定位

去枕仰卧位,头偏向对侧,手臂贴体旁,手尽量下垂,显露患侧颈部。嘱患者抬头,先在环状软骨(C6)水平找到胸锁乳突肌后缘,由此向外可触摸到一条小肌腹即为前斜角肌,再往外侧滑动即可触到一凹陷处,其外侧为中斜角肌,此凹陷为肌间沟。臂神经丛即由此沟下半部经过,前斜角肌位于臂丛的前内方,中斜角肌位于臂丛的后外方。斜角肌间隙上窄下宽,沿该间隙向下方逐渐触摸,于锁骨上约 1cm 可触及一细柔横向走行的肌肉,即肩胛舌骨肌,该肌与前、中斜角肌共同构成一个三角形,该三角形靠近底边(肩胛舌骨肌)处即为穿刺点。在该点用力向脊柱方向重压,患者可诉手臂麻木、酸胀或有异感,若患者肥胖或肌肉欠发达,肩胛舌骨肌触不清,即以锁骨上 2cm 处的肌间沟为穿刺点。

2.操作方法

颈部皮肤常规消毒,右手持一长 22G 穿刺针(或 7 号头皮针)垂直刺入皮肤,略向对侧足跟推进,直到出现异感或手指(手臂)肌肉抽动,如此方向穿刺无异感,以此穿刺针为轴扇形寻找异感,出现异感为此方法可靠的标志,可反复试探 2~3 次,以找到异感为好。若反复多次穿刺无法寻找到异感,可触到横突(C6)为止。穿刺成功后,回抽无血液及脑脊液,成人一次注入局部麻醉药液 20~25mL。注药时可用手指压迫穿刺点上部肌间沟,迫使药液向下扩散,则尺神经阻滞可较完善。

3.并发症

误入蛛网膜下隙引起全脊麻;高位硬膜外阻滞;局部麻醉药毒性反应;损伤椎动脉;星状神经节、喉返神经和膈神经阻滞。为了预防全脊麻或血管内注药而引起全身毒性反应,注药前应回吸,或每注入 5mL 局部麻醉药回吸一次。

(二)腋路臂丛神经阻滞法

腋路沟阻滞法也是最常用臂丛阻滞方法之一。其优点有:臂丛神经分支均在血管神经鞘内,位置表浅,动脉搏动明显,故易于阻滞;没有气胸、膈神经、迷走神经或喉返神经阻滞的危险;无误入硬膜外间隙或蛛网膜下隙的危险。

1.体位与定位

患者仰卧,头偏向对侧,患肢外展 90°~180°,屈肘 90°,前臂外旋,手背贴床或将患肢手掌枕于头下。在腋窝顶部摸到腋动脉搏动最高点在其上方为穿刺点。

2.操作方法

皮肤常规消毒,用左手固定腋动脉,右手持 22G 针头(7 号头皮针),沿腋动脉上方斜向腋窝方向刺入,穿刺针与动脉成 20°夹角,缓慢推进,在有穿过筋膜感时或患者出现异感后,手放开穿刺针,则可见针头固定且随动脉搏动而搏动,表明针头已刺入腋部血管神经鞘,也可借助神经刺激器证实针头确实在血管神经鞘内,但不必强调异感。连接注射器回抽无血后,即可注入 30~40mL 局部麻醉药。腋路臂丛神经阻滞成功的标志为:①针头固定且随动脉搏动而摆动;②回抽无血;③注药后呈梭形扩散;④患者自述上肢发麻;⑤上肢尤其前臂不能抬起;⑥皮肤表面血管扩张。

3.并发症及预防

腋路臂丛神经阻滞局部麻醉药毒性反应发生率较高,可能是局部麻醉药量大或误入血管引起,故注药时要反复回抽,确保针不在血管内。

(三)锁骨上阻滞法

1.体位与定位

患者平卧,患侧肩垫一薄枕,头转向对侧,患侧上肢靠胸。其体表标志为锁骨中点上方 1~1.5cm 处为穿刺点。

2.操作方法

皮肤常规消毒,用 22G 穿刺针经穿刺点刺入皮肤,针尖向内、向后、向下推进,进针 1~2cm 可触及第一肋骨表面,在肋骨表面上寻找异感或用神经刺激器方法寻找臂丛神经,当出现异感后固定针头,回抽无血液、无气体,一次性注入局部麻醉药 20~30mL。

3.并发症及其预防

主要并发症有局部血肿、气胸、膈神经及喉返神经阻滞。膈神经阻滞后是否出现窒息或呼吸困难等症状,取决于所用药物浓度,膈神经阻滞深度以及单侧(一般无症状)或双侧等因素。为避免发生双侧膈神经阻滞而引起明显的呼吸困难,不宜同时进行双侧臂丛阻滞。如临床需要,可在一侧臂丛阻滞后 30 分钟且并未出现膈神经阻滞时,再行另一侧阻滞。行双侧臂丛神经阻滞时应加强呼吸监测,及时发现和处理呼吸并发症。

(四)锁骨下血管旁阻滞法

1.体位与定位

体位同肌间沟阻滞法,术者手指沿前中斜角肌间沟向下,直至触及锁骨下动脉搏动,紧靠其外侧作一标志。

2.操作方法

皮肤常规消毒,左手手指放在锁骨下动脉搏动处,右手持 2~4cm 的 22G 穿刺针,从锁骨下动脉搏动处外侧朝下肢方向直刺,方向不向内也不向后,沿中斜角肌的内侧缘推进,刺破臂丛鞘时有突破感。通过神经刺激器或异感的方法确定为臂丛神经后,注入局部麻醉药 20~30mL。

3.优点

(1)较小剂量可得到较高水平的臂丛神经阻滞效果;

(2)上肢及肩部疾病者,穿刺过程中不必移动上肢;

(3)局部麻醉药误入血管的可能性小;

(4)不致发生误入硬膜外间隙或蛛网膜下隙的意外。

4.缺点

(1)有发生气胸的可能;

(2)不能同时进行双侧阻滞;

(3)穿刺若无异感失败率为 50%。

(五)喙突下臂丛阻滞法

臂丛神经出第 1 肋后,从喙突内侧走向外下,成人臂丛距喙突最近处约为 2.25cm,儿童臂丛距喙突最近处约为 1.19cm,于喙突内下方通过胸小肌深面时,迂回绕腋动脉行于腋鞘,位置较集中,走行方向与三角肌、胸大肌间沟基本一致。

1.定位

测量喙突至胸外侧最近距离(通常为第二肋外侧缘),并作一连线为喙胸线。喙胸距离 (mm)×0.3+8 所得数值即为喙突下进针点。

2.操作

由上述穿刺点垂直刺入,刺破胸大、小肌可有二次突破感,当针尖刺入胸小肌与肩胛下肌,患者可感有异感向肘部传导。小儿则以突破感及针头随动脉搏动为指征。

3.优缺点

避免损伤肺及胸膜,但穿刺角度过于偏内或肺气肿患者亦有可能发生气胸;可用于上臂、肘及肘以下手术。由于穿刺部位较深,有误入血管的可能。

上述几种臂丛入路阻滞效果因各部位解剖不同而异,而上肢各部位神经支配亦各异,因此应根据手术部位神经支配选择最恰当阻滞入路。

四、上肢手术臂丛入路的选择

(一)臂部手术

肩部神经支配为 C3~C6 神经根,来自颈神经丛 C4 发出分支支配肩颈皮肤;其余皮肤和深层组织受 C5、C6 支配,故肩部手术应阻滞 C3~C6,包括颈神经丛和臂神经丛,故又称颈臂丛阻滞,可进行植皮、裂伤缝合等浅表手术。由于颈丛和臂丛相互连续阻滞,局部麻醉药可以在第 6 颈椎平面向上向下扩散,故颈入路和肌间沟入路为肩部手术首选。由于 C3、C4 在锁骨上和锁骨下入路之外,若选用此二入路或行锁骨上肩区深部手术(含肩关节手术),需阻滞 T1、T2 神经,故常须在腋后线加第 2 肋间神经阻滞。

(二)上臂及肘部手术

该部手术须阻滞 C5~C8 和 T1 神经,故最佳入路为锁骨上或锁骨下入路。肌间沟入路常不能阻滞到 C8 和 T1,腋入路常不能阻滞肌皮神经和肋间臂神经,均为适当选择。

(三)前臂手术

前臂手术需阻滞 C5~C8 和 T1 神经根形成臂丛所有分支,以锁骨下入路为最佳选择,因为局部麻醉药可在神经束平面阻滞所有的神经,也易于阻滞腋部的肋间臂神经,有助于缓解上肢手术不可少的止血带所引起的痛苦,而其他入路不能达到此效果。

(四)腕及手部

手术臂丛阻滞对腕部手术有一定困难,因为支配该区域的神经非常丰富,而且相互交叉支配。腋入路最常失效为拇指基底部阻滞效果不良,此处有来自前外侧的正中神经、后外侧的桡神经及上外侧的肌皮神经支配,故锁骨上入路和肌间沟入路为拇指基底部手术首选。而腕尺侧、正中神经或手指手术,腋入路常可阻滞完善。

第6节 上肢神经阻滞技术

上肢神经阻滞主要适应于前臂或手部的手术,也可作为臂丛神经阻滞不完全的补救方法。主要包括正中神经阻滞、尺神经阻滞和桡神经阻滞,可以在肘部或腕部阻滞,若行手指手术,也可行指间神经阻滞。

一、尺神经阻滞

(一)解剖

尺神经起源于臂丛内侧,在腋动脉内侧分出,主要由C8和T1脊神经纤维组成。尺神经在上臂内侧沿肱二头肌与三头肌间隙下行,于肱中段穿出间隙,向内向后方入肱骨内上髁与尺骨鹰嘴间沟内(尺神经沟),然后在尺侧腕屈肌二头之间进入前臂,再下行至腕部,位于尺侧腕屈肌与指深屈肌之间,在尺动脉内侧进入手掌。尺神经具有运动支和感觉支。

尺神经阻滞后出现:

(1)环指尺侧及小指掌面,并由此上沿至肘关节以下,又自中指尺侧、环指及小指背面并上沿至肘关节以下,感觉减退,以手内侧缘感觉缺失为最明显(腕部阻滞时,无前臂麻木)。

(2)手指不能分开并拢,环指、小指的指间关节只能屈不能伸,掌指关节过伸。

(二)肘部尺神经阻滞

1.标志

前臂屈曲90°,在尺神经沟内可扪及尺神经,按压尺神经患者多有异感。

2.操作

在尺神经沟下缘相当于尺神经部位作皮丘,取23G穿刺针刺入皮肤,针保持与神经干平行,沿沟向前推进,遇异感后即可注入局部麻醉药5~10mL。

(三)腕部尺神经阻滞

1.定位

从尺骨茎突水平横过画一直线,相当于第二腕横纹,此线于尺侧腕屈肌桡侧交点即为穿刺点,患者掌心向上握掌屈腕时该肌腹部最明显。

2.操作

在上述穿刺点作皮丘,取 23G 穿刺针垂直刺入出现异感即可注入局部麻药 5mL,若无异感,在肌腱尺侧穿刺,或向尺侧腕屈肌深面注药,但不能注入肌腱内。

二、正中神经阻滞

(一)解剖

正中神经主要来自 C6~T1 脊神经根纤维,于胸小肌下缘由臂丛神经的内侧束和外侧束分出,两束的主支形成正中神经的内、外侧根。正中神经开始在上臂内侧伴肱动脉下行,先在肱动脉外侧,后转向内侧,在肘部侧从肱骨内上髁与肱二头肌腱中间,穿过旋前圆肌进入前臂,走行于屈指浅肌与屈指深肌之间,沿中线降至腕部,在掌横韧带处位置最表浅,在桡侧腕屈肌与掌长肌之间的深处穿过腕管,在掌筋膜深面到达手掌。

正中神经阻滞出现:①大鱼际肌、拇指、示指、中指及环指桡侧感觉消失;②手臂不能旋前,拇指和示指不能弯曲,拇指不能对掌。

(二)肘部正中神经阻滞

1.标志

肘部正中神经在肱二头肌筋膜之下,肱骨内髁与二头肌腱内侧之中点穿过肘窝。肱骨内、外上髁之间画一横线,该线与肱动脉交叉点的内侧 0.7cm 处即正中神经所在部位,相当于肱二头肌腱的外缘与内上髁间的中点,在此处作皮丘。

2.操作

取 22G 穿刺针经皮丘垂直刺入,直至出现异感,或作扇形穿刺以探及异感,出现异感后即可注入局部麻醉药 5mL。

(三)腕部正中神经阻滞

1.标志

腕部桡骨茎突平面横过腕关节画一连线,横线上桡侧腕屈肌腱和掌长肌腱之间即为穿刺点,握拳屈腕时,该二肌腱更清楚。

2.操作

取 22G 穿刺针经穿刺点垂直刺入,进针穿过前臂深筋膜,继续进针约 0.5cm,即出现异感,并放射至桡侧,注局部麻醉药 5mL。

三、桡神经阻滞

(一)解剖

桡神经来自臂神经丛后束,源于 C5~C8 及 T1 脊神经。桡神经在腋窝位于腋动脉后方,折向下向外方,走入肱骨桡神经沟内。达肱骨外上髁上方,穿外侧肌间隔至肱骨前方,在肘关节前方分为深、浅支。深支属运动神经,从桡骨外侧穿旋后肌至前臂背面,在深浅伸肌之间降至腕部;浅支沿桡动脉外缘下行,转向背面,并降至手臂。

桡神经阻滞后出现:①前臂前侧皮肤、手背桡侧皮肤、拇指、示指及中指桡侧皮肤感觉减退(腕部阻滞时无前臂麻木);②垂腕。

(二)肘部桡神经阻滞

1.标志

在肱骨内、外上髁作一连线,该横线上肱二头肌腱外侧处即为穿刺点。

2.操作

取 23G 穿刺针经穿刺点垂直刺入,刺向肱骨,寻找异感,必要时行扇形穿刺,以寻找异感,探及异感即可注入局部麻醉药 5mL。

(三)腕部桡神经阻滞

腕部桡神经并非一支,分支细而多,可在桡骨茎突前端作皮下浸润,并向掌面及背面分别注药,在腕部形成半环状浸润即可。

四、肌皮神经阻滞

(一)解剖

肌皮神经来自臂神经丛外侧束,由 C5~C7 神经纤维组成,先位于腋动脉外侧,至胸小肌外侧缘脱离腋鞘,穿过喙肱肌到肌外侧,在肱二头肌与肱肌之间降至肘关节上方,相当于肱骨外上髁水平穿出臂筋膜延续为前臂外侧皮神经,沿前臂外侧行至腕部。

(二)肘部肌皮神经阻滞

利用桡神经阻滞与桡神经阻滞完毕后,将穿刺针稍向外拔出,刺向肱二头肌腱与肱桡肌之间,注入局部麻醉药 10mL。

五、指间神经阻滞

(一)解剖

手指由臂丛神经的终末支指间神经支配,可从手指根部阻滞指间神经。

(二)操作

在指间以 25G 穿刺针刺入手指根部,靠近骨膜缘边抽边注,缓慢注药 2~3mL。一般针由手指侧部穿入再逐步进入近手掌部,注药由近掌部到手背部,在穿刺时避免感觉异常,因感觉异常是神经受压表现。药液中禁止加用肾上腺素,为防止血管收缩导致缺血。

(三)应用指征

可用于手指手术或单个手指再造术,也可用于臂丛阻滞不全时的辅助阻滞。一般需10~15 分钟阻滞完善。

第 7 节　腰丛阻滞技术

腰丛支配的皮肤感觉区主要包括下腹壁,大腿内、外侧面,大腿前面,小腿内侧面和足内侧面。通常,腰丛阻滞可与腰骶丛神经阻滞联合应用于禁忌实施椎管内阻滞的下肢手术患者。此外,亦可用于单侧下肢手术或禁忌实施双侧下肢交感神经阻滞的患者。

一、解剖学基础

腰丛是由 L1~L4 脊神经前支组成。在大约半数的人群中,T12 脊神经前支的小部分亦加入腰丛。腰丛的分支包括髂腹下神经、髂腹股沟神经、生殖股神经、股外侧皮神经、闭孔神经、副闭孔神经和股神经。腰丛最初是位于腰大肌和腰方肌之间筋膜的前方;在骨盆内,股神经、股外侧皮神经和闭孔神经是位于髂肌表面,它们从腹股沟韧带深面进入大腿,股外侧皮神经邻近髂前上棘股神经在髂前上棘和耻骨结节连线的中点;而闭孔神经则位于更内侧的位置,紧靠耻骨结节。

髂腹下神经是来自 T12 和 L1 神经根,自腰大肌外侧缘走出后穿过腹横肌,司理耻骨上区和髋前区的感觉。髂腹股沟神经自 L1 神经根发出,走行于腹股沟管内,司理大腿内侧面、阴囊或大阴唇前面的感觉。虽然大约 35% 的个体髂腹股沟神经并入生殖股神经,但其分支仍沿上述路径走行。生殖股神经来自 L1~L2 神经根,自腰大肌穿出后分出生殖支和股支。生殖支分布于阴囊或阴唇及其附近大腿的皮肤和筋膜;股支分布于股三角区的皮肤。

股外侧皮神经是来自 L2~L3 神经根,经腹股沟韧带外侧部深面行向下方,分布于大腿外侧面的皮肤。闭孔神经是由 L2~L4 神经根前支的前股组成,与闭孔动脉和闭孔静脉伴行穿过闭膜管,分布于股内侧区的皮肤。副闭孔神经是来自 L3~L4 神经根,仅见于 9% 的患者,分布于髋关节囊。股神经是腰丛最粗大的分支,由 L2~L4 神经根前支的后股组成,分出数支,分布于大腿前面和踝部以上小腿内侧面的皮肤。

二、适应证

腰丛和骶丛联合阻滞不仅可用于下肢各种手术的麻醉,而且亦可用于各种下肢疼痛性疾病的诊断和治疗。

三、阻滞操作技术、并发症和注意事项

将局部麻醉药液注入包绕腰丛的筋膜鞘内即可将其阻滞。具体的操作方法包括腰大肌间隙、腹股沟血管旁和髂筋膜室腰丛阻滞三种方法。

(一)腰大肌间隙法

L1~L4 神经根自相应的椎间孔穿出后,立即合并构成腰丛。腰丛所在的筋膜间隙称为腰大肌间隙,其内侧为脊柱腰段,后方为腰方肌,前方为腰大肌。腰大肌间隙法即将局部麻醉药液注入该筋膜间隙内,以达到阻滞腰丛的目的。

1.阻滞操作技术

(1)经典入路:操作时患者可取侧卧位或坐位。如果取侧卧位,应使手术侧下肢在上,身体屈曲,如同硬脊膜外间隙阻滞或蛛网膜下隙阻滞所要求的体位。

从 L4 腰椎棘突沿中轴向骶部方向作一条长 3cm 的直线,从该直线的末端向阻滞侧做一条长 5cm 的垂线,该垂线的外侧即为穿刺进针部位,通常是位于髂嵴的内侧缘。在穿刺进针部位做局部麻醉药皮丘,将长 10~15cm 的 20~22 号蛛网膜下隙穿刺针或硬脊膜外间隙穿刺针或长 15cm 的神经刺激器专用绝缘型穿刺针垂直于皮肤刺入,然后推进穿刺针直至其触及 L4 腰椎横突的骨质,此时的进针深度一般为 5~10cm。

然后稍微后退穿刺针,略向头侧调整穿刺进针方向,继续推进穿刺针使其滑过 L5 腰椎横突的上缘。出现落空感常常提示穿刺针针尖已进入腰大肌间隙内。此时穿刺针已穿过腰方肌,但尚未到达腰大肌的肌质,进针深度一般为 8~12cm。可应用神经刺激器来协助定位穿刺针的位置,如刺激时出现股四头肌颤搐反应或诱发出放射至大腿的异感。亦可略向前推进穿刺针至腰大肌的肌质内,然后稍微后退穿刺针至腰大肌间隙,体验一下该过程中的阻力消失感。

在实施腰丛阻滞时应该注意的是,首次进针未能获得股四头肌颤搐反应或诱发出异感的情况非常常见,甚至在正确穿刺进针操作的情况下亦是如此,可能仅仅是由于穿刺针针

尖从两个神经根之间穿过而未能获得神经刺激反应。如果首次进针未能获得股四头肌颤搐反应或诱发出异感,应采取以下措施:①后退穿刺针至皮肤水平,向头侧调整进针方向 5°~10°后重新进行穿刺操作。②后退穿刺针至皮肤水平,向尾侧调整进针方向 5°~10°后重新进行穿刺操作。③后退穿刺针至皮肤水平,向内侧调整进针方向 5°~10°后重新进行穿刺操作。④后退穿刺针至皮肤水平,向头侧或尾侧移动穿刺进针点 2cm 后重新进行穿刺操作。

一旦将穿刺针推进至正确位置, 在仔细进行回抽试验后分次注入局部麻醉药液 30~40mL。注药后患者应保持侧卧位几分钟,以防止局部麻醉药液向外侧扩散。

(2)Chayen 入路:通过 Chayen 入路在腰大肌间隙内实施腰丛阻滞时,穿刺进针点更偏内侧和尾侧,是位于 L5 腰椎棘突和髂后上棘连线的中点处。虽然 Chayen 入路腰丛阻滞的穿刺操作方法基本上与经典入路相同,但在神经刺激器协助下通过经典入路实施腰丛阻滞时,穿刺操作中患者的肌肉颤搐反应通常见于股四头肌,而在通过 Chayen 入路实施腰丛阻滞时,肌肉颤搐反应则通常是见于踝部和足部。

在通过 Chayen 入路实施腰丛阻滞时,如果穿刺进针点的位置过高或过于偏向内侧,在穿刺进针中有可能会碰到 L5 腰椎横突或椎体。此时,应后退穿刺针至皮下组织内,在向下调整穿刺进针方向后重新进行穿刺操作,或者是在初次穿刺进针点稍下方、外侧的位置重新进行穿刺操作。在通过经典入路实施腰丛阻滞时,局部麻醉药液在腰大肌间隙内侧向尾侧和头侧扩散,从而可使腰丛和骶丛均被阻滞。相比之下,通过 Chayen 入路实施腰丛阻滞时, 局部麻醉药液在腰大肌间隙内则更倾向于向头侧和对侧以及硬脊膜外间隙内扩散,因此仅有 10%的患者麻醉范围是局限在腰丛终末分支区,在 90%的患者可因局部麻醉药向硬脊膜外间隙扩散而出现双下肢和下腹部麻醉。

(3)腰大肌间隙连续腰丛阻滞技术:在腰大肌间隙内实施连续腰丛阻滞时,需要采用长 10cm 的 Tuohy 型穿刺针,并需要神经刺激器的协助。另外,在肌内注射局部麻醉药实施浸润阻滞有助于消除推送此类直径穿刺针所致的疼痛。将穿刺针垂直刺入皮肤,持续推进穿刺针,直至其触及 L5 腰椎横突的骨质。然后稍微后退穿刺针,略向头侧调整穿刺进针方向,继续推进穿刺针使其滑过 L5 腰椎横突的上缘。出现落空感常常提示穿刺针针尖已进入腰大肌间隙内。此时在刺激电流为 0.5~1.0mA 时常常可获得下肢肌肉颤搐反应,首先注入局部麻醉药液 15~25mL。在置入硬脊膜外导管前,应将穿刺针前端的开口转向头侧。经穿刺针置入硬脊膜外导管 8~10cm,然后将穿刺针退出,在退出穿刺针的同时应向内推送导管,以防止导管发生意外性脱出。

在腰大肌间隙内实施连续腰丛阻滞时, 常用的局部麻醉药是 0.25%~0.125%丁哌卡因或 0.2%罗哌卡因,连续输注的速率为 6~8mL/小时。

2.并发症和注意事项

在腰大肌间隙内实施腰丛阻滞时,应特别注意以下问题。

(1)如果穿刺进针点与中线之间的距离超过 6cm,则可完全避开腰大肌,从而不能使局部麻醉药被注射在腰大肌间隙内而获得腰丛阻滞。

（2）脊柱前方存在有大血管，如果在将穿刺针向腰丛部位推进中不仔细注意标记到达横突的深度，可能会因进针过深而误入大血管，右侧椎旁入路最常遇到的血管是下腔静脉，左侧是主动脉。注入局部麻醉药前应仔细进行回抽试验，并注入含有肾上腺素的试验剂量，这样可防止血管内注射所引起的严重并发症。

（3）在神经刺激器协助下实施腰丛阻滞时，穿刺操作不应采用 0.5mA 以下的刺激电流强度来获取下肢肌肉颤搐反应，因为组成腰丛的神经根足被厚厚的硬脊膜袖所包裹，如果是在低强度刺激电流下诱发出运动刺激反应，则可能说明穿刺针是位于硬脊膜袖内，将局部麻醉药注入硬脊膜袖内可使其向硬脊膜外间隙或蛛网膜下间隙内扩散，从而导致硬脊膜外间隙阻滞或蛛网膜下隙阻滞。由于存在意外性蛛网膜下隙，硬脊膜外间隙或血管内注射的可能，所以在注射局部麻醉药中和后应对患者进行严密的持续性监测。

（4）在实施腰丛阻滞时，穿刺进针深度通常为 7~8cm。如果穿刺进针深度超过 11cm，通常可导致腹膜后注射。因此，除非病态肥胖患者，否则不必应用长度超过 15cm 的穿刺针。

（5）如果采用较靠内侧的穿刺进针部位到达腰丛，可因硬脊膜外间隙阻滞、蛛网膜下隙阻滞或其他机制而出现双侧阻滞。

（6）如果手术部位是在下肢的上 2/3，可在腰丛部位注入局部麻醉药液 25~30mL，其余的 15mL 药液用于坐骨神经阻滞。如果手术部位是在下肢的下 1/3 部位，则可应用局部麻醉药液 25~30mL 实施坐骨神经阻滞，而将其余的 15~20mL 局部麻醉药液注入腰丛部位。

（7）腰丛阻滞的起效时间一般为 15~25 分钟，主要取决于局部麻醉药的种类、浓度、容量和穿刺水平。通常是首先在大腿和膝部前面出现麻醉作用，而在大腿外侧出现麻醉效果或获得闭孔神经阻滞则需要较长的时间。

（二）腹股沟血管旁腰丛阻滞技术

该方法是经前方进入腰大肌间隙，亦称为下肢"3 合 1"联合阻滞技术。该方法的理论基础是：腰丛是被"夹在"腰大肌、腰方肌和髂肌之间，周围被这些肌肉的筋膜所包裹。所以在腹股沟韧带水平注入足够容量的局部麻醉药液，可迫使局部麻醉药液沿筋膜腔隙向近端扩散以阻滞腰丛。

1.阻滞操作技术

在腹股沟血管旁实施腰丛阻滞的操作方法与股神经阻滞十分相似。操作时患者取仰卧位，阻滞侧下肢轻度外展。无论是阻滞哪侧肢体，习惯右手操作的麻醉科医师一般是站在患者的右侧，而习惯左手操作的麻醉科医师则是站在患者的左侧。在股动脉外侧大约 1cm，腹股沟韧带略下方处做局部麻醉药皮丘，然后将短斜面穿刺针通过皮丘刺入，为了使其能够进入腹股沟管的下方，应以 45°角向头端推进穿刺针。

穿刺进针中可有两次明显的突破感，第 1 次突破感表明穿刺针已穿过阔筋膜，随后可有坚韧的阻力感,再用力推进穿刺针,当出现第 2 次突破感时,表明穿刺针已经到达髂筋膜下,此时大多能够刺激股神经出现异感或应用神经刺激器诱发出股四头肌颤搐反应。连接注射器,在仔细进行回抽试验后,分次注入局部麻醉药液 30~40mL。在注入局部麻醉药液的过程中,应用力压迫穿刺进针点远侧的腹股沟,以促进局部麻醉药向近端扩散。

如果应用 Tuohy 型或 Crawford 型硬脊膜外间隙穿刺针,可实施连续腹股沟血管旁腰丛阻滞。在将硬脊膜外导管置入筋膜鞘前,经穿刺针注入首次剂量局部麻醉药的一部分有助于顺利完成置管操作。另外,亦可采用前述的方法将 18 号静脉套管置入筋膜鞘内,然后应用 Seldinger(导丝引导)法将长 12~15cm 的导管置入筋膜鞘内。

2.并发症和注意事项

与腰大肌间隙腰丛阻滞技术相比较,腹股沟血管旁腰丛阻滞技术的并发症更为少见。如果注药前未仔细进行回抽试验,可发生血管内注射。另外,刺破股动脉可导致腹股沟区血肿形成。

(三)髂筋膜室法

腰丛的三大主干分支股神经、闭孔神经和股外侧皮神经在其起始部位均紧贴髂筋膜后方走行,股外侧皮神经是最先从腰大肌外侧缘中点部位穿出的神经,其次是闭孔神经,从腰大肌内侧缘近骨盆上口处穿过髂筋膜间隔而股神经在腰大肌和髂肌之间的沟内沿腰大肌外侧向下走行。研究发现,与腹股沟血管旁腰丛阻滞技术相比较,在髂筋膜室注射局部麻醉药液的扩散范围更广,可将这三条主干神经阻滞。

1.阻滞操作技术

该穿刺操作技术的基础是采用短斜面穿刺针可辨别两层筋膜。股三角是由阔筋膜所覆盖,不过与位于阔筋膜和髂筋膜之间的股血管不同,股神经则是位于两层筋膜的下方。操作时患者取仰卧位,双下肢平放,手术侧下肢稍外展。在髂前上棘和耻骨结节之间做一条连线,此线即为腹股沟韧带所在的部位。

在腹股沟韧带下方 3~4cm 处可触摸到股动脉搏动, 在股动脉搏动点向外旁开一指即为穿刺进针部位。先用 18 号锐斜面注射针做一局部麻醉药皮丘,然后将带有外套管的锐斜面穿刺针通过皮丘刺入,为了使其能够进入腹股沟管的下方,应以 45°向头端推进穿刺针。

穿刺进针中可有 2 次明显的突破感,第 1 次突破感表明穿刺针已穿过阔筋膜,随后可有坚韧的阻力感,再用力推进穿刺针,当出现第 2 次突破感时,表明穿刺针和外套管已经到达髂筋膜下;稍微压低穿刺进针的角度,再向前推进穿刺针 1cm,并将外套管送入。正常情况下推送外套管应当十分容易。连接注射器,并用力压迫穿刺进针点远侧的腹股沟,以促进局部麻醉药向近端扩散。在证实穿刺针位于确切位置并认真进行回抽试验后,通过外套管分次注入所选用的局部麻醉药。然后用肝素帽封闭外套管并留置,以便于手术后通过套管进行重复给药。

2.并发症和注意事项

(1)髂筋膜室腰丛阻滞技术主要适用于膝部手术后的疼痛治疗,尤其适用于实施前十字韧带修复术的患者。

(2)操作中一定要确认股动脉向头端走行的方向,并严格保持穿刺针位于股动脉外侧,以免将其穿破。刺破股动脉可导致腹股沟区血肿形成。

(3)由于髂筋膜较致密和带有外套管的穿刺针常常较钝,所以要想获得第2次突破感,必须用力推进穿刺针。因此操作中患者的不适感可较为明显,穿刺操作前最好先经静脉给予适量的镇静和镇痛药物。

(4)必须牢记,髂筋膜室腰丛阻滞的效果取决于局部麻醉药液容量,但必须限制局部麻醉药液的浓度,以免发生全身毒性反应。在局部麻醉药液中加入肾上腺素有助于防止全身毒性反应的发生。

第8节 骶丛阻滞技术

坐骨神经是部分来自S1~S3神经根,很显然,如果想通过椎旁神经阻滞来获得完善的下肢麻醉效果,一定要联合应用腰丛和骶丛阻滞。

一、解剖学基础

(一)骶丛

骶丛是由S1~S3脊神经前支、L3脊神经根以及L4吻合支组成。L5脊神经根和L4吻合支形成腰骶干。腰骶干和骶神经根向坐骨大孔集中,并在入臀之前并为一支。骶丛呈三角形,基底朝向骶前孔,顶点位于坐骨大孔的前内侧缘。骶丛在梨状肌的前面通过坐骨大孔,并被盆腱膜(即盆肌筋膜)所覆盖,后者将骶丛与骨盆中的脏器分开。骶丛的前面为输尿管,盆腔结肠,部分直肠,髂动脉和髂静脉。骶丛发出两组分支:侧支和终末支。侧支(前、后)供应阴部丛、髋关节、臀部结构、内收肌和腘绳肌。与下肢神经阻滞更为相关的是其终末支,形成大、小坐骨神经。本节仅介绍支配下肢的骶丛分支。

1.臀上神经

臀上神经在穿过坐骨大孔之前离开骶丛,支配臀中肌和臀小肌,并止于阔筋膜张肌。

2.臀下神经

臀下神经是从L5~S2脊神经直接发出,穿过坐骨大孔的外侧缘进入臀部。在梨状肌下方,臀下神经沟绕臀大肌的下缘并支配之。

3.股后皮神经

股后皮神经是从 S1~S3 脊神经直接发出，与臀下神经一起由梨状肌下面进入臀部,发出分支到臀下部(臀下皮神经)和会阴部;之后紧贴阔筋膜走行于大腿后部肌肉之间,并发出分支穿过筋膜支配大腿后面至腘窝区的皮肤。在腘窝处,股后皮神经穿过筋膜并分为两支:一支支配大腿的后面和上面;一支沿小隐静脉至小腿中部,与腓肠神经相吻合。在梨状肌下缘,坐骨神经、臀下神经和股后皮神经彼此相互靠近。

4.坐骨神经

坐骨神经是人体最粗大的神经。虽然其可被视为骶丛单独的终末分支,但在此水平,它实际上是由两个不同的部分汇合而成。坐骨神经穿过坐骨大孔后,在臀大肌下斜向外走行,而其内侧有股后皮神经和臀下血管相伴行。坐骨神经走行于梨状肌前面,并在股骨大转子和坐骨结节之间的中点,转向下沿大腿走行。在大腿处,坐骨神经紧贴大收肌背而走行于股二头肌(外侧)和半腱肌、半膜肌(内侧)之间。在腘窝顶点甚至更高水平,坐骨神经分成胫神经和腓总神经。

在臀部,坐骨神经发出一分支到髋关节囊的后部。坐骨神经的内侧部(胫神经部分)发出分支支配半腱肌和半膜肌、股二头肌长头和大收肌的坐骨结节部。在大腿中部,坐骨神经的外侧部(腓总神经部分)发出两个分支:一支支配股二头肌短头,另一支支配膝关节囊的后外侧部。

(1)胫神经:在腘窝,胫神经在血管外侧沿腘窝中轴走行。在小腿,胫神经最初是位于胫骨后肌和比目鱼肌之间,后又位于趾屈肌和比目鱼肌间,向内下斜行。在小腿远端 1/3,胫神经仅覆盖以皮肤和筋膜,向内绕行至内踝后方并分为两支:足底内侧神经和足底外侧神经。在腘窝处,胫神经发出分支到膝关节囊,发出腓肠神经的一部分(腓肠内侧皮神经)并发出分支支配小腿肌肉。在小腿,胫神经发出关节支到达小腿关节、胫腓联结和骨,并支配足和趾的屈肌。在踝部和足部,胫神经支配足底的皮肤和足内侧肌。

(2)腓总神经:腓总神经沿腘窝的外侧缘下行,发出一个分支到腓肠神经,然后绕腓骨头,于腓骨颈的浅面分为浅支和深支。浅支循小腿外侧下行,支配小腿前面、外侧面和足背侧面的皮肤,以及腓骨肌,深支支配胫骨前肌和伸肌。腓总神经于足部在趾长伸肌腱和踇长伸肌之间穿出,支配第 1、第 2 趾结合部的皮肤。

(3)腓肠神经:在腘窝处,胫神经和腓总神经分别发出腓肠内侧皮神经和腓肠外侧皮神经。腓肠外侧皮神经由交通支将腓肠内侧皮神经连接起来,形成腓肠神经。腓肠外侧皮神经支配小腿外侧面的皮肤,而腓肠神经支配小腿后外侧面和足外侧缘的皮肤。

(二)骶骨

骶骨是一个三角形楔状骨块,由 5 节骶椎相互融合而成。脊柱的生理性弯曲在骶骨处曲度最大。在直立状态下，骶骨矢状面与水平面成 40°~45°，与男性相比，该倾斜度在女性更为明显。骶管内容纳有马尾和延伸至尾骨基底部的终丝。骶神经根的前、后支分别经骶前孔和骶后孔穿出。

在骶骨的背面存在有三条骶嵴，分别由骶椎的不同部分融合而成。骶正中嵴由上四节骶椎的棘突融合而成，为位于正中线的单一结构。骶中间嵴为骶椎关节突融合而成的一对粗隆，其外侧为骶后孔，骶神经根后支经骶后孔离开骶骨。骶后孔的外侧为骶外侧嵴，由骶椎横突融合而成。因此，骶中间嵴和骶外侧嵴之间的凹陷即为骶后孔所在部位。在体瘦患者常可扪及该凹陷，是骶神经阻滞时重要的体表解剖标志。骶正中嵴和骶中间嵴被骶尾后深、浅韧带所覆盖，后者与外侧的骶髂后韧带内侧部相融合。

虽然骶骨背面结构在不同个体之间存在明显的变异，但髂后上棘和骶骨角仍是重要的体表定位标志。髂后上棘(PSIS)下缘位于第 1 骶后孔和第 2 骶后孔之间的平面，即蛛网膜下隙的终止平面。骶管最下部的开口是与骶正中嵴位于同一条直线上的骶管裂孔。骶管裂孔由骶椎最末 1~2 节的椎弓板融合不完全而成。双侧骶骨角由 S4 和(或)S5 骶椎的椎弓根和关节突构成，其间仅为韧带相连接。骶管裂孔外侧为第 4 骶后孔，S4 脊神经根经此穿出行向后方。

两排骶后孔并不十分平行，而是与中线具有一定的角度，但此角度并不像骶骨边缘那样陡。因此在标定体表标记时，牢记此点十分重要。另一重要的解剖关系是与骶后孔相对应的骶前孔，两者经骶管腔相通。骶管的深度在上下部位极不一致，在 S1 水平，骶管的深度为 2.5cm，在 S4 水平为 0.5cm。采用经骶法阻滞骶神经时，记住这些数据相当重要，否则穿刺针可进入盆腔。

骶管内共有 5 对骶神经，向下走行并经骶孔穿出。这些神经在梨状肌内侧走行，并在坐骨大孔下部汇聚成坐骨神经。臀下神经经梨状肌下孔出盆腔，支配臀肌的运动。

二、适应证

与经典的"四神经阻滞"法(股神经、股外侧皮神经、闭孔神经和坐骨神经联合阻滞)相比较，采用腰椎和骶椎旁入路联合实施下肢神经阻滞所需的穿刺次数和局部麻醉药用量均较少。该方法可为大腿上部、髋部和会阴部手术提供满意的麻醉效果，而周围神经阻滞则不能。因此，这种方法可用于高位截肢术及坐骨神经痛的治疗。当因创伤、感染而不能实施单个周围神经阻滞时，也可选用这种神经阻滞技术。

三、阻滞操作技术

采用经骶法实施骶神经阻滞时，患者取俯卧，髋部下面垫一个枕头。触摸两侧的髂后上棘前缘和骶骨角并做标记。在阻滞侧的骶骨角上外侧做 1 个局部麻醉药皮丘，在髂后上棘内下方 1cm 处做另外 1 个局部麻醉药皮丘,在两个皮丘连线的正中点处做第 3 个局部麻醉药皮丘。这三个皮丘分别标记第 2、3、4 骶后孔。在第 2、第 3、第 4 骶后孔连线上,于第 2 骶后孔上方 1~2cm 处即为第 1 骶后孔,不存在第 5 骶孔。S5 神经位于各骶孔连线上第 4 骶后孔的下方 1~2cm 处。

骶骨上部表面覆盖的软组织层较厚,因此所需的穿刺针比骶骨下部节段要长。满意阻滞 S1~S3 神经通常需要长 8~10cm 的 22 号穿刺针,骶骨下部节段阻滞需要长 5cm 的穿刺针。由于第 2 骶后孔容易定位,因此一般首先在此部位进行操作,这有助于确定其他骶后孔的位置。将穿刺针刺向骶骨后面并稍偏向内侧,碰到骨质后停止进针。然后后退穿刺针并重新刺入,直至经骶后孔进入骶管。穿刺针进入第 1 骶后孔的深度为 2~2.5cm,以下各节段依次减少 0.5cm。将穿刺针自骶后孔推进至骶前孔,穿刺针进入的深度亦大致反映了该距离。X 线透视应证实穿刺针的前端是位于骶骨前缘和骶前孔内。

证实穿刺针位于正确位置后,注入局部麻醉药液。在第 1 骶后孔处通常需要注入局部麻醉药液 5~7mL,以下各节段依次减少 1~1.5mL。穿刺操作中亦可采用周围神经刺激器来提高骶神经阻滞的精确度。

四、并发症和注意事项

(1)骶神经内仅含有自主神经系统的副交感神经纤维,所以采用经骶阻滞技术时不会出现交感神经阻滞和低血压等表现,除非注入的局部麻醉药液过多而向近端扩散至腰交感神经处。但经骶阻滞技术可导致肠道、膀胱和括约肌的副交感神经功能丧失。

(2)如果穿刺针误入蛛网膜下隙或血管内并注入局部麻醉药,可导致极其严重的并发症。虽然一般认为硬脊膜囊的末端位于第 2 骶椎下缘水平,但研究发现硬脊膜囊末端的位置不仅具有明显的个体差异,而且可位于第 2 骶椎以下的位置,所以穿刺操作中一定要引起注意。

(3)穿刺针有误入盆腔内容物的可能,尤其是结肠、直肠、膀胱。如果穿刺针进入过深到达结肠或直肠而且未被发现,可使排泄物进入骶管内。

第 9 节　下肢神经阻滞技术

支配下肢的神经主要来自腰神经丛和骶神经丛。腰丛由 T12 前支的一部分,L1~3 前支和 L4 前支的一部分组成。腰丛上端的三支神经是髂腹下神经(L1)、髂腹股沟神经(L1)和生殖股神经,这三支神经向前穿过腹肌,支配髋部和腹股沟区皮肤;腰神经丛下端的三支神经为股外侧皮神经(L2~3)、股神经(L2~4)和闭孔神经(L2~4)。骶丛由腰骶干(L4 的余下部分及 L5 前支合成)及骶尾神经前支组成,重要分支有臀上神经(L4~S1)、臀下神经(L5~S2)、阴部神经(S2~S4)、坐骨神经(L4~S3)及股后皮神经。下肢神经支配为：大腿外侧为股外侧皮神经，前面为股神经，内侧为闭孔神经和生殖股神经，后侧为骶神经的小分支；除前内侧小部分由股神经延缘的隐神经支配，小腿和足绝大部分由坐骨神经支配。

一、腰丛神经阻滞

(一)解剖

腰神经出椎间孔后位于腰大肌后内方的筋膜间隙中，腰大肌间隙前壁为腰大肌，后壁为第 1~5 腰椎横突、横突间肌与横突间韧带，外侧为起自腰椎横突上的腰大肌纤维及腰方肌，内侧是第 1~5 腰椎体、椎间盘外侧面及起自此面的腰大肌纤维。腰大肌间隙上界平第 12 肋，向下沿腰骶干至骨盆的骶前间隙。其中有腰动静脉、腰神经前支及由其组成的腰丛。将局部麻醉药注入腰大肌间隙以阻滞腰丛，称为腰大肌间隙腰丛阻滞。

包裹腰丛的筋膜随脊神经下行，延伸至腹股沟韧带以下，构成股鞘。其内侧壁为腰筋膜，后外侧壁为髂筋膜，前壁为横筋膜。在腹股沟股鞘处注药以阻滞腰丛，称为腹股沟血管旁腰丛阻滞。可通过一次注药阻滞腰丛三个主要分支(股外侧皮神经、股神经及闭孔神经)，故又称"三合一"阻滞，但闭孔神经常阻滞不完善。

(二)腰大肌间隙腰丛阻滞

1.定位

患者俯卧或侧卧，以髂嵴连线中点(相当于 L4 的棘突)，脊柱外侧 4cm 处为穿刺点。

2.操作

经皮垂直刺入，直达 L4 横突，然后将针尖滑过 L4 横突上缘，再前进约 0.5cm 后有明显落空感后，表明针已进入腰大肌间隙，或用神经刺激器引发股四头肌颤动确认腰丛，注入局部麻醉药 35mL。

(三)腹股沟血管旁腰丛阻滞("三合一"阻滞)

1.定位

仰卧在腹股沟韧带下方扪及股动脉搏动，用手指将其推向内侧，在其外缘作皮丘。

2.操作

由上述穿刺点与皮肤成 45°向头侧刺入，直至出现异感或引发股四头肌颤抽，表明已进入股鞘，抽吸无血可注入局部麻醉药 30mL，同时在穿刺点远端加压，促使局部麻醉药向腰神经丛近侧扩散。

二、骶神经丛阻滞

骶丛为腰骶干及 S1~S3 神经组成,在骨盆内略呈三角形,尖朝向坐骨大孔,位于梨状肌之前,为盆筋膜所覆盖,支配下肢的主要分支为坐骨神经和股后皮神经。坐骨神经是体内最粗大的神经,自梨状肌下孔出骨盆后,行于臀大肌深面,经股骨大转子和坐骨结节之间下行到大腿后方,在腘窝处浅行,在该处分为胫神经和腓总神经。胫神经沿小腿后部下行,穿过内踝后分为胫前、胫后神经,支配足底及足内侧皮肤。腓总神经绕过腓骨小头后分为腓浅、深神经,腓浅神经为感觉神经,行走于腓肠肌外侧,在外踝处分为终末支,支配前部皮肤;腓深神经主要是足背屈运动神经,行走于踝部上缘,同时也分出感觉支支配趾间皮肤;腓肠神经为胫神经和腓总神经发出的分支形成的感觉神经,在外踝之下通过,支配足外侧皮肤。股后皮神经前段与坐骨神经伴行,支配大腿后部的皮肤,坐骨神经阻滞麻醉同时也阻滞该神经。

三、坐骨神经阻滞

(一)传统后侧入路

1.定位

置患者于 Sims 位(侧卧,阻滞侧在上,屈膝屈髋)。由股骨大转子与髂后上棘作一连线,连线中点作一条垂直线,与股骨大转子与骶裂孔连线的交点即穿刺点。

2.操作

10cm 22G 穿刺针由上述穿刺点垂直刺入至出现异感,若无异感而触及骨质(髂骨后壁),针可略偏向内侧再穿刺,直至滑过骨面而抵达坐骨切迹。出现异感后退针数毫米,注入局部麻醉药 20mL,或以神经刺激仪引起坐骨神经支配区肌肉的运动反应(腘肌或腓肠肌收缩,足屈或趾屈)作为指示。

(二)膀胱截石位入路

1.定位

仰卧,由助手协助患者,使髋关节屈 90°并略内收,膝关节屈 90°,股骨大转子与坐骨结节连线中点即为穿刺点。

2.操作

由上述穿刺点刺入,穿刺针与床平行,针向头侧而略偏内,直至出现异感或刺激仪引起运动反应后,即可注药 20mL。注药时压迫神经远端以促使药液向头侧扩散。

(三)前路

1.定位

仰卧,连接同侧髂前上棘与耻骨结节称上线,并将其三等分,然后由股骨大转子作一平行线,由上线中内 1/3 交界处作一垂直线,该垂直线交点处即为穿刺点。

2.操作

由上述穿刺点垂直刺入直至触及股骨,调整方向略向内侧以越过股骨,继续刺入 2~3cm 出现异感或用刺激仪定位。

3.注意

该入路适用于不能侧卧及屈髋的患者,但因穿刺部位较深,穿刺成功率低于以上两种入路。

(四)腘窝坐骨神经阻滞

患者俯卧,膝关节屈曲,暴露腘窝边缘,其下界为腘窝皱褶,外界为股二头肌长头,内侧为重叠的半膜肌腱和半腱肌腱。作一垂直线将腘窝等分为内侧和外侧两个三角形,该垂直线外侧 1cm 与腘窝皱褶的交点即为穿刺点,穿刺针与皮肤呈 45°~60°刺入,以刺激仪定位,一旦确定即可注入局部麻醉药 30~40mL。

四、股神经阻滞

(一)解剖

股神经是腰丛最大分支,位于腰大肌与髂肌之间下行到髂筋膜后面,在髂腰肌前面和股动脉外侧,经过腹股沟韧带的下方进入大腿前面,在腹股沟韧带附近,股神经分成若干束,在股三角区又合为前组和后组,前组支配大腿前面沿缝匠肌的皮肤,后组支配股四头肌、膝关节及内侧韧带,并分出隐神经伴随着大隐静脉下行于腓肠肌内侧,支配内踝以下皮肤。

(二)定位

在腹股沟韧带下面扪及股动脉搏动,于股动脉外侧 1cm,相当于耻骨联合顶点水平处做标记为穿刺点。

(三)操作

由上述穿刺点垂直刺入,缓慢前进,针尖越过深筋膜触及筋膜下神经时有异感出现,若无异感,可与腹股沟韧带平行方向,向深部做扇形穿刺至探及异感,即可注药 5~7mL。

五、股外侧皮神经阻滞

(一)解剖

股外侧皮神经起源于 L2~4 脊神经前支,于腰大肌后下方下行经闭孔出骨盆而到达大腿,支配大腿外展肌群、髋关节、膝关节及大腿内侧的部分皮肤。

(二)定位

以耻骨结节下 1.5cm 和外侧 1.5cm 处为穿刺点。

(三)操作

由上述穿刺点垂直刺入,缓慢进针至触及骨质,为耻骨下支,轻微调节穿刺针方向使针尖向外向脚侧进针,滑过耻骨下支边缘而进入闭孔或其附近,继续进针 2~3cm 即到目标。回抽无血后可注入 10mL 局部麻醉药,退针少许注入局部麻醉药 10mL,以在闭孔神经经过通道上形成局部麻醉药屏障。若用神经刺激仪引发大腿外展肌群颤抽来定位,可仅用 10mL 局部麻醉药。

六、隐神经阻滞

(一)解剖

隐神经为股神经分支,在膝关节平面经股薄肌和缝匠肌之间穿出至皮下,支配小腿内侧及内踝大部分皮肤。

(二)操作

仰卧,在胫骨内踝内侧面,膝盖上缘作皮丘,穿刺针由皮丘垂直刺入,缓慢进针直至出现异感。若遇到骨质,便在骨面上行扇形穿刺以寻找异感,然后注药 5~10mL。

七、踝关节处阻滞

单纯足部手术,在踝关节处阻滞,麻醉意外及并发症大为减少,具体方法为:①先在内踝后一横指处进针,作扇形封闭,以阻滞胫后神经;②在胫距关节平面附近的拇伸肌内侧进针,以阻滞胫前神经;③在腓骨末端进针,便能阻滞腓肠神经;④用不含肾上腺素的局部麻醉药注射于两踝关节之间的皮下,并扇形浸润至骨膜,以阻滞许多细小的感觉神经。

第**7**章

低温麻醉和控制性降压

第1节　低温麻醉

在全身麻醉下,人为地以物理方法降低患者的体温,称为低温麻醉。麻醉中应用低温的主要目的是降低组织代谢,提高机体对缺氧的耐受能力。在临床上将低温麻醉应用于心内直视手术,打开了外科手术的心脏禁区。接着低温又与体外循环相结合,更能自由地控制降温程度。

一、低温对生理的影响

当机体受到寒冷的刺激时,可发生一系列的神经、内分泌反应,促使肾上腺皮质、髓质和腺体的分泌,使血中肾上腺皮质激素、肾上腺素及促甲状腺素增加,继而周身出现血管收缩,呼吸、脉搏增快和代谢上升,糖原消耗剧增、血糖升高和寒战等御寒反应。直到这些激素高度消耗,神经反射减弱以后,体温和代谢才逐渐下降。一般降到30℃即可使意识消失。由于上述自然降温,对机体危害极大,严重损害和消耗机体的防御功能,接近冻死状态。而在全身麻醉下抑制了中枢神经,再给予物理降温,可使体温顺利下降,且不发生御寒反应。

(一)对基础代谢的影响

在降温过程中如发生寒战,则耗氧量不但不降,反而上升,最高可达300%。因此,降温过程中应防止寒战的发生。降温如无御寒反射,基础代谢可随着体温下降而降低,耗氧量也随着减少。如体温每下降1℃,基础代谢降低约7%,当体温降到28~30℃时耗氧量减少30%~45%,20℃时减少85%,10~12℃以下则减少95%以上,从而能提高机体对缺氧的耐受力。低温下全身氧消耗减少的程度和体内器官氧消耗减少的程度并不一致,如体温在26℃时,全身氧摄取量不到常温下的40%,但心脏却为50%;而脑的氧摄取量在31℃以上时很少改变,31℃时才开始急剧下降。此外,脏器耗氧量降低的程度与其功能的降低程度也不完全一致,例如肝脏的耗氧量在体温中等程度减少时其代谢却明显降低,药物在肝脏解毒的速度也减慢。低温时,由于儿茶酚胺和肾上腺皮质激素的释放,胰岛素分泌减少,使糖类的代谢降低,血糖升高。低温对蛋白质和脂肪代谢的影响不定。如长时间低温状态,糖类、蛋白质、脂肪的体内贮量均减少,低温时麻醉处理得当,上述三类物质的变化可能较小。

(二)对中枢神经系统的影响

低温对中枢神经的影响,关键是对大脑的影响。降温到 30℃以下时,大脑皮质活动也受到抑制,26℃时脑电图趋向低平,频率变慢。在深低温 20℃以下时脑电波可消失呈一直线,低温本身即呈现全身麻醉状态。随着复温和脑循环的恢复,脑电图的波幅逐渐增高,频率增快,患者开始苏醒,脊髓活动还可出现一个亢进期。低温下脑血流量与脑耗氧量呈平行降低,尤其低温降至 31℃以下时脑耗氧量急剧下降,颅内压下降也与静脉压下降相平行。体温每下降 1℃,脑血流量减少 6.7%,脑氧代谢率(CMRO$_2$)降低 7%~10%,颅内压和静脉压降低5.5%,平均动脉压降低 4.8mmHg。25℃时脑体积缩小 4.1%,颅内空隙因而增加 31.8%,大脑收缩变硬,有利于手术操作。在常温下,脑血流量存在自身调节功能。在中低温下,脑血管的自身调节功能仍存在。它的自身调节主要依脑代谢的变化,使之与氧代谢率相匹配。在低温麻醉下,由于脑氧代谢率下降,脑血流量也减少,故脑血流量的自身调节下限下移。在中低温时,脑血流量的自身调节范围在 30~100mmHg,这是低温下虽灌注压很低,而患者并无明显的中枢神经系统损害的主要理论依据。

低温的保护作用关键在于降低脑氧代谢率和脑葡萄糖代谢率(CMRGlu)。低温下脑组织的需氧量明显减少,常温下每 100 克脑组织每分钟需氧 2.5~4.7mL,27℃时则降到 0.8~1.0mL。所以,低温对脑组织缺血、缺氧时确实有保护作用,能够延长脑循环阻断时间。由于脑的耗氧量较其他组织为高,因此,体温降至 29℃时也只能阻断循环 8 分钟,而脊髓可阻断 60 分钟。由于脑组织储存氧的能力很低,20℃时,15 分钟内脑组织的贮氧量耗尽,如果采取了一系列脑保护措施,可使大脑能耐受阻断循环 30 分钟以上,而无神经系统并发症。低温可阻断感觉神经纤维的传导活动,在周围神经中,较粗大的带髓鞘的纤维较易受到低温的抑制。

(三)对循环系统的影响

低温对心脏的影响最大。窦房结首先受抑制,心内传导也减慢,所以心率、心排血量随着体温下降而减少,血压下降,循环时间延长,冠脉血流减少,但每搏量改变较小。心肌收缩速率(dp/dt)也随体温下降而降低,但心肌收缩力并未受抑制,在 20℃以下时心脏停搏 1 小时,心功能仍能保持良好,低温时心血管抑制主要是心律失常所致。体温为 28℃时,心率约为 60 次/分钟;体温为 21℃时,左右动脉压和心率分别为降温前的 40%和 33.6%。心排血量28℃时减少 50%,20℃时约减少 80%。心电图上可出现 PR 间期延长、QRS 波群增宽及 QT间期延长等改变。从 30℃开始增加心律失常,28℃以下心室颤动的发生率骤然上升,20℃以下时难免发生心搏停止。主要是低温使心肌的应激性增高,30℃时为常温时的 2.5 倍,25℃时增至 4 倍,20℃时骤增至 13 倍,直至心搏停止。可能由迷走神经受抑制比交感神经早、冠脉血流减少及酸碱失衡、电解质紊乱等因素所致。

体表降温时,寒冷刺激使皮肤小血管收缩,增加周围血管阻力。28℃时小动脉开始扩张,但小静脉仍处于收缩状态,造成毛细血管内静水压超过血浆胶体渗透压而使血管内水分外渗,导致血液浓缩、黏滞度增加,也增加周围循环阻力。特别是低温时肺循环阻力的增加比体循环更为明显,且持续到复温后,因此,右心负荷多较左心为大。

(四)对呼吸系统的影响

随着体温下降,呼吸变浅、变慢,二者呈线性关系。30℃以下时潮气量也减少,26℃以下时呼吸变弱,约24℃时呼吸自动停止。低温时支气管扩张,因此,解剖无效腔、生理无效腔有所增大,而肺泡无效腔未改变。肺内氧和二氧化碳交换不受限。低温时,肺顺应性下降,深低温时影响更明显,复温后常不能逆转,其原因不详。低温时氧解离曲线左移,致血红蛋白与氧结合密切。只有当组织氧分压较正常明显减少时,才能从血中摄氧。但低温下需氧量减少,同时低温也增加氧在血浆中的溶解量,有利于组织氧的利用。所以一般不出现缺氧现象。另外,二氧化碳在血液中的溶解量也增加,故血液酸碱值随之下降。

(五)对肾功能的影响

低温下随着心排血量减少和血压下降,肾血流量也减少,同时肾血管收缩而阻力增加,以致30℃时肾血流量减少50%。体温每下降1℃,肾小球滤过率大约减少5.3%。有效肾血浆流量减少8.2%。同时,低温本身也可抑制肾小管的分泌和再吸收功能,所以尿量并未明显减少。这与低温深度有关,但与低温持续时间的长短关系不大。复温后尿量增多。体温下降,尿渐呈碱性,复温时又逐渐变为酸性。降温时尿液中钠和氯增加,钾的排出减少。低温下肾脏耐受阻断循环的时间也明显延长。

(六)对肝功能的影响

低温时门静脉血流减少,肝功能降低。同时,肝代谢率降低可增加对缺氧的耐受力。如完全阻断肝脏的血液循环,在常温下只能耐受20分钟,而在28~32℃时可延长到1小时而无损害。低温下胆汁分泌减少,肝解毒功能降低,对葡萄糖、乳糖和枸橼酸的代谢也减慢,因此,低温下不宜大量输入葡萄糖液,大量输库存血时应注意所谓的枸橼酸中毒。一般在复温后1~2小时肝功能多可恢复正常。低温时药物在体内的代谢过程也缓慢,复温后药物的作用可能再现。

(七)对血液系统的影响

低温下液体从血管中向组织间隙转移,25℃时血浆容量减少23%,因之血液浓缩,血细胞比容甚至高达0.68。同时血液黏滞度增加,体温每下降1℃,血液黏滞度增加2.5%~5%。可促使周围循环阻力上升,因此,低温下应用血液稀释技术非常有利。又因低温下血小板和各种凝血因子包括纤维蛋白原减少,凝血功能障碍,出血时间可延长5~7倍,凝血时间在

25℃时延长 12~15 分钟。所以,低温麻醉常增加术中渗血量。

(八)酸碱平衡和电解质的改变

低温下通气不足时 $PaCO_2$ 升高,过度通气时 $PaCO_2$ 降低。在体表降温时,如肺泡通气仍能保持在常温的水平, 就会发生呼吸性碱中毒。如体温降至 24℃时动脉血 pH 值可达 7.5,18~20℃时上升至 7.7~7.9, 但不能制止由于低温下组织灌注不足所产生的代谢性酸中毒。在降温中血清钠、氯、镁基本无变化,只有在 25℃以下才有影响,全身钾总量没有变化,而血清钾轻度减少,细胞内钾离子减少往往导致心律失常。如果深低温时发生低钾血症,则提示组织缺氧或情况欠佳。阻断循环时,血清钾多有所升高。寒战时糖原分解和代谢增高,耗氧量增加一倍,$PaCO_2$ 可上升 50%。低温对体液的影响不大,深低温时间过长,细胞产生水分增多,细胞肿胀,血容量下降,加之血液黏滞度增加,导致组织灌注减少。

(九)对内分泌系统的影响

在麻醉或神经阻滞状态下,低温使脑垂体、肾上腺皮质及髓质、甲状腺及胰腺等内分泌腺的功能都受到抑制。动物试验证明,在 25~28℃时,肾上腺皮质激素可减至正常的 22.5%以下,26℃时肾上腺素和去甲肾上腺素的分泌减少近 90%。因胰岛素分泌减少,血糖增高。复温后各内分泌腺功能都能迅速恢复,甚至出现功能亢进现象。只有抗利尿激素(ADH)在低温下或复温后持续增加。

二、适应证

低温麻醉在于降低机体基础代谢,减少耗氧量,保护机体或器官免受缺血缺氧损害。常用以延长阻断循环时间,减少脑、脊髓和心脏的需氧量,使中枢神经、脊髓、心脏等器官不至于发生缺氧损害。

低温麻醉降温到 32~35℃,称为浅低温麻醉,降温到 28~32℃称为中低温麻醉,20~28℃称为深低温麻醉,降温至 10~20℃称为深重低温。由于低温引起的生理变化很大,实施技术较为复杂,术中渗血较多,降温过低又可能发生严重并发症,所以,临床上目前多应用于较复杂的心血管手术或颅脑外科。

(一)心血管手术

低温与体外循环结合,现已广泛应用于需要阻断循环的复杂心内直视手术和大血管手术,中低温适用于短小的心内手术,深低温只适用于复杂的心内手术。深低温停循环常为婴幼儿复杂心内直视手术选用,由于深低温对机体生理和生化的影响过于显著,只有在不能采用常规体外循环法施行手术时才可选用深低温停循环法。

(二)神经外科手术

以往认为,巨大的颅内动脉瘤、颈内动脉海绵窦瘘及脑血管瘤等,在控制性低血压不能完成手术者,可考虑用低温麻醉。但近年有学者研究报道,在颅内动脉瘤手术术中应用低温,1001 例患者随机在浅低温(目标温度为 33℃)或在正常体温(目标温度为 36.5℃)下行颅内动脉瘤夹闭术,结果发现两组患者预后无明显差异,低温组患者围术期菌血症发生率增高,其他不良反应两组无显著性差异。目前对全身麻醉期间保温的重视,也限制了低温麻醉在神经外科手术中的应用。

(三)其他

各种原因引起的高热,如甲状腺功能亢进危象、恶性高热、感染、创伤及环境或药物等所引起的高热,均可通过降低体温以降低代谢,保护重要器官的功能。心脏停搏后的心肺脑复苏,选择头部重点降温的方法,有利于脑复苏,体温以降至 30~34℃为宜。

三、低温麻醉的实施方法

(一)麻醉处理

麻醉中应用低温时要做到以下三点:①避免御寒反应;②肌肉完全松弛;③末梢血管扩张良好。因此,低温麻醉必须在全身麻醉状态下进行。

麻醉前用药同一般全身麻醉,麻醉诱导可采用常规剂量的芬太尼、依托咪酯或丙泊酚等,辅助肌肉松弛药静脉快速诱导气管插管。麻醉维持可采用全凭静脉麻醉,如芬太尼、咪达唑仑、丙泊酚等,但低温时肝药物酶活性下降使药物降解过程延长,应注意酌情减量。也可采用静吸复合麻醉,包括前述药物加吸入麻醉药如恩氟烷、异氟烷、七氟烷等。全身麻醉维持期间辅助适量的肌肉松弛药。降温前以往采用小剂量氯丙嗪以防止寒战以及血管痉挛,还可加速物理降温效果,但有发生直立性低血压及苏醒延迟的缺点。麻醉管理上应该保持 $PaCO_2$ 在正常范围,以减少肺血管阻力以及保持适当的脑血流量。

(二)监测

术中必须监测动脉血压、心电图、心率、中心静脉压,尿量及连续测量体温(鼻咽温或食管温及直肠温),并不断测动脉血气、混合静脉血气、酸碱值及电解质等。

(三)降温与复温的方法

1.体表降温法

体表降温必须克服寒战和周围血管收缩等御寒反应,才能以皮肤、皮下组织为热交换场所进行降温,方法简单、方便。

(1)冰水浴或冰屑降温法:在气管内麻醉达到一定深度并用肌肉松弛药后,即可把患者直接浸泡在 0~4℃(儿童 2~4℃)的冰水中或覆盖冰屑中降温。为了避免全身麻醉下搬动患者引起血流动力学的急剧变化,所用降温措施过程中尽量少移动患者。多用塑料布或橡皮布预先铺于患者身下,全身麻醉后提起塑料布或橡胶布,倾入冰水或冰屑降温,比较方便、安全。由于出冰水后机体需要经过血液流通才能使体表与体内组织间温度调整一致,体内温度在离开冰水后还要继续下降 2~6℃,所以需要提前撤去冰水。患者体瘦、循环功能良好或冰水浸泡时间较短,则出冰水后体温续降较少;相反,患者皮下脂肪较多、冰水浸泡时间较长,则出冰水后体温续降较多。在手术主要步骤完成后即可开始复温。如用电热毯、变温水褥、热水袋或红外线等方法复温,复温装置的温度应控制在 40~45℃。一般体温升至 32℃即可停止复温,其后注意保温,等待体温自然升高。此法可使全身浸泡于冰水中,热交换性能良好,所以降温效果很好。全身温度下降较均匀,体内温差小。降温过程中注意保护耳郭、会阴、指(趾)等末梢部位,避免冻伤。复温过程中复温装置温度不应超过 45℃,否则有烫伤的危险。如体表复温超过 36℃常可出现反应性高热,所以,一般体表复温不宜超过 33℃。复温时若出现血压下降,应视具体情况补充血容量,必要时给予缩血管药维持血压。

(2)冰袋、冰帽降温法:在全身麻醉后,将冰袋放置在血运丰富、血管浅在部位,如颈部、腹股沟和腋下等处。在头部戴上装有冰屑的橡皮帽或将头置于冰水槽中,使头部降温较身体其他部位更快、更低,以便更好地保护脑组织。去冰袋后体温继续下降约 1℃。该法降温一般不能使体温降到 30℃以下,也很少出现御寒反应,因此可以边降温边手术,常用于小儿降温。用于成人降温效果差,主要作为降温的一种辅助手段,在脑复苏、术中高热等情况下,可采用头部重点降温加冰袋的方法。

2.体腔降温法

体腔内血管极为丰富,其表面积很大,也是良好的热交换场所。目前多在开胸或开腹手术时应用,如开胸后用 0~4℃无菌冰生理盐水倾入胸腔降温,一般消耗生理盐水较多。由于体腔温度降低时,体表皮肤不受寒冷刺激,所以很少出现御寒反应。但胸腔的冰水直接接触心脏,容易产生心律失常。主要作为在体腔手术时采用低温的一种辅助手段和补救方法,一般不单独应用,以避免体温过低发生心室颤动时措手不及。腹腔降温方法和胸腔降温基本相似,临床应用较少。

3.体外循环血流降温法

即利用人工心肺机及变温器在体外循环中进行降温和复温。由于单纯低温的深度难以控制,阻断脑循环安全时限较短,而且单纯低温一般是用体表降温和复温,一旦在降温过程中发生心脏停搏,复跳和复温皆非易事,所以临床应用较少。低温体外循环则比较容易控制,可以在体表降温的基础上用机器行血液降温和复温,在深低温时心脏能够自然停搏,并能根据手术情况决定阻断循环时间。在体外循环手术中,采用人工心肺机及热交换器(变温器)进行血流降温和复温。该法系将血流引向体外,经热交换器冷却后,用泵将血回输体内的降温方法。该方法降温、复温快,可控性好,数分钟内可降至 30℃,10~20 分钟即可降至

20℃以下。停止降温后可续降 2~4℃。对血流丰富的主要脏器如心、脑、肝、肾的温度下降快，起保护作用，但皮下组织、肌肉温度下降缓慢。由于温度下降不均匀，温差较大，可致代谢性酸中毒。注意降温和复温时，变温器和血流温差不宜超过 8~10℃，以免溶解于血液中的气体释出，形成气栓。

一般复温速度应控制在每 3~5 分钟增加 1℃，最高水温不宜超过 42℃，以免红细胞破坏。一般体温升至 36℃即停止复温，其后体温还常下降 1~2℃。另外，体表降温和体外循环血流降温或复温还可联合应用。如在体外循环血流降温前先用体表降温以减少体内各部分的温差。

4.体外循环与体表降温相结合的方法

先将患者行体表降温至 30℃，再改用体外循环血流降温。在麻醉诱导后，通过使用冰袋和降温垫进行降温，此时手术可同时进行，开胸后即可连接体外循环机进行降温。这种方法主要用于深低温停循环的手术，近年来，由过去的体表降温加体外循环的方法，发展至现在的以体外循环血流降温为主，体表降温为辅的方法。但因深低温停循环后，死亡率和脑功能障碍的发生率均较高，因此，应严格地掌握其适应证和停循环的时限，只有在不能采取常规体外循环法施行手术时才可选用深低温停循环法。

四、麻醉注意事项

(一)御寒反应

施行低温时，要避免御寒反应。在体表降温过程中必须克服寒战和血管收缩等保护性御寒反应。因为寒战时可产生很大的热量，代谢显著升高。强烈的寒战可使氧消耗量增高 2~3 倍，不但有碍于降温的速度，且可造成严重缺氧，有时虽看不出明显寒战，但出现皮肤苍白、肌肉紧张或棘皮现象，都可使代谢增高。寒战反射是由皮肤内冷觉感受器和丘脑温度调节中枢间温度差增大而产生。因此，阻断反射弧的某一环节即可避免。如加深麻醉使中枢受抑制；或用神经阻滞剂抑制网状结构；也可用肌肉松弛药，以抑制寒战反射传出纤维的神经肌肉接头处产生作用。所以综合应用前三者降温效果较好。

(二)心室颤动

在降温过程中可出现各种心律失常，其中最严重的是心室颤动，特别是未开胸之前发生最危险。体温 28℃以下发生机会明显增多。目前尚无任何药物和任何方法能够有效地防治低温期间发生心室颤动。主要以预防为主，如降温平稳、防止缺氧或二氧化碳蓄积及酸碱失衡和电解质紊乱、维持循环稳定等，皆可减少心室颤动的发生率。一旦发生心室颤动则先行体外或开胸心脏按压，然后行体外或体内电击除颤最有效；如在复温过程中发生，可先行心脏按压，待体温升高到 30℃以上再行电击除颤。

(三)组织损伤

在体表降温时,耳郭及指、趾接触冰屑,或冰袋与皮肤直接接触,可造成冻伤。体表复温时如水温过高可致烫伤。

(四)酸中毒

低温时组织灌注不足,氧供减少,可出现代谢性酸中毒,特别是组织温差过大时更为明显。酸中毒既是低温的并发症,也是导致室颤的原因之一,应在麻醉全过程中密切监测血液酸碱值的变化,以利于及早发现、及时处理。

第 2 节　控制性降压

对某些易出血或出血较多的特殊手术,为了减少手术野出血,给手术操作创造良好条件,减少输血量,节约血液,麻醉和术中应用各种方法和药物扩张血管,有意识地降低患者血压,并视具体情况控制降压程度和持续时间,这一技术称为控制性降压。

一、控制性降压对人体生理功能影响

控制性降压主要是通过改变周围血管阻力以及回心血量而降低血压,其中小动脉收缩或舒张的变化,主要影响外周阻力,而静脉血管扩张,则影响回心血量。控制性降压绝非随意性降压,而是要求控制性降压产生的低血压状态必须保证机体重要组织、器官的血流灌注维持在正常范围内,以满足代谢的最低需要,避免产生缺血、缺氧性损害。

(一)大脑

1.对脑血流和脑血管的影响

正常脑血管具有自身调节功能,只要 PaO_2、CO_2 分压、H^+浓度等在正常范围内,平均动脉压波动在 6.67~24kPa(50~180mmHg),脑血流无明显改变。但当平均动脉压低于 7.98kPa(60mmHg)时,脑血管自身调节功能消失,脑血流量随血压降低而减少。

2.颅内压力影响

目前常用降压药如硝普钠、硝酸甘油,在应用时都产生升高颅内压作用,而且随着药物剂量增加和平均动脉压的降低,其颅内压增高作用愈来愈明显,又由于硝普钠能减弱脑血流的自动调节作用,且持续作用时间又较长,停止应用后仍有使颅内压升高的可能。过度通气可减弱硝普钠对颅内压的影响。

3.对脑电活动影响

在控制性降压开始几分钟内,随血压下降,脑动、静脉血氧差增加,脑组织此时虽然能依靠提高摄氧量来代偿,但脑电图记录仍显示有缺血性改变,提示脑血流灌注不足。随着血压稳定,脑电图随之恢复正常。这就说明脑血流调节需一定时间,所以降压应注意其速率。若血压以每分钟 1.3kPa(10mmHg)的速率下降,脑电图不表现明显的抑制。

(二)心脏

控制性降压对心脏的影响主要表现为冠状动脉血供的改变,控制性降压期间,回心血量减少,心排出量随之减少可明显减少冠脉血流,对心肌造成不利影响,但这种影响可通过冠状动脉自身调节作用改善, 心肌可根据代谢需要相应改变冠脉血管阻力和周围血管扩张,减少心肌前后负荷,减少心肌氧耗来克服和消除。

(三)肝脏

肝脏为血流量非自主调节性器官。控制性降压时,门静脉血氧饱和度下降并接近肝静脉水平。因此,控制性降压时,肝动脉压下降,血流减少,肝脏面临缺氧的危险。临床观察只要血压控制好,平均动脉压不低于 7.98kPa(60mmHg)。

(四)肾脏

肾是血流量自身调节器官。一般动脉压在 10.64~23.94kPa(80~180mmHg)范围内,肾血流量维持恒定不变;当收缩压下降至 9.31kPa(70mmHg)时肾小球滤过率将不能维持,泌尿功能暂停,但短时不会引起缺血缺氧性损害,当血压维持稳定后泌尿功能恢复,肾对低血压有一定代偿能力,肾病患者使用该技术须慎重,否则会造成严重肾功能不全。

(五)肺

降压过程中因肺血管扩张,肺动脉压降低引起肺内血流重新分布。可出现肺泡通气与血流灌注之间的比例失调。临床应用时术前(降压前)增加血容量,可减少通气/血流比值失调,维持心排出量恒定,减少无效腔。在控制性降压时增加患者的潮气量和吸入高浓度氧,以保持血氧饱和度和 pH 值在正常范围。

二、控制性降压的适应证和禁忌证

(一)适应证

1.心血管手术

降压目的是降低血管张力,便于手术操作,防止因血管张力过高而有血管撕裂(破裂)

的危险。

(1)神经外科手术:降压可减少手术区出血,便于病灶显露清楚和手术操作。

(2)血液供应丰富的组织和器官手术,手术止血有困难区域。

(3)精细的中耳手术或显微外科手术,降压可提供清晰手术野。

(4)大量输血血源不足,患者不愿意或需限制输血量如体内存在 P 抗体。

(5)作为综合措施之一,以减少术中出血后输血或不输血。

(6)麻醉手术期间血压过度升高,为防止血压升高所致左心功能不全、肺水肿、脑血管破裂出血等危险情况出现。

(7)切除嗜铬细胞瘤手术前应用,有利于扩充血容量和防止高血压危象。

(8)急性闭角性青光眼,控制性降压可降低眼内压,方便手术。

(二)禁忌证

1.器质性疾病

严重心脏病、严重高血压、动脉硬化、脑血管病变、严重肝肾功能损害及中枢神经系统退行性病变的患者。

2.全身情况

全身情况差、显著贫血、休克、低血容量或严重呼吸功能不全的患者。

3.技术方面

实施者不了解本技术对机体影响和对此技术实施不熟练。

三、控制性降压方法及并发症

(一)常用控制性降压药

1.吸入麻醉药

异氟醚可扩张外周血管,降低心脏后负荷,应用 1.9MAC 时可使外周血管阻力降低 50%,对心肌收缩力抑制作用较小,心排出量可保持不变。吸入浓度在 1.4~2.3(维持为 2%~3%)MAC。异氟醚对脑有保护作用,主要与降低脑组织的氧耗有关,能更好维持脑组织氧供需平衡。

2.神经阻滞药

临床上常用六甲溴铵和 0.1%樟磺咪芬静脉滴注,1~4 分钟使血压降至 13.3kPa(100mmHg)时,适当减慢滴速,5~10 分钟可达所需降压水平,维持 1mL/min(1mg/min)。因其降压期间血压波动较大,保持控制血压在一定范围(恒定性)效果较差,所以目前临床上少用。

3.血管扩张药

(1)硝普钠:该药是通过干扰巯基活性或影响细胞内钙活性,直接作用于小动脉平滑肌使其松弛扩张。收缩压和舒张压几乎平行下降,脉压差变小。

1)特点:作用迅速而短暂,并易调节,对心肌收缩力、心排血量无不良影响,也不增加心肌氧耗量,降压后可反射性使心率增快,心排血量增加,有时会出现心律失常。硝普钠可直接扩张脑血管使颅内压升高,但这种负面影响,可应用硫喷妥钠、地西泮、芬太尼防治。对硝普钠所引起代偿性心动过速和增加血浆肾素活性所引起的高血压和肺动脉高压,可应用普萘洛尔和卡托普利等减轻反应。

2)不良反应:短时应用无不良影响,但大剂量或长时间使用,可使其代谢产物硫氰酸盐在体内蓄积,发生氰化物中毒。临床征象是:快速耐药现象,代谢性酸中毒,静脉血氧分压升高,心动过速,一旦发生应立即停药,改用其他降压药,注意长时间应用要密切监测血气。

3)用法:用 0.01%硝普钠(50mg 硝普钠加入 5%葡萄糖溶液 500mL)静脉滴注(应用微量泵输注药物作用恒定准确),开始 1~8μg(kg·min),2~3 分钟血压缓慢下降,酌情调节滴速,4~6 分钟便可达预定水平,停药后 2~8 分钟血压恢复至正常水平。硝普钠快速用药最大量不宜超过 1.5mg/kg。突然停用药可出现血压反跳现象,长期应用产生快速耐药性。药瓶应用黑色或铝箔纸包裹,因药物见光分解而产生有毒物质高价铁氰化物。

4)注意:配制好的药物应不超过 12 小时用完,逾期不用。

(2)硝酸甘油:硝酸甘油直接作用血管平滑肌,主要作用于容量血管,扩张静脉系统。降压时主要降低收缩压,对舒张压影响较小,有利于冠状动脉血流灌注,而且又无反跳现象。用法:0.01%硝酸甘油(10mg 加入 5%葡萄糖溶液 100mL)静脉滴注或微量泵输注,开始速率 1μg/(kg·min),观察降压效果,调节用药速度,一般 3~6μg/(kg·min)可使血压下降至所需水平。停药后血压回升较硝普钠为慢,平均需 9 分钟(4~22 分钟)。短时间降压,如肺动脉导管未闭,可 1 次静脉注射 64~90μg/kg,1~2 分钟出现降压作用,持续 9~10 分钟。需要时可重复注射。

(3)三磷腺苷(ATP)和腺苷:是一种体内重要的内源性血管扩张剂,它参与各种局部血管血流的调节,如心、脑等。ATP 在体内分解很快,分解成腺苷作用于外周阻力血管使其扩张降压,其降压特点是起效快,降压平稳,且不增加血浆肾素活性和儿茶酚胺含量及无停药后反跳现象等优点。

1)缺点和注意事项:增高颅内压、损害脑血流自身调节,大剂量时可发生心脏传导阻滞等。

2)用法和用量:外周静脉给药降解较快,比中心静脉给药时需增量 40%。①常用 0.5%~1%溶液滴注,用量达(310±149)pg/(kg·min),平均动脉压降低 30.58%。②静脉注射 1~2mg/kg,作用时效 2~6 分钟。主要适用于颅内动脉瘤夹闭术、动脉导管结扎等短时降压。

4.其他降压药

(1)钙通道阻滞药:作用机制是特异性抑制细胞外钙离子内流,而抑制血管平滑肌收缩,扩张末梢血管,并使去甲肾上腺素和血管紧张肽Ⅱ反应减弱,从而引起血压降低。常用药物有硝苯地平、尼卡地平、尼莫地平。用法:100~250μg/(kg·h),静脉滴注或微量泵输注,或 0.5μg/(kg·min)泵注。颅脑、脊柱手术尼莫地平 600~800μg/(kg·h),泵微量输注、停药后 1.5~30 分钟血压回升,并不产生反跳性高血压,血压过低时应用去甲肾上腺素升压常无效应。

(2)β 受体阻滞剂:作用机制是通过阻断 β 受体而减慢心率,降低心排血量,以达到降血压目的。常用药物有艾司洛尔、美托洛尔、拉贝洛尔。用量和用法:艾司洛尔 1~2mg/kg,静脉注射;或微量泵输入,先快速泵入 10~20mg,然后按 40~50μg/(kg·min)持续泵入维持,据血压和患者情况调节其用量。

(3)前列腺素 E1:本品为强降压药,并非所有患者有效,不减少脑部血流,可用于颅内手术控制性降压。优点是能使肾血流增加并增加尿量,不产生心律不齐。

(4)酚妥拉明:静脉注射 2 分钟内阻断 α1 受体,产生 MAP 降低,停药后 15 分钟之内血压恢复至控制前水平,停药后亦可有高血压反跳现象;颅内压无明显变化,但给药后 10 分钟脑内灌注压降低。不用于降颅内压者,常用于嗜铬细胞瘤手术降压。

(5)乌拉地尔(压宁定):通过阻断外周 α 受体和中枢 5-HT 受体而降压,抑制交感活性。其中枢作用具有自限性降压效应,使用较大剂量亦不产生过度低血压。乌拉地尔应用于嗜铬细胞瘤术中控制降压比硝普钠更能控制血压水平,心率稳定,不发生反跳性高血压。首次用药量为 10~15mg,持续 20~25 分钟,需要时可重复应用。

(二)控制性低血压的技术方法

1.生理性技术

利用体位改变,机械通气的血流动力学效应,心率和体循环血容量变化等生理性方法,配合使用降压药物可把血压降低至要求的水平。

2.药理学技术

许多麻醉药和血管活性药已经成功地用于控制性低血压。

3.脊麻和硬膜外麻醉

两种麻醉可导致小动脉与静脉扩张和低血压,可使静脉回流和心排血量减少。强调硬膜外麻醉技术用作控制性低血压,最宜用于下腹和盆腔手术中降低失血量。

第 **8** 章

麻醉手术期间的输液输血

手术前的补液一般是根据原发病所致的何种水与电解质紊乱而定。若患者在术前有水、电解质紊乱,贫血,低蛋白血症,则应尽量纠正(如补液、输血、输蛋白、饮食疗法等)后再行择期手术,否则术中和术后极易发生严重的并发症。除了接受极其细微的手术之外的所有患者,都要在手术前开放静脉通道,进行输液治疗。在手术中保持正常的血管内容量,是极其重要的。因此,麻醉医师须准确地衡量和评估患者血管内容量,并能及时补充已经丢失的液体、电解质和血液。补液和输血过程中出现的任何错误都有可能导致相当严重的病情,甚至是死亡,所以麻醉医师在此过程中要相当谨慎。

第1节 体液治疗的基础知识

体液是以水为溶剂,以一定的电解质和非电解质成分为溶质所组成的溶液。相对于外界大自然环境(机体的外环境)而言,存在于细胞周围的体液,为机体的内环境。内环境的稳定与体液的容量、电解质的浓度比、渗透压和酸碱度等有关。围术期患者体液容量、电解质浓度和成分等的变化将对手术的成功,患者的康复产生影响。麻醉医师应掌握体液的基础知识、失衡的机制、诊断的要点、治疗的原则,从而在手术创伤等应激条件下,有效地纠正体液紊乱,维护内环境稳定,为患者的生命安全提供相应的保障。

一、体液的总量

水是体液的主要成分。成人的体液约占体重的 60%。体重为 70kg 的成人,其体液量约为 42L。年龄、性别及组织不同,体液所占的比例也有所不同。男性成人体液含量比女性多,约占体重的 61%,女性成人为 50%;60 岁以上男性为 52%,女性为 46%;小儿因脂肪含量少,其体液重量可达体重的 80%。

二、体液的分布

体液分为细胞内液(ICF)及细胞外液(ECF)两大部分。由细胞膜所分隔,水能自由通过细胞膜。ICF 是细胞进行生命活动的基质,约占体重的 40%。ECF 是细胞进行新陈代谢的周围环境,可分为血浆和组织间液两部分,其中血浆约占体重的 5%,组织间液则随年龄增长而变化较大:婴儿约占体重的 40%,1 岁小儿为 25%,2~14 岁为 20%,成人为 15%。组织间液的基本成分与血浆类似,只含有少量蛋白质并且不含红细胞。绝大部分的组织间液能迅速与血管内液体或 ICF 进行物质交换,并取得相互平衡。在维持机体的水和电解质平衡方面起重要作用,称为功能性 ECF。尚有部分组织间液不能或仅缓慢地与血浆或 ICF 进行物质交换,虽有一定的生理功能,但在正常情况下对维持机体的水和电解质平衡所起的作用甚微,称之为非功能性 ECF,如胸膜液、腹膜液、房水、淋巴液、脑脊液、关节液、消化道分泌液、尿液、汗液等,占体重的 1%~2%。

临床上体液的分布与转移通常采用三个间隙来进行表述。一般而言,第一间隙是指组织间液。第二间隙是指快速循环的血浆。血容量的增加或减少主要指血浆的增加或减少。第一间隙和第二间隙在毛细血管壁侧相互交换成分,处于动态平衡状态,都属于功能性 ECF。手术创伤、局部炎症可使 ECF 转移分布到损伤区域或感染组织中,引起局部水肿;或因疾病、麻醉、手术影响致内脏血管床扩张淤血;或体液淤滞于腔体内(如肠麻痹、肠梗阻时大量体液积聚于胃肠道内),这部分液体虽均衍生于 ECF,但功能上却不再与第一间隙和第二间隙有直接的联系,故称这部分被隔绝的体液所在的区域或部位为第三间隙。

三、体液的组成

组织间液与血浆的电解质浓度类似,区别在于前者的蛋白质含量明显少于血浆。血浆富含蛋白,故血浆胶体渗透压明显高于组织间液,形成董南效应,造成 ECF 的电解质浓度与 ICF 的差异很大。ECF 中主要阳离子为高浓度的 Na^+,阴离子为 Cl^-、HCO_3^-。ICF 中主要阳离子为 K^+,其次为 Mg^{2+},阴离子以磷酸根和蛋白质为主。

第 2 节　麻醉期间的液体治疗

一、常用输液剂

液体治疗所用的溶液通常分为晶体液和胶体液。晶体液含有小分子量离子(盐),可含或不含葡萄糖。胶体液则含有大分子量物质,如清蛋白、羟乙基淀粉等。

(一)晶体液

临床上晶体液种类较多,应根据临床症状和治疗需要选择相应晶体液。患者丢失水分,则选择低渗晶体液,也称维持型溶液。患者丢失水分和电解质,或合并电解质缺少,则选择等渗溶液,也称补充型溶液。

1.乳酸林格液

乳酸林格液的电解质浓度与 ECF 相似。Na^+浓度低于生理盐水,故它形成的渗透压比生理盐水低。该溶液增加了乳酸钠 28mmol/L,经肝脏代谢后变为等当量的 HCO_3^-,有缓冲酸性物质作用。术前、术中使用乳酸林格液可以降低血液黏稠度,稀释血液,有利于微循环灌注,并且具有扩容、保护肾功能和纠正酸中毒的作用。

2.生理盐水

0.9%NaCl 即生理盐水,等渗等张,但 Cl^-含量超过 ECF,大量使用会产生高氯血症。因不含缓冲剂和其他电解质,对脑外伤、代谢性碱中毒或低钠血症的患者,应用它比乳酸林格液优越。因不含 K^+,更适合于高钾血症患者,主要用于补充 ECF 丢失和扩容。

3.高张盐溶液

高张盐溶液的钠浓度达 250~1200mmol/L,其特点为用较小的容量可获得较好的复苏效果。钠浓度越高,复苏所需的溶液量就越少。其原理在于利用高张盐溶液的渗透力使水从相对低渗的细胞内或组织间隙转移到血管内间隙,因此能减轻组织水肿。常用制剂有 3%、5%、7.5%NaCl 和高张复方乳酸钠溶液。输注高张盐溶液时必须谨慎,因其高渗性可引起细胞内脱水,使细胞外液增多,增加循环负担,快速输注可引起肺水肿、心功能不全。输入量依血浆中钠缺失量而定,输入速度一般应在 50mmol/h 以下,一次最大用量不宜超过 300mmol/h,输注期间应定时评估患者临床状况和检测电解质水平。

4.5%葡萄糖溶液

为临床常用不含电解质的晶体液。因为糖将被代谢,所以 5%葡萄糖溶液的功能就如无电解质水一样。静脉注射单纯水会使红细胞溶解,但 5%葡萄糖溶液是等渗溶液,输注时不会发生溶血。手术创伤的刺激将引起儿茶酚胺、皮质醇、生长激素的释放增加,导致胰岛素分泌的相对不足,葡萄糖利用率下降,结果形成高血糖,目前一般认为在健康成年人 4 小时内的中小手术术中可以不输葡萄糖液,超过 4 小时的中大型手术,则可酌情补充 25~50g 葡萄糖液。因此 5%葡萄糖溶液一般不做术中补液之用,主要用于纠正高钠血症和因胰岛素治疗而致血糖偏低的情况。

(二)胶体液

胶体液内含有大分子量物质,可提高血管内胶体渗透压(COP),维持有效血容量,胶体液在血管内半衰期为 3~6 小时。目前胶体液适应于:患者血管容量严重不足的补充治疗;麻醉期间增加血容量液体治疗;严重低蛋白血症或大量蛋白丢失的补充治疗。

1.清蛋白

是天然血液制品,分子量介于 60 000~69 000 道尔顿。5%清蛋白的渗透压为 2.7kPa(20mmHg),接近于生理胶体渗透压,若晶体液不能有效维持血容量时可用 5%清蛋白来扩容,尤其适用于血浆清蛋白丧失的患者(如大面积烧伤)。25%清蛋白的渗透压为 13.3kPa(100mmHg),多用于脑水肿患者,新生儿及低血容量并有组织间隙水肿的患者,与强利尿剂合用效果较好。

2.右旋糖酐

也称葡聚糖,在体内不被分解,贮存于血管内,根据分子量的大小分为 D40 和 D70 两种。D40 的平均分子量为 40 000,为低分子右旋糖酐;而 D70 的平均分子量为 70 000,为中分子右旋糖酐。6%的 D70 与 5%清蛋白的适应证相似,所产生的胶体渗透压高于清蛋白溶液和血浆,适合用于扩充容量,作用可持续 4 小时。D40 在血中停留时间短,扩容作用只持续 1.5 小时,故很少用于扩容,常用于微循环血流障碍的情况,如持久的休克、末梢血流阻塞性疾病以及高黏滞综合征。右旋糖酐可引起血小板的黏附力下降,剂量为每天 20mL/kg 时,出血时间相应延长。输注过程中偶可出现变态反应,如荨麻疹、哮喘发作,甚至休克,应予以注意。输注量超过 1000mL 可影响凝血功能和交叉配血。

3.羟乙基淀粉

羟乙基淀粉是由玉米淀粉合成的高分子量支链淀粉。由于支链淀粉会迅速被 α-淀粉酶降解,为减少这种降解,在其 C2、C3、C6 位置上以羟乙基基团取代原葡萄糖基,因此羟乙基淀粉的分类主要取决于两个数值:平均分子量(Mw)和取代级。以 Mw 划分:Mw<100 000 为低分子羟乙基淀粉;Mw 在 100 000~300 000 为中分子羟乙基淀粉 Mw>300 000 为高分子羟乙基淀粉。以取代级划分 (用平均摩尔取代级 MS 表示):MS 0.3~0.5 为低取代级,MS=0.6 为中取代级,MS≥0.7 为高取代级。羟乙基淀粉可用于血液稀释和扩容,在血浆蛋白>30g/L 时,可替代清蛋白,维持(COP),变态反应少。为避免干扰凝血机制,建议日剂量在 2500mL 以内。羟乙基淀粉主要通过肾脏排泄。

4.明胶溶液

明胶是人造胶体液,临床用于补充血浆容量。目前常用制剂为改良液体明胶,即琥珀明胶,平均分子量为 35 000,血管内停滞时间为 2~3 小时,低于中分子右旋糖酐和羟乙基淀粉，消除途径主要经肾小球过滤排出，由于肾对高分子胶体的排出阈值为 70 000~80 000 道尔顿，所以琥珀明胶输入后 24 小时可从尿中排出 62%，1 周后可消除 90%~95%。不引起血小板聚集，对凝血系统无明显影响，也不影响交叉配血实验。有报道，24 小时内曾输入 10~15L。琥珀明胶变态反应较少，多为皮肤丘疹等反应，很少导致心血管意外。

二、手术前体液的改变

麻醉手术前患者的体液状况应主要参考病史、体检和实验室检查结果等临床资料，对体液状况进行综合评估。

通常择期手术前的患者，经过禁食、禁饮将会存在一定程度的体液丢失。此外，尚有部分患者存在非正常的体液丢失，如发热、出汗、过度通气、术前呕吐、利尿、腹泻、创伤后的体液再分布、糖尿病饮食患者等。麻醉手术前的体液丢失都应在麻醉前或麻醉开始初期进行补充。

若为急诊手术，体液丢失在临床以出血多见，临床很难精确估计失血容量的多少，一般应根据对循环系统的影响程度进行估计。如失血容量小于机体总血容量的 10%，对循环系统通常无明显影响；若失血容量大于机体总血容量的 30%，可出现血压下降(收缩压低于 90mmHg)、中心静脉压下降、心率加快(大于 100 次/分)、尿量减少、末梢循环差、中度呼吸困难及表情淡漠；若失血容量大于机体总血容量的 50%，可出现血压测不出、中心静脉压显著降低、心率显著加快、无尿、末梢循环极差、严重呼吸困难及昏迷。

三、麻醉手术期间患者体液改变

(一)麻醉对体液的影响

椎管内麻醉时，阻滞区域的血管扩张。在全身麻醉时全身血管均会有一定程度的扩张，大量体液积存，使循环血容量相对不足，引起血压下降。

(二)手术区域的蒸发及生理不显性丢失

与手术的大小、部位、室温的高低、湿度等因素的影响有关，一般手术可按 3~4mL/(kg·h)，中等手术 5~6mL/(kg·h)，特大手术 7~8mL/(kg·h)计算。

(三)第三间隙转移量的估计

手术创伤后，患者体液向第三间隙转移形成非功能性细胞外液，而该部分液体的量可因手术的部位、大小及手术时间的长短有所不同。通常可按创伤程度进行计算：轻度创伤 4mL/(kg·h)，中度创伤 6mL/(kg·h)，重度创伤 8mL/(kg·h)。

(四)失血

失血是手术中最明显和常见的体液丢失,术中失血容量通常用如下方法进行估计。

(1)经验估计法:通过对手术区域的出血情况的观察和循环系统的影响程度进行判断。

(2)称重法:称量纱布浸血前后的重量,通常按 1g=1mL 全血计算,但该法因为无法包括手术区域、消毒单等处的血液,因此该值通常小于实际失血容量 20%~30%。

(3)血红蛋白及血液血细胞比容的测定:通过前后数值的变化,计算得出失血容量。

四、麻醉手术期间的液体治疗

麻醉手术期间液体治疗的主要目的是保持组织的有效灌注压,维持氧运输、体液、电解质浓度和血糖水平在正常范围。

一般而言,麻醉手术期间所需输入液体总量的计算公式如下:输入液体总量=CVE+生理需要量+累计缺失量+继续损失量+第三间隙缺失量。以下分别予以简述。

(一)补偿性扩容(CVE)

由于麻醉本身可引起一定范围或某一程度上的血管扩张和心功能抑制,故在麻醉前应进行适当的 CVE,以弥补麻醉导致的相对性容量不足。一般在麻醉前或诱导的同时必须静脉滴注 5~7mL/kg 的平衡盐液来实施 CVE。

(二)生理需要量

一般按照第一个 10kg 体重为 4mL/(kg·h);第二个 10kg 体重为 2mL/(kg·h);以后每个 10kg 体重为 1mL/(kg·h),计算机体每天对水的基本需求量。液体可选用 1/4 等渗的葡萄糖盐水。

(三)累计缺失量

累计缺失量=生理需要量×禁食时间+术前额外缺失量和第三间隙丢失量。术前若因疾病、外伤引起额外缺失和向第三间隙丢失,造成有效血容量不足,此时体液丢失量和失血容量往往难以估计,一般都根据对循环系统的影响来估计。因此,麻醉诱导前最好输注充足的液体量以恢复血压、心率,使灌注压接近正常。若时间允许,最好也使尿量恢复到正常水平[>0.5mL/(kg·h)]。如果临床出现低血容量症状,但颈静脉怒张,中心静脉压(CVP)或肺动脉压升高,不应快速大量输注液体,须严密监测血流动力学指标。对于情况尚可的患者,输注速率可以是一般维持速度的 3~4 倍,直至所计算的缺失量得到纠正。

在外科急诊情况时,常需要麻醉医师评估并纠正与外科情况直接有关的水、电解质紊乱,处理并存的内科疾病或调整有关的治疗。麻醉诱导、应用机械通气和外科创伤引起的应激反应能导致水、蛋白质和电解质的再分布。最常见和需给予关注的有 Na^+、K^+、Ca^{2+}、Mg^{2+}等电解质的异常。累积缺失量应在入院后 12 小时补充。对于择期手术且无额外液体丧失的患者,可在麻醉中补充,在手术时间内补完。

(四)继续损失量

术中额外损失的量(如血、腹水)等应得到相应的补充,以维持正常的血容量和 ECF 组成。液体治疗失血容量时,每丢失 1mL 血就必须以 3mL 平衡盐或生理盐水来替代,而胶体液只需 1mL 即可维持血压、心率和灌注压。若血容量正常,心功能无异常但交感兴奋,伴静脉血氧饱和度下降,心电图有心肌缺血表现时就必须补充红细胞。浓缩红细胞输注量=(所需要 Hct-实测 Hct)×55×体重/浓缩红细胞的 Hct。腹水和胸膜腔渗出液在手术中引流速度较快,其电解质组成与 ECF 相似,蛋白含量是血浆的 30%~100%。很适合用平衡盐溶液来补充。若患者的 COP 低于 15mmHg 时,就需用胶体液补充,否则晶体液的再分布容积将会明显增加。

(五)第三间隙丢失

主要由组织水肿或跨细胞液体转移所致,功能上这部分液体不能被动员参与维持血容量。胶体进入损伤组织的速度虽比进入正常组织时要快,但比电解质慢得多,所以肠壁水肿用胶体液治疗比用晶体液治疗效果要好。第三间隙液的组成与 ECF 相似,适合用平衡盐溶液来补充。再分布量多少的补充与手术部位和方式有关。较小的手术,如腹腔镜下手术、一些整形手术和扁桃体摘除术,每小时需 2~3mL/kg,而中等程度手术,如疝修补术、阑尾切除术、开胸手术则需 4~6mL/kg,有较大暴露创面的手术如肠梗阻行肠切除术、全子宫切除术、腹主动脉瘤切除术,则需 7~10mL/kg。

(六)术中液体治疗方案的制订

临床实施液体治疗方案过程中,切忌机械地实施液体治疗计划,须加强监测工作,及时了解手术和患者情况的变化,依据血流动力学和组织氧合等指标所提供的反馈信息,相应地调整输液量、种类和补液速度及有关电解质的补充,从而达到维持手术患者循环稳定,组织灌注良好的目的。通常可按下列顺序进行方案的制订。

(1)术前评估患者生理状态,计算已缺失量。

(2)计算每小时生理需要量。

(3)计算禁食所造成的缺失量。

(4)评估麻醉方式将引起的相对容量不足,所需扩容量(CVE)。

(5)评估手术中的出血容量。

(6)评估手术方式所将引起的第三间隙丢失量。

(七)术中液体治疗期间的监测

(1)患者临床症状或体征的观察,如皮肤弹性、眼球压、口腔黏膜干湿程度及婴儿囟门是否下陷或饱满,是估计缺水或水过多的重要体征。

(2)呼吸系统的监测,如呼吸频率、呼吸音等。

(3)循环系统的监测,血压、心率、心律。

(4)精神症状和肌力观察,严重缺水、电解质,如钠、镁、钙的变化,酸碱失衡均有可能造成精神状态和肌力的改变。

(5)有创血流动力学监测,可更直观地了解血流动力学参数的变化。

第 3 节　输血

一、输血的适应证

血容量不足并不等于缺血,麻醉医生应对血液成分的功能和作用进行充分的了解。通常临床输血的目的包括:①补充血容量以维持循环稳定;②改善贫血以提高血液携氧能力;③提高血浆蛋白以增加胶体渗透压以及增加免疫力和改善凝血功能。输血的具体适应证如下。

(一)出血

(1)失血容量小于全身血容量的 20%,血红蛋白大于 100g/L 时,可以仅输注电解质溶液和羟甲淀粉维持循环血容量正常。

(2)失血容量超过全身血容量的 30%,血红蛋白低于 70g/L 时,必须同时输血,保持血细胞压积(Hct)不低于 0.25。

(3)失血容量达 50%及以上时,应输注全血。

(4)失血容量达 80%时,需输注新鲜全血和补充凝血因子,如新鲜冰冻血浆、浓缩血小板,以改善凝血机制。

(二)纠正贫血和低蛋白血症

择期手术术前要求血红蛋白提高到 90g/L。低蛋白血症应输注清蛋白。

(三)严重感染

可多次输注少量新鲜血液,补充补体、抗体,以达到提高抗感染能力的目的。

(四)凝血功能异常

(1)血友病、血小板减少性紫癜等必须输注血小板或新鲜全血。

(2)血友病还可输注Ⅷ因子冷冻沉淀物、新鲜冰冻血浆(FFP)或浓缩抗血友病球蛋白。

二、失血容量的判断

临床很难精确估计失血容量的多少,可按如下步骤综合判断。

(一)经验估计

根据对循环系统的影响程度进行估计。如失血容量小于机体总血容量的 10%,对循环系统通常无明显影响;若失血容量大于机体总血容量的 30%,可出现血压下降(收缩压<90mmHg)、中心静脉压下降、心率加快(>100 次/分)、尿量减少、末梢循环差、中度呼吸困难、表情淡漠;若失血容量大于机体总血容量的 50%,可出现血压测不出、中心静脉压显著降低、心率显著加快、无尿、末梢循环极差、严重呼吸困难及昏迷。此外,尚需根据经验,依据手术的大小及消毒巾上浸血的多少进行判断, 当然这必须依靠长期经验的积累和一定的测试。

(二)称量浸血纱布

称量纱布浸血前后的重量,通常按 1g=1mL 全血计算。

(三)血红蛋白及血液血细胞比容的测定

通过前后数值的变化,计算得出失血容量。

(四)测定吸引器内的液体量

用吸引器内液体量减去创面冲洗所用的盐水量,即为吸引器内的液体量。

三、输血的方法

(一)输血途径

输血的主要途径有两条,即静脉输血和动脉输血。

1.静脉输血

是最简便易行和常规的输血途径,通常用来输液的浅表静脉均可用作输血。病情紧急而静脉穿刺困难或施行大手术时,可通过静脉切开,将导管插入中心静脉,进行快速输血。

2.动脉输血

可直接恢复心肌和中枢神经系统的供血,兴奋血管分叉部受体,升压效果明显,但进一步研究表明,中心静脉快速输血,可以收到同样效果。因此,目前已很少采用。

(二)输血方法

一般采用间接重力滴输法,对塑料血袋加压或使用专门的加压输血器,可加快输血速度。如无专门的输血器材时,可用50mL注射器,先抽好一定量的枸橼酸钠溶液(每50mL血液内需加2.5%~3.8%枸橼酸钠溶液5mL),套上粗针头,从供者抽出所需血容量,直接输给患者。

(三)输血速度

输血速度需根据患者的具体情况来决定,成人一般调节在每分钟4~6mL,老年或心脏病患者每分钟约为1mL,小儿每分钟约为0.5mL。对大量出血引起的休克,应快速输入所需的血容量;对血容量正常的贫血,则每次输血容量不可过多,以200~400mL为宜。

四、大量输血

大量输血是指一次输血超过患者全身血容量的1~1.5倍,或一小时内输血大于自身血容量的1/2,或输血速度大于1.5mL/(kg·min)。多发性创伤、胃肠大出血、复杂的心血管大手术、急诊产科手术,以及原位肝移植手术等,常在围术期需要大量输血处理。大量输血导致凝血功能异常的发生率约为18%~50%,其原因主要有:①稀释性凝血异常;②大量输血引起的弥散性血管内凝血(DIC);③造成低体温,当体温低于34℃时,血小板功能将会受到影响,凝血酶激活时间也会延长;④严重的酸中毒,当pH值<7.10时,凝血功能亦会受到影响;⑤血细胞压积明显下降,影响血小板附集和结合作用。因此对大量输血患者首先要确保患者的组织器官的正常氧供,维持血红蛋白在80g/L以上,其次维持正常的血容量,同时监测患者的凝血机制并补充FFP、浓缩血小板或新鲜全血维持正常的凝血功能。麻醉手术期间加强监测动脉压、中心静脉压、监测核心体温、动脉血气分析、凝血状况和尿量,仔细观察,及时对症处理,给予有效的保温措施,维持电解质和酸碱平衡。此外,大量输血还可造成的并发症包括枸橼酸中毒、微小血栓的输入等。

五、成分输血

成分输血就是把血液中的各种有效成分,用科学的方法加以分离、提纯,分别制成高纯度、高浓度、低容量的制剂,根据患者所丢失或缺乏的血液成分补充相应的血液制品。目前临床上常用的血液成分为:全血、RBC、FFP、冷沉淀物、浓缩血小板,以及在此基础上进一步提纯的血液制品(包括清蛋白、球蛋白、凝血酶原复合物、纤维蛋白原、Ⅷ因子等)。成分输血的优点包括:血液成分活性高,治疗效果好,不良反应小,节约用血,便于存储和运输等。

(一)全血

全血通常分为新鲜全血和库存全血两种。新鲜全血,根据不同的目的有不同的含义,如果输血目的是纠正运氧能力的不足,则以输用含 2,3-DPG 较高的全血为合适,在 4℃保存下,5 天以内的 ACD 全血或 10 天以内的 CPD 全血均可视为新鲜全血。为了补充红细胞、血小板、粒细胞或不稳定的凝血因子 V,以输用当天新鲜全血为合适。为了补充凝血因子Ⅷ,可使用保存 5 天以内的全血。决定输新鲜全血一定要慎重,因为在 1 天内来不及进行 HBsAg、梅毒血清试验及 HIV 抗体等检查,故有发生上述疾病的危险性。现代输血,大多用成分输血,不主张用新鲜全血。

库存全血(库血)其保存期依保存液种类而定。事实上,全血只要一离开血循环到体外就开始发生变化,这些变化统称之为"保存损害",其程度与保存液种类、保存温度和保存时间长短有关,如保存温度和保存液种类不变,则血液的变化随着保存期的延长而增加。因此经保存的全血有效成分主要是红细胞,其次是清蛋白和球蛋白,后者含量也不多。为了满足临床需要,最好输用某种血液成分的浓缩制剂。

(二)红细胞制剂

1.浓缩红细胞

用于围术期有失血但血容量正常的患者。通常在血红蛋白浓度大于 100g/L 时可以不输注浓缩红细胞,在小于 60g/L 时需要输注,在此两者之间时,需要根据患者的代偿能力和有无其他器官的器质性病变来决定是否输注。

2.洗涤红细胞

一般用生理盐水反复洗涤红细胞 3~6 次。洗涤红细胞除很少含白细胞、血小板外,血浆蛋白含量也极少。洗涤红细胞中钾、钠、氨、枸橼酸盐以及乳酸等基本被去除,更适用于心、肝、肾疾病患者。

3.少白细胞红细胞

用于反复发热的非溶血性输血反应患者。

此外,尚有少浆红细胞、冰冻红细胞、年轻红细胞等红细胞制剂。

(三)血浆

血浆是承载血细胞的基质,其主要成分是水、电解质、糖和蛋白(包括清蛋白、球蛋白、凝血因子、细胞因子等)。原来输注血浆的主要目的是扩容和维持血液的胶体渗透压,其具体应用指征:大量输血而伴有出血倾向者;肝功能衰竭伴出血者;对双香豆素抗凝剂过敏者;凝血因子 V 或 X 缺乏有出血者;有时也用于提供其他的血浆成分,如 C1-脂酶抑制剂,它是遗传性血管神经性水肿患者所缺乏的;用于治疗某些疾病如变态性疾病以及去除体内的Ⅷ因子抗体和抗 D 等时采用的血浆置换疗法;在缺乏更好的血液制剂时,也可用于纠正血容量缺乏和某个单一的凝血因子缺乏;在缺乏清蛋白制剂时,用作扩容和纠正低蛋白血症。

输血浆的另一重要目的是补充凝血因子,如新鲜冰冻血浆含有全部的正常人血浆蛋白,血浆内凝血因子的含量基本上保持正常,可用于抗休克、免疫、止血和解毒等。新鲜冰冻血浆输注标准应满足下列要求:出血无法通过外科缝合和电凝止血;活化部分凝血酶原时间(APTT)超过正常值的 1.5 倍;血小板计数<$50×10^9$/L(已排除异常出血的原因,主要原因是血小板减少)。新鲜冰冻血浆的使用剂量取决于临床表现,一定要个体化。平均剂量变化在 5~15mL/kg,输注速度不应超过 10mL/分钟。为了确定最适的新鲜冰冻血浆使用剂量,通过临床和实验室指标评价患者情况很重要,如用 CVP 来评估容量负荷,随访凝血功能包括 PT、APTT、纤维蛋白原的定量,有条件的单位还可以通过血栓弹力图动态观察患者凝血功能的变化。

需要注意的是血浆蛋白的种类很多,其中有免疫球蛋白、乙种球蛋白、清蛋白和结合珠蛋白等十多种蛋白,它们在不同的个体都有不同的表现型,因此,输注血浆的变态反应发生率较高,特别是荨麻疹和发热反应。变态反应虽然少见,但常常危及生命。

(四)血小板

血小板是止血机制中一个重要因素,它来源于骨髓巨核细胞,血小板的生成受血小板生成素调节。输注血小板通常用于血小板数量减少或功能异常伴有出血倾向者,一般认为血小板减少即用血小板输注,但要认识到不是所有血小板减少的患者均需要输注血小板。血小板数大于 $100×10^9$/L 时,可以不输注;血小板数小于 $50×10^9$/L 时,应考虑输注;血小板计数在两者之间时,应根据出血是否容易控制决定;若术中发生不可控性渗血,经实验室检查确定为血小板功能低下,输血小板可不受上述原则的限制。

血小板输注方法可按每 10kg 体重输血小板 1 个单位计算,1 个 70kg 体重患者输血小板 7U,相当于 3000mL 新鲜全血所含的血小板数量。1 小时后可使血小板数上升 $50×10^9$/L。从血库取来的血小板应立即输用,输注速度越快越好。可用常规过滤器或血小板过滤器(170Pm),不要用微聚集纤维,它可去除血小板,而减低治疗效果。

(五)血浆冷沉淀物(简称冷沉淀物)

富含Ⅷ因子和纤维蛋白原的制剂,包括Ⅷ:C(促凝的活性部分)、Ⅷ:vWF(von Willebrand 因子)和纤维连接素(一种协助网状内皮系统清除异物及细菌的糖蛋白),其他的血浆蛋白在冷沉淀物中的含量很少。冷沉淀物主要用于治疗Ⅷ因子缺乏或血友病甲,也用于治疗纤维蛋白原缺乏症。冷沉淀物应在过滤后快速输注,速度>200mL/h。解冻后尽可能在

6 小时内使用。

(六)凝血酶原复合物

该产品主要含有Ⅸ、Ⅱ、Ⅶ、Ⅹ因子。凝血酶原复合物的主要治疗指征为Ⅸ因子缺乏的血友病乙患者,另外还包括一些获得性的低凝血酶原血症,如华法林过量等。

(七)清蛋白

市售制剂有 5%和 25%的等张盐水溶液,国内主要为 20%的制剂。使用该制剂的主要目的是扩容,因为清蛋白的半存活期约 20 天,故可以较平衡电解质溶液更有效地扩张血管内容量。

六、自身输血

目前有三大类自体输血方式:术前自体贮血技术;急性血液稀释技术;术中及术后术区血液回收技术。自体输血不仅可以避免异体输血的并发症,如过敏及发热反应、溶血反应、免疫抑制、传播疾病等,还可节约血液资源,解决部分稀有血型的用血问题。

这里重点讨论自体贮血技术。

(一)自体贮血的特点

身体条件允许的择期手术患者,若预计术中需要输血,可在术前 2~4 周采集自体的血液并贮存起来,然后在术中或失血后回输。具有适用范围广,血液质量大体相同,临床使用方便等优点。

(二)自体贮血的适应证

(1)择期手术患者一般情况良好,ASA Ⅰ~Ⅱ级,Hb>110g/L 或 Hct>33%均可以进行自体贮血,且一般无年龄限制。

(2)术前估计术中出血量超过全身血容量 15%且必须输血的患者;预计成人术中出血量超过 600mL 者。

(3)已经对输血产生免疫抗体的患者。

(4)稀有血型配血困难者。

(5)有宗教信仰不接受异体输血者。

(三)自体贮血的禁忌证

(1)输血可能性小者。

(2)有造血功能障碍、凝血功能异常者。

(3)Hb<10g/L 者,有器官器质性病变者,有菌血症者。

(4)心肺功能障碍者,肾功能障碍者。

(四)自体贮血的方法

根据实际情况的需要,在手术前 2~4 周采血。每次采血不应超过 500mL 或全身血容量的 10%,两次采血间隔不少于 5 天,最后一次采血至少应在手术 3 天以前。一般为每周采血 1 次,术前 1 个月开始,一共可以采血 4 次。

(五)自体贮血的注意事项

(1)应用自体贮血时,采血可以刺激红细胞生成,因此可以同时进行铁剂及重组人促红细胞生成素治疗,以加速内源性红细胞的生成。

(2)自体贮血患者进入手术室后一般均存在一定程度的贫血,同时会造成患者住院时间延长,费用增加,医生工作量增大。若出现手术方式变更,还会造成存贮血液的浪费。

(3)自体贮血的患者,不仅采血过程中要严密观察,采血后还应立即输注平衡盐溶液进行治疗。

(4)自体贮血的患者应做各种血液学检查,包括 ABO 血型、梅毒血清反应、HBsAg、HCV、HIV 等。自体贮血的血液同样需要按照同种血管理,明确标记,严格查对。

七、输血的并发症

输血不良反应的总体发生率为 20%,其中绝大部分为轻微不良反应,并不对患者造成长期影响。常见的输血并发症有:输血反应;传染性疾病;血液污染造成的菌血症;凝血功能障碍;枸橼酸中毒;高钾血症;酸碱平衡紊乱;体温下降;免疫功能抑制等。

(一)输血反应

急性溶血反应是最严重的并发症,一般是由输注了血型不相匹配的红细胞所致,其中绝大部分是 ABO 血型不匹配。临床上当患者输血时出现发热、寒战、腰背部疼痛、气促或注射点灼烧感,均应考虑到输血反应。如反应继续进行,则可出现低血压、出血、呼吸衰竭、急性肾小管坏死。麻醉状态下由于患者没有主诉,其症状往往发展得更为严重,在出现难以纠正的低血压和血红蛋白尿时才考虑到此方面因素。实验室检查主要包括血清结合珠蛋白、血浆和尿液中的血红蛋白浓度及直接抗体的测定等,对怀疑有急性溶血反应的患者,应进行相关实验室检查以明确诊断。急性溶血性输血反应处理:停止输血;保持尿量在 75~100mL/h 以上;大量静脉补液维持 CVP10~14cmH_2O,必要时在 5~10 分钟内快速滴注甘露醇 12.5~50g,如果补液和输注甘露醇无效,则采用呋塞米 20~40mg 静脉注射;碱化尿液,通常采用碳酸氢钠滴注,40~70mmol 碳酸氢钠可以将尿 pH 值提高至 8,复测尿 pH 值以指导是否需要进一步补充碳酸氢钠;测定血浆和尿血红蛋白浓度;测定血小板计数,K(A)PTT,纤维蛋白原含量测定;将未用完的血送至血库重新作交叉配血试验;将患者血尿样送至血库检查;防止低血压保证充足的尿量。

延迟性溶血性输血反应主要是因为受血者由于上一次输血或妊娠对异体红细胞抗原过敏,故在女性患者和已存在同种异体免疫的患者中更为常见。溶血反应的延迟出现是因为输血时,体内抗体的浓度太低,不至于造成红细胞破坏,在配血反应中不能反映出来。当再次输血时,抗原刺激免疫系统产生抗体导致红细胞破坏。延迟性溶血性输血反应的临床表现可能仅仅为输血后血细胞比容下降。当然也可以表现为黄疸和血红蛋白尿和肾功能受损,但罕有致死。与急性溶血性输血反应不同,延迟性溶血性输血反应主要涉及 Rh 及 Kidd 血型系统的免疫反应而非 ABO 血型系统反应。延迟性溶血性输血反应多数不能避免。当临床上在术后 21 天出现不能解释的 Hct 降低时,应考虑到本反应。

非溶血性输血反应多不严重,多为一般的发热和变态反应,少数情况下发热可以是溶血反应和细菌污染的首发表现。当体温升高超过 1℃应考虑溶血反应。输注血小板的细菌污染机会较多。输血的最常见不良反应为发热反应,虽然其本身危害不大,但需要及时区别其与急性溶血反应或污染造成的败血症,直接的抗球蛋白试验有利于与急性溶血反应的鉴别。

(二)变态反应

多数的变态反应比较轻微,多与供血中的异体蛋白有关,多表现为荨麻疹并伴有瘙痒。全身麻醉下,输血患者出现荨麻疹可能是变态反应的唯一体征。严重的变态反应为变态反应,症状包括呼吸困难、低血压喉水肿、胸痛甚至休克。此类反应主要是因为 IgA 缺乏的患者输注了含 IgA 的异体血,并产生抗 IgA 抗体。该反应并不出现红细胞破坏,但发展迅速,只需输入几毫升血或血浆即可发生反应。对此类患者只能输注洗涤红细胞或是同样缺乏 IgA 的全血。

(三)由输血造成的感染性疾病

凡能通过血液传播的疾病,都可能经过输血途径由供血者传播给受血者,目前已知的主要有肝炎病毒、人类免疫缺陷病毒(HIV)、梅毒螺旋体、Ⅰ型人 T 淋巴细胞病毒、巨细胞病毒、Y-微肠球菌感染,GB-病毒-C(BGV-C)、庚肝病毒(HGV)、人类疱疹病毒-8(HHV-8)、疟疾等。临床工作中虽然已制订了供血的卫生检疫标准,大大减少了血行传播疾病的发生,但由于病原微生物存在检测窗口期,常规的免疫学检查无法检测出,而此时病原已可致病。当前许多血行传播疾病有蔓延的趋势,包括艾滋病和丙型肝炎,由于其一旦染疾,后果重,故受到关注,在发达国家和我国的部分城市供血的 HIV 和 HCV 的免疫学检查已成为常规,将来进一步的检测要求是直接检测病原微生物的核酸,将检查的窗口期减少至 1 天。

(四)输血导致的免疫抑制

输血可以导致非特异性的免疫抑制。这对器官移植的受体来说可能是件好事,但对其他患者来说,输血有可能增加术后感染的机会,有可能促使恶性肿瘤的进展和术后的复发。

八、输血注意事项

严格掌握输血指征,输血前必须仔细核对患者和供血者姓名、血型和交叉配血单,并检查血袋是否渗漏,血液颜色有无异常。输血速度应依照病情,非紧急情况按照成人 5~8mL/分钟,小儿 1~3mL/分钟。

尽量避免由中心静脉管道输血(除急救者),以免造成对心脏的刺激引发心律失常或管道堵塞。除紧急情况急救给药和生理盐水外,不可向全血或浓缩红细胞内加入任何药物,以免产生药物配伍禁忌或溶血。大量输血时应将血液加温,输血过程中要严密观察患者有无不良反应,检查体温、脉搏、血压及尿的颜色等。输血完毕后,血袋应保留 2 小时,以便必要时进行化验复查。

第4节 麻醉与血液保护

一、输血指征 ASA 成分输血指南

输血及红细胞的目的是增加组织氧供,有学者认为氧供与血红蛋白浓度呈线性相关,但在生理角度上氧供可通过诸多因素进行代偿:血液携氧能力(有很大储备),心排出量增加,组织对慢性贫血的适应,血液黏滞度降低,流速加快等。特别是后者,在动脉硬化患者更为重要,有些患者当血红蛋白大于 100g/L,氧供并不增加,甚至会下降。

ASA 于 1996 年制订了临床输血指南,在相隔 10 年后于 2006 年又进行了修改,专家们和 ASA 成员根据近年来循证医学证据,再次确认了 1996 年指南,即 Hb<60g/L 应当输用红细胞,当 Hb>100g/L 一般无须输用,但对 Hb 在 60~100g/L 之间未做表述。2006 年版 ASA 输血指南对 Hb<60g/L 应输用红细胞的支持使用了 "强烈赞同",而不是 1996 年指南使用的 "往往必要"的字眼,因而语气更加坚定。2000 年我国卫计委指定了我国第一部输血指南《临床输血技术规范》,它的输血指征是 Hb<70g/L,当 Hb>100g/L 不必输血。对于 Hb 在 70~100g/L 则视病情而定。

对于凝血功能障碍,2006 年版 ASA 输血指南指出应在对失血量评估和实验室检查[包括血小板计数、凝血酶原时间(PT)或国际标准化比值(INR)和 APTT、纤维蛋白原、血小板功能、血栓弹力性图(TEG),D-二聚体等]的基础上进行治疗。

(一)血小板输注

血小板计数>100×10⁹/L 不是输注血小板的指征, 但大量失血时<50×10⁹/L 就应输血小板。血小板计数在(50~100)×10⁹/L 是否需要治疗(包括预防性治疗),应该根据血小板功能

可能有障碍,估计或有进行性出血,以及出血进入闭合腔(如大脑或眼睛)的风险来决定。

(二)新鲜冰冻血浆(FFP)的输注

指南明确指出,PT、INR、APTT 正常不是输注 FFP 的指征,其使用主要针对大量微血管出血(即凝血障碍)和凝血因子缺乏。输注指征包括:PT>正常值 1.5 倍或 INR>2.0 或 APTT>正常值 2 倍;输入超过人体 1 个血容量的血液(约 70mL/kg)时,纠正患者继发的凝血因子缺乏;用于拮抗华法林治疗;纠正已知的凝血因子缺乏;必须使用肝素时患者发生肝素抵抗(抗凝血酶Ⅲ缺乏)。指南强调:FFP 不用于单纯补充血容量或清蛋白浓度,应防止滥用 FFP 扩容。

(三)冷沉淀输注

出血患者输注冷沉淀主要为纠正纤维蛋白原的缺乏,如纤维蛋白原浓度>1.5g/L 不必输注冷沉淀。输注指征包括:有大量微血管出血,纤维蛋白原浓度<0.8g/L 者;大量输血发生大量微血管出血的患者;先天性纤维蛋白原缺乏的患者。输注冷沉淀前应该尽可能知道纤维蛋白原浓度,在 1~1.5g/L 时,应视出血情况的风险而定。患血管性血友病的出血患者应输入冷沉淀。

二、提高麻醉质量,降低应激反应

麻醉对血液保护的主要手段在施行控制性降压,维持足够的深度麻醉以及适当辅用安定类药、α 阻滞药、血管扩张药或 β1 阻滞药,可减少失血量。要防止浅麻醉诱发的自主神经反射亢进,提高麻醉质量以降低应激反应。早在 100 年前已证明,防止向心手术刺激,可产生血流动力学、代谢、营养和凝血的良性改变。与全身麻醉相比,硬膜外麻醉具有镇痛、肌松、阻滞向心手术刺激和控制性降压等多种优点,因此可减少术中失血和输血。硬膜外麻醉结合"浅"全身麻醉的结果可比单纯全身麻醉更完善。硬膜外阻滞用于术后镇痛,防止术后疼痛性高血压,不仅减少出血和渗血,且能阻滞交感神经的传入,降低应激反应。因此,外周移植血管损坏、深部静脉栓塞及冠脉缺血的发生率都远比单纯全身麻醉低。注意保温有利于防止术中和术后渗血增加,体外循环手术中在非手术区用电热毯加温,快速和持续复温,均有利于血小板功能的保护,防止外周阻力升高和寒战等应激反应。

三、急性等容血液稀释(ANH)与急性扩容血液稀释(AHH)

急性血液稀释技术是指在麻醉后,手术开始前,利用晶体液或胶体液将血液稀释到一定程度,从而达到在同样的出血量情况下,红细胞损失较少的目的。血液稀释技术的适应证:预计手术出血>800mL;稀有血型须行重大手术;因宗教信仰而拒绝异体输血者;红细胞增多症包括真性红细胞增多症和慢性缺氧造成的红细胞增多。禁忌证:贫血 Hct 在 30%以下者;低蛋白血症;凝血功能障碍;高颅内压;器官存在器质性病变。

(一)急性等容量血液稀释(ANH)

ANH 是指在麻醉诱导前或诱导后进行采血,同时补充等效容量的晶体或胶体液,使血液稀释,同时又得到相当数量的自体血。在手术需要的时候再将采得的自体血回输,以达到不输异体血或少输异体血的目的。根据稀释程度的不同分为:急性有限度的等容血液稀释,Hct 稀释至约 28%;急性极度等容血液稀释,Hct 稀释至约 20%;扩大性急性等容血液稀释,用具有携氧能力的红细胞代用品作为稀释液。

1.实施 ANH 造成的生理变化

(1)血流动力学变化:血液稀释可使红细胞和纤维蛋白原浓度降低,红细胞聚集倾向减弱、血液黏度下降。血液稀释时,由于心输出量的增加,所有器官血流都增加,但身体各部位血流量并非均等地增加,各器官血流分布率变化不一。血流重新分布,脾血管床收缩,心肌和脑血流明显增加,因此对心脏病患者,特别是冠状动脉狭窄和老年患者施行 ANH 时必须慎重。

(2)组织氧供变化:组织氧供是心排血量、动脉血氧饱和度(SaO_2)和 Hb 含量三者的乘积。血液稀释后由于 Hb 浓度降低,必然使血氧含量降低。一般血液稀释时机体是通过心排血量的增加、微循环的改善、组织氧摄取量的增加和 Hb 氧亲和力降低等机制的共同调节,来代偿血氧含量的降低,维持组织氧供。

(3)凝血功能的变化:血液稀释可使血小板总数降低,各种凝血因子稀释。右旋糖酐和羟乙基淀粉等均可吸附在血小板的表面,影响其黏附与凝集功能。在临床上施行轻、中度血液稀释不会造成凝血功能障碍。相反,血液稀释对血栓的防治却起积极的作用。但重度血液稀释可使血小板总数急剧减少,加之右旋糖酐抑制其功能,可造成凝血功能障碍,出现"稀释性凝血病"。

(4)血管与组织间质间体液平衡的变化:血浆蛋白浓度随之下降。

2.补充血浆蛋白

为了保持血浆渗透压的稳定,可通过以下途径来补充血浆蛋白:肝脏加速蛋白的合成;减缓蛋白的代谢;从血管内、外蛋白的贮备中得到补充。血液稀释后虽然外周水肿较为多见,但只要管理应用得当不会发生肺水肿。

急性等容量血液稀释一般经桡动脉采血,亦可经中心静脉采血,不推荐外周静脉采血。动脉留置针直径要求 20G 或 18G,深静脉留置管则要求 16G 以上。采血量(mL)=体重(kg)×7%×2×(实际 Hct-目的 Hct)/(Hct 实际+Hct 目的)。血液稀释过程中应给予纯氧吸入以保证充分的氧合。自体血回输的时机则根据出血量及预测的 Hct 值决定,可以直接参照卫计委输注异体红细胞的指征即 Hct<21%或 Hb<70g/L。如果手术出血不多则可在手术止血后将

自体血回输。回输血顺序与采血顺序相反,即后采的先输,先采的后输。术后可根据情况适当利尿预防肾功能障碍。在术后 1~3 日内应观察 Hb 和 Hct 变化,术后需持续口服铁剂,亦可使用 EPO 制剂加快恢复。

(二)急性高容量血液稀释技术(AHH)

AHH 是在麻醉后通过深麻醉使血管容量得到一定的扩张,同时快速补充相当于 20% 自身血容量的胶体液,使血液稀释,减少出血时红细胞的丢失量。ANH 的优点是操作简便,出血量为 800~1000mL 时,该方法能避免大多数异体输血。AHH 较之 ANH,节约用血的效力较差,对麻醉深度的要求较高,同时稀释的效能受制于血管的固有容积不可能无限制的稀释,此外,AHH 的实施过程是一个 Hct 进行性下降的过程,在一定时间后存在一个低 Hct 窗口期,可能会造成患者术后低氧。

四、术中血液回收

血液回收是指应用血液回收装置,将手术中创面流出的血液或术后伤口引流血液进行清洗处理,然后回输给患者。回收的血液虽然是自体血,但与血管内的血液及自体贮存的血液存在一定的差别。血液从创面渗出后,再吸引回瓶内,通过处理,其可能的生理及生化变化由于创面的状况、回收处理技术的不同而大不一样。血液回收技术的质量高低决定了回收血液的质量。目前血液回收装置已达到自动化程度,按程序自动过滤分离洗涤红细胞,装袋供使用。常用的血液回收技术有两种:通过过滤罐装置过滤的简单回收系统,费用较低;采取离心进行细胞处理及清洗的自动洗血细胞机,成本高。血液回收的禁忌证主要包括:血液流出血管外超过 6 小时;怀疑流出的血液被细菌或其他物品污染;怀疑含有癌细胞。患者患有镰状细胞贫血;大量溶血。

血液回收的并发症主要与回收血液的输注有关,回收血液中的血红蛋白多,血小板减少,白细胞减少,纤维蛋白原含量低,凝血因子及血浆蛋白缺乏。细胞处理可以明显降低回收血液引起的感染,但过滤或细胞处理并不能完全去除污染物,某些可溶性或不可溶性异物也可能输注给患者。此外,术中应用的药物及代谢产物可能会在回收血液中造成意外的反应。

五、血液保护用药

(一)抗凝血酶

标准肝素加快凝血酶反应约 1000 倍,主要抑制凝血酶,对因子Xa的抑制不强,不足的是激活血小板和中性粒细胞,不能防止凝血酶的形成和活动。

重组水蛭素是一种结合牢固的抗凝血酶,因其只抑制形成后的凝血酶,所以在减少凝血酶形成和活动方面不如标准肝素有效。

重组蜱抗凝肽(γ-TPA)和 Antistasin(从水蛭衍生的重组蛋白酶抑制剂)均抑制 Ⅹa,但两者均不抑制蛋白酶。

小分子量肝素同时抑制凝血酶和 Ⅹa,且抑制 Ⅹa 比抑制凝血酶强 3~5 倍,不影响血小板功能,生物利用度高(100%),皮下注射半衰期长(4~7 小时),但在阻止氨甲环酸形成和活性方面均不如标准肝素,且不易拮抗,故不适用于体外循环。

(二)纤溶酶抑制剂

纤溶酶抑制剂主要包括抑肽酶和合成抗纤溶药。抑肽酶是天然的多肽丝氨酸蛋白酶抑制剂,它抑制纤溶酶、激肽释放酶、胰蛋白酶和糜蛋白酶,既阻滞内源性凝血通路,又保护外源性通路,既有血小板保护作用,又具有全身抗炎作用,可减少 CPB 产生的炎性酶,增加抗炎细胞因子 IL-10 释放。使用方法:小剂量,200 万 U,静脉注射;超小剂量,100 万 U,静脉注射。

氨基己酸和氨甲环酸可抑制纤溶酶,有研究表明,使用氨甲环酸可显著减少全膝置换手术的出血量,考虑是其抑制了止血带松解后的纤溶物质的释放。

(三)血小板抑制剂

有许多可逆性血小板抑制剂,如磷酸二酯酶抑制剂(双嘧达莫)、cAMP 催化剂(前列腺烷酸)和血小板受体 GPⅡb/Ⅲa 抑制剂(噻氯匹定,三禾胺衍生物)等。静脉注射双嘧达莫可部分保护血小板,但血浆半衰期长(100 分钟),止血效果欠佳;前列腺烷酸特别是伊洛前列腺素,虽然能保护血小板,但需要大剂量去氧肾上腺素维持血压;三禾胺衍生物是蛋白质,所以也是过敏原;化学合成的血小板 GPⅡb/Ⅲa 受体抑制剂,能有效防止血小板黏附和聚集,但均不能抑制血小板凝血酶受体。它与前列腺烷酸的作用机制不同,如果两药都取小量合用,则不仅有效,且无不良反应。

(四)接触性蛋白酶抑制剂

因子ⅩⅡa、ⅩⅡ和激肽释放酶均是血浆蛋白接触系统的活性酶,而且与内源性凝血通路、补体及中性粒细胞的活化有关。目前已有许多ⅩⅡa、ⅩⅡ和激肽释放酶抑制剂,实验证明,其中有些能有效防止接触系统活化。硼精氨酸抑制激肽释放酶活性很强,且能抑制补体激活和中性粒细胞弹性蛋白酶的释放。令人意外的是,低分子量肝素能完全抑制补体活性和弹性蛋白酶释放并减弱激肽释放酶活性。

第 **9** 章

麻醉期间呼吸管理

　　麻醉期间正确的呼吸管理具有重要的临床意义,现代麻醉的要求已不只限于止痛,更需要尽可能地维持患者的生理功能接近正常。麻醉和手术过程对呼吸功能的影响,较患者已存在的病理生理状态更为显著。麻醉处理不当或继发于循环功能紊乱所导致的呼吸功能障碍可造成严重的低氧血症,如不能及时正确地处理,可发展为呼吸衰竭危及生命。所以麻醉期间的呼吸管理至关重要。

第1节　麻醉前对呼吸功能的评估及防治

　　如麻醉前并存慢性肺部疾病,胸部和上腹部手术会增加呼吸管理的困难,呼吸意外的发生率也会显著增高。术前充分评估可明确患者的基础生理功能和手术实施的可行性。术前适当的药物治疗及胸部理疗,有利于麻醉中呼吸管理,降低围术期呼吸并发症的发生率及死亡率。常见的并存肺疾病为气道梗阻性与限制性肺疾病,均为肺泡通气/血流灌注(VA/Q)不匹配导致低氧血症,增加麻醉中呼吸管理困难。

一、并存肺疾病的评估

(一)慢性阻塞性肺疾病

　　慢性阻塞性肺疾病(COPD)是一种进展型慢性肺疾病,可累及气道和肺实质,进而引起肺功能逐渐丧失。COPD具有双重危险性,即有术后肺部并发症的危险同时还伴有术后心脏和肾脏并发症。通常分为肺气肿或慢性支气管炎两种疾病。虽然这两者常并存,但是应按独立疾病来考虑。

1.肺气肿

　　是由终末小支气管远端空腔异常的持续性扩张所致, 并伴有肺泡壁结构的破坏性改变,导致了正常肺弹性回缩功能丧失,在呼气时,小气道提前关闭,残气量增加。

2.慢性支气管炎

定义为咳嗽、咳痰每年至少 3 个月,连续 2 年以上,并且排除其他疾病引起的上述症状。这类患者最常见的危险因素为吸烟。患有 COPD 的患者多因肺气肿或慢性支气管炎造成通气障碍,麻醉前存在低氧血症,常需供氧治疗。

3.COPD 患者术后转归预测

使用 BODE 评分系统可以评估 COPD 患者的呼吸和全身情况, 较单纯使用 FEV1%更好。BODE 系统基于 4 个指标:体重指数(B)、气流梗阻程度(O)、功能性呼吸困难(D)和用 6 分钟步行距离评估的活动耐量(E)。患者的 BODE 指数越高,发生死亡的风险越高。

(二)支气管哮喘

支气管哮喘是一种慢性疾病, 慢性气道炎症和可逆性呼气气流梗阻是其特征性改变。哮喘发作时,多种细胞介质导致气道张力增高、水肿及黏液性分泌增加,引起气道狭窄。气道高反应性是这一疾病的特征。即使是无症状的患者,当气道受到刺激时(如运动、干冷的气体、感染、药物、气道内器具操作及职业性接触物)也可发生支气管收缩,而这些刺激对正常气道仅有很小的影响或无影响。气道内慢性炎症对哮喘也是一种激发因素,酯类局麻药、苄异喹啉类肌肉松弛药及个别静脉麻醉药等常促使哮喘发作。

(三)囊性纤维化

囊性纤维化导致高度黏液分泌及异常渗出,引起气道梗阻、纤维化、慢性肺内感染及恶病质。晚期改变包括气胸和支气管扩张伴咯血、低氧血症、二氧化碳潴留及呼吸衰竭。

(四)限制性肺疾病

以肺顺应性下降为特征,可以分为内源性或外源性。呼吸道阻力一般正常,但肺容量和弥散量减少。与阻塞性肺疾病一样,限制性肺疾病低氧血症的主要原因是 VA/Q 不匹配。

1.内源性

包括由肺水肿,或因肺间质纤维化等引起的肺间质疾病(如结节病、慢性高敏性肺炎和放射性纤维化)。

2.外源性

包括胸壁畸形、胸膜纤维化或渗出、膈肌受压等均可导致通气量受限、肺功能受损、肺顺应性降低及控制呼吸时气道压升高。

患者有时可兼有阻塞性和限制性的混合型功能障碍,需详细询问病史和体格检查才能做出适当的诊断。肺功能试验可对阻塞性和限制性肺疾病进行鉴别诊断,并可评价患者对治疗的反应。

(五)肺功能试验(PFT)

可以测定肺机械力学及功能性贮备,为肺功能提供客观评价,是明确阻塞性或限制性通气功能障碍唯一准确的方法。PFT 可以为决定是否进行肺切除提供帮助。在这方面,分侧肺功能测定(定量检测左肺或右肺功能障碍)被用于肺切除后残肺功能的评估。然而,术前肺功能试验对预测其他手术后严重的肺部并发症的重要性尚不清楚。所以术前肺功能试验用于患者的评估时一定要因人而异。简言之,肺功能试验可以通过了解一些重要数据来说明:一名体重为 70kg 的成人肺总容量约 5.5L;肺活量 4L;功能残气量 2.5L;残气量 1.5L;第 1 秒用力呼气量(FEV1)占肺活量的 80%(3.2L)。例如阻塞性肺疾病的特点是肺总容量、功能残气量及残气量增加而 FEV1 减少(<80%预测值)。限制性肺疾病的特点是所有肺容量指标下降,而 FEV1/FVC 比值正常或增加。

二、并存肺疾病的病史及临床表现

(一)应详细询问呼吸疾病的症状

咳嗽、咳痰、咯血、喘鸣、呼吸困难和胸痛。另外,应明确原有肺部及其他系统疾病及职业病、阻塞性睡眠呼吸暂停综合征(OSAS)。尽管目前尚未有明确结论,但是 OSAS 是围术期发生呼吸和心血管系统并发症潜在的高危因素,特别是未经治疗的患者。

(二)慢性咳嗽

可能提示患有支气管炎或哮喘。如有咳嗽带痰,应行痰标本化验检查,必要时行革兰染色或瑞氏染色(或两者同时进行)、痰培养或细胞学检查,以确定是否为急性感染。

(三)吸烟史

吸烟状况与 FEV1 下降率的关联最强烈。有研究表明,每年吸烟者比既往无吸烟者FEV1 多下降 21mL。应用累积吸烟量(每天吸烟包数乘以吸烟年数)来估计。累积吸烟量与恶性肿瘤、COPD 及术后肺部并发症的风险成正比。

(四)呼吸困难

表现为膈肌或呼吸辅助肌参与协调,呈呼吸急促,应确定其严重程度。严重呼吸困难(于安静状态或轻微活动时即发生)可能提示通气储备不足及术后需要通气支持。对呼吸频率及形式需仔细评估。

呼吸频率每分钟超过 25 次称为呼吸急促,通常是呼吸窘迫最早期的征象。噘嘴呼吸及明显呼气费力提示气道梗阻;呼吸辅助肌作用增强提示膈肌和肋间肌负荷加重或功能障碍;胸壁不对称扩张提示单侧支气管堵塞、创伤、气胸、胸膜渗出、肺实变或单侧膈神经损伤(引起半侧膈肌抬高);气管偏移可能提示气胸或纵隔疾病伴气管受压,严重时可致全身麻醉诱导插管困难或气道阻塞;当吸气时出现胸壁扩张而腹壁塌陷,则发生了反常呼吸,提示膈肌麻痹或严重功能障碍。

(五)一般状态

肥胖、妊娠、脊柱侧后凸,可引起肺容积(功能残气量、肺总容量)减少和肺顺应性降低,容易发生肺不张和低氧血症;恶液质、营养不良患者可使呼吸驱动力减弱、肌力下降并易患肺炎。

(六)发绀

还原血红蛋白 50g/L 以上就会出现发绀。发绀的出现取决于多种因素,包括心排血量、组织对氧的摄取量及血红蛋白含量。发绀可提示低氧血症,但不是可靠的征象。

(七)听诊

呼吸音减弱或消失提示局部肺实变、气胸或胸膜渗出;啰音通常出现在下垂部位,提示肺内渗出性病变;喘鸣提示阻塞性气道疾病;喉鸣提示存在上呼吸道狭窄。

(八)心血管体征

包括奇脉和肺动脉高压。

(1)吸气时血压下降超过 10mmHg 称为奇脉,在哮喘患者可见。其发生机制不明,可能由自主呼吸期所产生的胸膜负压对左心室充盈及射血的选择性损害所致。

(2)肺动脉高压是肺血管阻力升高的结果。体征包括第 2 心音分裂伴肺动脉瓣听诊区第 2 心音亢进、颈静脉怒张、肝大、肝-颈静脉反流及周围水肿。增加肺血管阻力的因素包括缺氧、高二氧化碳血症、酸中毒、肺栓塞、ARDS 及应用高水平呼气末正压(PEEP)。

(九)胸部 X 线改变

包括肺膨胀过度和血管显影减弱是 COPD 和哮喘的特征;胸膜渗出、肺纤维化或骨骼异常(脊柱后侧凸,肋骨骨折)提示限制性肺疾病;气胸、肺气肿性大疱和囊肿等特异性病变,提示不宜使用氧化亚氮;气管狭窄或移位可能是由纵隔肿物或纵隔受压所致,需行进一步检查。

(十)心电图

严重肺功能障碍所导致的心电图改变包括:肺膨胀过度而导致低电压和 R 波低平;肺动脉高压及肺心病的体征,如,电轴右偏、肺性 P 波(Ⅱ导联 P 波高于 2.5mm)、右心室肥厚(V1 导联 R/S>1)及右束支传导阻滞。

三、并存肺疾病的麻醉前治疗

麻醉前治疗可使麻醉过程平稳,并降低肺部并发症的发生率。针对不同患者应明确治疗目的,选择适宜的治疗措施。术前治疗目的在于改善呼吸功能,提高心肺代偿能力,增加患者对手术和麻醉的耐受。对患者术前存在的支气管痉挛、呼吸道感染、肺水肿、胸腔积液、肥胖和胸壁损伤等,要尽可能地纠正。

术前 12 小时戒烟可降低尼古丁和碳氧血红蛋白含量,更好地促进组织氧的输送。长期吸烟者术前应尽可能戒烟,戒烟 6~12 周较为理想,至少应戒烟 2 周,才能改善纤毛功能并减少气道分泌及刺激性,降低术后肺部并发症的风险。

COPD 急性加重或哮喘患者急性发作,择期手术前应予以治疗,手术应延迟至病情缓解。近期有病毒性呼吸道感染,特别在儿童麻醉时易激发支气管痉挛或喉痉挛。这些患者择期手术应延期 1~2 周后,因为术后肺部并发症发生率较高,影响手术恢复。膨肺措施(自主深呼吸、咳嗽、胸背部拍击及体位引流)可促进分泌物的排出,有助于改善预后。

已确诊为 OSAS 的患者, 在术前应建立适宜水平连续气道正压或双水平气道正压(CPAP/BIPAP)通气治疗,可改善预后。对并发支气管痉挛的患者,在未解除痉挛前择期手术应推迟进行。临床常用的治疗支气管痉挛药物如下。

(1)通常选用选择性 β2 受体激动作用最强的沙丁胺醇吸入,喷雾器每 3~4 小时喷 2 次以上。长效 β2 受体激动剂如沙美特罗和福莫特罗与皮质醇激素吸入联合应用,多用于维持治疗,很少治疗急性发作。与支气管哮喘相比,COPD 应用 β2 受体激动剂治疗效果稍差。对难治性支气管痉挛应考虑静脉注射同时具有 β1 受体和 β2 受体激动作用的药物, 如小剂量肾上腺素或异丙肾上腺素<1μg/min 静脉输入 10~20 分钟,多能见效。

(2)抗胆碱药可阻碍 cGMP 形成而直接扩张支气管,COPD 患者吸入该类药时可提高FEV1,常用异丙托溴铵喷雾,剂量为 40~80μg(每喷 40μg)。起效较 β2 受体激动剂慢,可长期应用,少有耐药。与 β2 受体激动剂合用,可产生相加效应。也可用格隆溴铵 0.2~0.8mg 雾化吸入。很少应用阿托品,因全身吸收易产生心动过速。

(3)茶碱类药物可阻滞腺苷受体,抑制磷酸二酯酶而增加细胞内 cAMP 浓度使支气管扩张。长期口服茶碱的哮喘或 COPD 患者,应继续应用到术日早晨。但目前未作为临床一线用药。茶碱与沙丁胺醇或异丙托溴铵共用,可达到最大限度的解痉作用。

(4)皮质激素通常用于对支气管扩张药反应欠佳的患者,特别是在支气管哮喘持续发作时吸入倍氯米松,每 6 小时喷 2 揿。静脉输注常用氢化可的松每 8 小时静脉注入 100mg,也可用甲泼尼龙每 6 小时静脉注入 0.5mg/kg,按病情增加剂量。

(5)色甘酸钠可稳定肥大细胞膜和减少支气管活性介质的释放。可用于哮喘的预防。

四、麻醉前对气道通畅的评估

能够在麻醉前识别困难气道,是临床气道管理工作的重中之重。大约 90% 以上的气管插管困难患者可以通过术前评估被发现。根据气道评估的结果,临床医师进行充分准备,并选择相应的气道处理程序、技术和不同的气道管理装置。

有气道梗阻病史者和可能累及气道疾病或创伤患者更应特别重视。保持气道通畅最理想的方法仍为气管插管,导致气管插管困难者更难维持气道通畅。

术前气道评估的方法有很多,任何单一的测试的敏感性、特异性和阳性预测值都很低,联合使用这些测试方法价值更大。这些测试是基于检查口咽间隙、颈部活动度、下颌前伸幅度及颈部形状等。

其他提示困难气道的因素还包括:肥胖、颌面畸形、咽喉疾病、肢端肥大症等,在临床上应综合考虑。

第 2 节　麻醉和手术对肺功能的影响和监测

一、麻醉和手术对肺功能的影响

区域麻醉、硬膜外阻滞及腰麻时可能会引起通气量不足。尤其是高位硬膜外麻醉或高平面脊麻,虽然对潮气量影响很小,但呼吸储备量显著降低。若大部分肋间神经及部分颈神经被阻滞,造成肋间肌及膈肌麻痹,则出现呼吸乏力,呼吸储备量及静息通气量均显著降低,潮气量可减少约 70%,血氧分压下降。

全身麻醉降低肺容量,导致肺通气/血流(VA/Q)比例失调和肺不张的形成。正压通气使上肺比下肺通气充分,而肺血流分布取决于肺血管解剖分布和重力,所以下肺血流增加。最终,与自主呼吸相比正压通气时生理无效腔量和 VA/Q 比例失调都有不同程度的增加。肺不张在麻醉诱导几分钟后就可能出现,主要与患者手术时的体位、吸入氧浓度及氧化亚氮的应用有关。保持适当的 PEEP(5cmH$_2$O)有可能改善肺泡充盈,促进肺不张消失。

手术部位及体位也对呼吸功能产生影响。仰卧位使膈肌向头侧移位致 FRC 下降。俯卧头低位可使肺胸顺应性降低 35%,而截石位时可增加顺应性 8%。手术操作对顺应性影响更大,开腹时用拉钩压迫肝区,使肺、胸顺应性降低 18%,开胸手术压迫肺脏或放置胸廓开张器,也可不同程度减少肺胸顺应性,且术终肺胸顺应性可较术前减低约 14%。

吸入麻醉药、丙泊酚、巴比妥类药、阿片类药的应用,降低了患者对高 CO$_2$ 的通气反应,因此全身麻醉自主呼吸时 PaCO$_2$ 升高。同时,这些药物也减弱患者对缺氧的通气反应。这种作用在患有严重慢性肺疾病的患者尤为重要,这类患者通常有 CO_2 蓄积并依赖低氧驱动增加通气量。麻醉药和镇痛药的呼吸抑制作用,对患有 OSAS 患者尤为显著。

术后肺功能受外科手术部位的影响。与外科手术相比,腹部手术后咳嗽和深呼吸能力下降,这与膈肌功能受损和咳嗽及深呼吸引起的疼痛有关。上腹部手术后肺活量下降 75%,而下腹部或胸部手术后下降约 50%。术后肺功能恢复需要几周时间。外周手术对肺活量及清除分泌物的能力基本没有影响。

正常情况下上呼吸道可加热及湿润吸入的空气,为呼吸道纤毛及黏膜正常功能提供理想的环境。全身麻醉通常以高流速输送未湿化气体,使分泌物干燥并且容易损伤呼吸道上皮。气管内插管因气体绕过鼻咽部而使这一问题更加严重。分泌物黏稠,纤毛功能减弱,使患者对肺部感染的抵抗力降低。

二、麻醉期间呼吸功能的观察和常用监测

全身麻醉时必须进行的呼吸监测包括脉搏血氧饱和度、二氧化碳波形图、吸入氧浓度和回路断开报警。通过直接观察胸廓和心前区或食管内听诊还可获得更多的信息。区域麻醉时,可通过直接观察血氧饱和度及二氧化碳波形图来监测呼吸。麻醉期间呼吸功能变化常很急骤,除了利用监测仪器辅助外,临床体征的观察也不容忽视,往往可及时发现异常并挽救患者生命。

(一)呼吸功能的临床观察

(1)呼吸运动的观察:麻醉诱导和维持中如未用肌肉松弛药时必须密切观察呼吸运动,一旦呼吸运动停止,应立即判断是屏气、气道梗阻还是呼吸暂停。屏气多发生在开始吸入有刺激性吸入麻醉药时,呈现胸腹肌紧张而无起伏运动,面罩加压困难,唇色不致发绀即可恢复呼吸,有时压迫胸廓即使屏气中断。气道完全梗阻时也是通气中断,但胸廓及膈肌剧烈收缩,面罩加压困难,口唇发绀显著,压胸时口鼻无气呼出,血压脉搏波动明显,如不解除梗阻,很快导致衰竭。应用肌肉松弛药出现不呼吸常表现为胸廓及膈肌松弛、不运动,密闭面罩下胸廓可随控制呼吸而起伏运动,并能保持口唇红润,循环稳定,压迫胸廓,口鼻也可呼出气体。目前全身麻醉中广泛应用肌肉松弛药及气管插管,机械通气时需不断观察气道压力变化及气体分析。

(2)呼吸音监听:诱导及气管插管后听诊呼吸音确认气管导管位置是否恰当,维持中经胸或经食管监听呼吸音,有否喘鸣音,有否痰鸣,后者显示分泌物过多,应及时吸痰。一旦出现粉红色泡沫痰,提示有肺水肿。小儿麻醉时,若呼吸频率过快极易导致呼吸衰竭,持续监听呼吸音更显重要。

(3)口唇、指甲颜色变化:无贫血患者一旦出现发绀提示缺氧,可供参考。

(二)常用呼吸功能的监测

1.一般呼吸功能测定

多利用麻醉机的呼吸功能测定装置进行监测,可监测潮气量、气道压、呼吸频率、吸呼比等。

2.脉搏氧饱和度(SpO$_2$)测定

通过对动脉脉搏搏动的分析,利用氧合血红蛋白(HbO$_2$)和还原血红蛋白(Hb)在各波长(多数仪器的检测波长为 660nm 和 940nm)对光的吸收不同,计算每一组分的浓度,并计算出 HbO$_2$ 占全部血红蛋白的百分比值,即 SpO$_2$。麻醉患者均应监测此指标,可以提示氧的输送已达测定部位,但不能提示输送的氧量。同时应注意测量的伪差如亚甲蓝、靛胭脂染料可降低 SpO$_2$ 数值;碳氧血红蛋白(COHb)和 HbO$_2$ 对波长 660nm 的红光吸收率很接近,导致 SpO$_2$ 测定值偏高;高铁血红蛋白对两种波长光线的吸收基本相等,所以大量高铁血红蛋白存在时,将使脉搏增加的吸收量与基础吸收量间的比率趋向一致,即大约 85% 的 SpO$_2$;蓝色指甲油也可降低测量值。另外脉搏氧饱和度值不能与动脉血氧分压(PaO$_2$)值混淆,作为临界值 SpO$_2$ 91% 相当 PaO$_2$ 60mmHg。正常 SpO$_2$ 应为 92%~96%,相当 PaO$_2$ 64~82mmHg,SpO$_2$ 低于 90%,根据氧离曲线图,氧分压急剧下降,相反,PaO$_2$ 升至 100~400mmHg,SpO$_2$ 也只能升至 100%,不能显示氧含量。此外,血氧饱和度反映气体交换存在滞后现象;在低血氧饱和度(低于 60%)时,大部分测量值低于实际 SpO$_2$;低灌注和肢体活动时,脉搏血氧饱和度的测量值出现异常或不可靠。

3.经皮氧气张力测定

在局部血供超过局部氧耗需要的表皮区域,毛细血管 PO$_2$ 与 PaO$_2$ 近似。经皮 PO$_2$ 监测仪的原理就在于此。监测仪通常有一个小电极与皮肤严密贴合,加热局部皮肤至 40℃ 或 41℃,氧气由毛细血管经过完整的皮肤弥散至 Clark 型电极,进行 PO$_2$ 的测定。当血供正常时,PO$_2$ 与 PaO$_2$ 相关性良好。但在外周血管收缩或皮肤增厚时,测量值容易出现错误。心排血量降低或外周血管疾病时,PO$_2$ 测量值下降。经皮氧气张力测定特别适用于婴儿,可连续监测患者的 PaO$_2$,并可避免反复动脉采血造成的贫血。

4.呼气末二氧化碳分压(P2CO$_2$)监测

也是无创性监测,反映二氧化碳产量和通气量是否充足并能发现病理状态(如恶性高热、肺栓塞等)。可用来分析和记录二氧化碳浓度,还用于确认气管插管位置及病情判断。

测量 CO$_2$ 的技术有很多(如质谱分析和 Raman 分析),但大部分 PETCO$_2$ 监测仪是通过 CO$_2$ 对红外线的光吸收测定其浓度。根据气体采样的方式, 红外线 PETCO$_2$ 监测仪分为两类:主流监测——监测模块直接连接在呼吸回路中;旁流监测——从呼吸回路连续采样气体至监测模块。主流式:二氧化碳波形仪常牵扯气管内导管,测量时通常加热至40℃,必须避免探头与患者皮肤直接接触;而旁流式二氧化碳波形仪则有测量延迟(与采样容积有关)及采样引起的明显漏气等不足。旁流式二氧化碳波形仪还可用于非气管插管患者,以定性评估其呼吸状况。

正常 PETCO$_2$ 波形包括呼气部分(Ⅰ相、Ⅱ相、Ⅲ相,偶尔Ⅳ相)和吸气部分(0相)。α角和β角也有助于病情分析。0相为吸气段;Ⅰ相是生理无效腔呼气,此期不含 CO$_2$;Ⅱ相是快速的上升段,包括肺泡气和无效腔气体;Ⅲ相为平台期,包括肺泡气,略向上倾斜,PETCO$_2$在Ⅲ相末期测得;Ⅳ相为终末上升段,可见于胸廓顺应性降低的肥胖患者或妊娠女性。α角为Ⅱ相和Ⅲ相夹角,与肺通气/灌注比有关。β角为Ⅲ相和0相夹角,通常约为90°,用以评估重复呼吸。

正常个体,PETCO$_2$通常较动脉血二氧化碳分压(PaCO$_2$)低 2~5mmHg,因此全身麻醉时PETCO$_2$范围应为 30~40mmHg。气管导管误入食管时因为吞入气体,可出现与气管内插管类似的二氧化碳波形,但数次呼吸后 PETCO$_2$逐渐降低为零。所以 PETCO$_2$是鉴别气管导管误入食管的最确切方法,也是呼吸管理中重要的指标。PETCO$_2$迅速升高是恶性高热的早期体征,尤其对过度通气无反应时。休克/低灌注、肺栓塞、内源性呼气末正压、气道梗阻和系统漏气时,PETCO$_2$可逐渐降低。腹腔镜手术时 CO$_2$吸收、松开动脉夹或止血带后再灌注、CO$_2$吸收剂失效或形成隧道均可导致 PETCO$_2$升高。β角增宽伴有 0相/Ⅰ相和Ⅲ相增高提示吸气活瓣失灵。0相/Ⅰ相和Ⅲ相同时增高提示呼气活瓣失灵或吸收剂失效。

5.麻醉气体分析监测

有条件单位应使用麻醉气体分析仪,可连续测定吸气、呼气时氧、二氧化碳浓度及吸入麻醉药气体浓度。便于调控麻醉深度及通气。

6.血气分析

取肝素化动脉血用血气分析仪可较正确地测定血氧和二氧化碳分压、血氧饱和度以及酸、碱代谢的变化,有的分析仪还包括各种离子及乳酸含量,更有利于呼吸及循环调控。常用于复杂或危重患者术中检查。

第3节 麻醉期间换气功能障碍

麻醉期间换气功能障碍主要是急性肺水肿、急性肺损伤和急性呼吸功能障碍,均需要谨慎的呼吸管理。

一、急性肺水肿

急性肺水肿(APE)是指由各种病因导致超常的液体积蓄于肺间质和(或)肺泡内,形成间质性和(或)肺泡性肺水肿的综合征。其临床特征为严重的换气功能障碍和(或)粉红色泡沫样痰,病情凶险,如不及时处理,常危及生命。

(一)增加肺内液体生成的主要因素

1.肺毛细血管静水压增高

肺毛细血管静水压增高最多见于充血性心力衰竭和输液过量。

2.肺毛细血管通透性增加

常见因素包括感染、弥散性毛细血管渗漏综合征、弥散性血管内凝血、免疫反应、急性出血性胰腺炎、误吸性肺炎等。肺组织受到侵害后,肺毛细血管屏障损害,通透性增加,不能限制蛋白质和水通过内皮细胞。进而肺间质蛋白浓度增加,接近血浆内蛋白质浓度,又称为血管通透性肺水肿。

3.胶体渗透压降低

肝、肾疾病所致的低蛋白血症,营养缺乏和肠道蛋白丢失都会引起肺毛细血管临界开放压(COP)降低,出现周围组织水肿和肺组织间隙水肿。

(二)急性肺水肿分类及诊断

临床上通常将 APE 分为心源性肺水肿(CPE)和非心源性肺水肿(NCPE)两大类,两者临床表现相似,但发病机制不同,将两者鉴别出来十分重要。

(三)处理

充分供氧和正压通气;快速利尿,减少肺间质和肺泡内过多的液体;应用扩血管药物,降低心脏前后负荷;增强心肌收缩力;发现和治疗原发病。

二、急性呼吸窘迫综合征

(一)定义

急性呼吸窘迫综合征(ARDS)和急性肺损伤(ALI)为多种病因引起的急性呼吸衰竭综合征:主要症状为急性发病,严重低氧血症,气体交换障碍[ALI:PaO_2/吸入氧分数(FiO_2)≤300,ARDS:PaO_2/FiO_2≤200],胸片示双肺浸润,肺动脉嵌顿压≤18mmHg 或无临床左心房压力升高的证据。

(二)病因

ARDS 可由感染性病变引起,如肺炎或脓毒血症;也可由非感染性病变引起,如创伤、反流误吸、烧伤或输血相关性 ALI。

(三)治疗

已有的药物治疗 ALI 和 ARDS 的临床试验表明，迄今为止药物治疗的效果均不理想，目前 ARDS 仍以支持治疗为主。有研究表明，与标准潮气量组(12mL/kg)相比，小潮气量组(6mL/kg)ALI 或 ARDS 患者死亡率明显降低。此研究结果公布后，小潮气量通气策略已成为 ALI 或 ARDS 的患者的标准治疗方案。同时，应积极治疗原发疾病，控制感染及支持其他脏器功能。

第4节　特殊患者的呼吸管理

特殊患者如小儿、肥胖患者或颅脑脊柱手术、胸外手术及应用激光手术的呼吸管理，除具有一般麻醉的呼吸管理共性外，还有其特点，概述如下。

一、小儿麻醉的呼吸管理

婴幼儿头大、颈短、舌体肥大、咽喉狭窄、声门裂高。会厌长呈 V 形，气管插管时用弯喉镜暴露声门困难，应采用直喉镜挑起会厌。婴幼儿颈部肌肉较软弱，不能支持头部重量，气管插管后如头部固定不牢，易摩擦声门，造成损伤、水肿，头前屈易使导管脱出声门，头后仰易使导管误入单侧支气管。无气管插管小儿仰卧位极易发生舌后坠，肩部垫一薄枕多可改善舌后坠，或提下颌时应略张开嘴，或插入口咽通气管维持气道通畅。婴幼儿喉头组织脆弱、疏松，血管及淋巴等较丰富，喉头呈漏斗状，最狭窄部在声门下相当环状软骨水平，所以小儿气管插管时，如导管通过声门后遇有阻力，即应更换小一号导管。

儿童与成人生理上重要的区别是氧消耗。新生儿氧耗量大于 $6mL/(kg \cdot min)$。按体重计算是成人的 2 倍，为满足这种高氧耗，肺泡通气量需要达到成人的 2 倍。按体重计算婴幼儿的潮气量与成人相近，需要靠增加呼吸频率来增加肺泡通气量。另外婴幼儿胸小、腹部膨隆使膈肌上升，肺活量小，主要靠腹式呼吸。当增加呼吸做功时，容易导致呼吸肌疲劳，所以婴幼儿全身麻醉时应给予辅助呼吸。并且小儿功能残气量小，即肺内氧贮备少，而氧耗量较高，故对缺氧的耐力极差，但吸入麻醉时诱导及苏醒均较快。

二、肥胖患者麻醉时的呼吸管理

肥胖是目前常见的营养性异常，NIH 以体重指数 (BMI) 将成人肥胖分为三度：Ⅰ度，$BMI\ 30\sim34.9kg/m^2$；Ⅱ度，$BMI\ 35\sim39.9kg/m^2$；Ⅲ度即重度肥胖，$BMI>40kg/m^2$。$BMI>40kg/m^2$ 或 $BMI>35kg/m^2$ 并伴有明显并发症的患者称为病态肥胖(MO)。肥胖使气道管理、体位摆放、呼吸管理和手术入路等变得复杂。

(一)肥胖对通气道影响

过度肥胖常限制胸廓及膈肌运动,降低胸顺应性。肥胖患者表现为限制性通气功能障碍,功能残气量、补呼气量及肺总量减低,在仰卧位时尤甚。肥胖患者通气血流比失调,表现为动脉氧分下降与肺泡氧含量差增加。这些可因肺容量和肺功能下降而加重。相反,由于高弥散性和 CO_2 解离曲线特性使得 CO_2 及 CO_2 的通气反应在肥胖患者仍可维持在正常水平。但储备的限度很小,给予呼吸抑制药或采取头低位就会导致通气不足。与氧储备减少类似,药物导致的通气抑制极易造成二氧化碳蓄积。

约 8%的 MO 患者可出现肥胖性低通气量综合征,也称 Pickwickian 综合征,即高度肥胖、嗜睡、肺泡低通气量及高二氧化碳血症、低氧血症、继发性红细胞增多症、肺动脉高压、右室肥厚及右心衰竭等。MO 患者偶尔发生白天嗜睡和肺通气不足提示存在此综合征。肥胖性低通气量综合征的病因尚不明确,可能与呼吸中枢的调节紊乱和(或)呼吸肌对神经冲动的反应性降低有关。

(二)预给氧

肥胖患者功能残气量减低,对呼吸暂停的耐受下降,这是氧储备减少和氧耗增加的结果。因此即使麻醉诱导前充分预给氧,肥胖患者在气管插管时仍极易出现氧饱和度下降。与平卧位相比,肥胖患者在头高 25°体位下纯氧去氮,可升高动脉氧分压,延长呼吸停止后血氧饱和度下降时间。也可在麻醉诱导前给予患者 $10cmH_2O$ 的 CPAP 通气 5 分钟,然后在面罩通气期间加用 $10cmH_2O$ PEEP 直到开始插管。

(三)气道管理

肥胖患者由于颈短,下颌和颈椎活动受限,气管插管的困难率约 13.2%,应充分准备各种困难气道处理设备。诱导时为了维持气道通畅,防止误吸,至少应有 2 人协助压迫环状软骨挤压呼吸囊等,以便麻醉者双手托起下颌压紧面罩。值得警惕的是由于肥胖患者胸壁过厚,气管插管误入食管有时很难鉴别,甚至因此导致窒息死亡,如能采取 $PETCO_2$ 监测,则能及早发现误入食管。

(四)通气控制

MO 患者全身麻醉后的闭合气量可以超过 FRC,导致气道提前关闭而增加肺泡/动脉氧分压差。加用 PEEP 可轻度增加 PaO_2。在腹腔镜手术中,患者的动脉氧合受体重影响,且随吸入氧浓度增加而改善;但增加潮气量或呼吸频率不能改善患者氧合。此时,采用头高脚低位对肥胖患者更为合适,因为这种体位对血压影响轻微并且可以改善氧合。

三、颅脑手术麻醉的呼吸管理

颅脑损伤或颅脑占位性疾病患者,常并发颅内高压损伤脑干出现昏迷、误吸及呼吸过缓现象,一旦出现脑疝可很快导致心跳呼吸停止,所以应尽早进行气管插管,保持气道通畅。低氧血症是一种重要的脑血管扩张因素,当 PaO_2 低于 60mmHg 时,脑血流(CBF)明显增加。$PaCO_2$ 通过影响脑细胞外液的 pH 值而对 CBF 有很大影响。当 $PaCO_2$ 处于 20~80mmHg 范围时,CBF 随 $PaCO_2$ 的增长呈线性增长,$PaCO_2$ 变化 1mmHg 会导致 CBF 变化 $1~2mL/(100g\cdot min)$。由于脑 ECF 碳酸氢根浓度的缓慢适应性变化,$PaCO_2$ 对 CBF 的影响将在 6~24 小时后减小。持续过度通气导致脑脊液(CSF)碳酸氢根浓度下降,导致 CSF 的 pH 值逐渐正常化。过度通气一段时间后,$PaCO_2$ 的快速正常化导致明显的伴有血管扩张的 CSF 酸中毒及颅内压(ICP)上升。过度通气直到 $PaCO_2$ 为 25~30mmHg,可作为控制急剧上升的 ICP 的临时措施,但其潜在的害处会导致 CBF 低的脑部受损部位缺血。因此,一旦明确有效的治疗就应该停止过度通气。

总之,颅脑手术麻醉时呼吸管理关键是维持气道通畅,防止低氧血症和高碳酸血症导致的颅内压升高。

四、胸外科麻醉的呼吸管理

胸外科手术对呼吸的干扰最大,侧卧、开胸、手术探查及单肺通气均可改变 VA/Q,导致低氧血症。气管重建手术术中还要改变气道通气。

(一)单肺通气的呼吸管理

为了便于开胸手术操作或防止患侧肺咯血或脓痰流入健侧,经常采用双腔导管插管进行单肺通气,严重影响 VA/Q。在单肺通气期间,流经未通气侧肺的血流量(肺内分流)是决定动脉氧合情况的最重要因素。病肺多由血管闭塞或血管收缩导致其血流灌注减少。这会减少单肺通气期间通过手术侧未通气肺的血液。低氧性肺血管收缩(HPV)也会减少未通气侧肺的灌注。HPV 是一种肺血管调节机制,通过机制减少肺通气不良区域的血流,从而减少 VA/Q 的不匹配。在侧卧位时,由于重力作用减少了手术侧肺的血流,从而减少了肺内分流。开胸后也可要求术者压缩病肺,以减少血流量,改善 VA/Q。

开胸手术中必须采用控制通气。单肺通气时推荐纯氧通气,通气侧肺的潮气量应设为 8~10mL/kg。5~7mL/kg 潮气量通气可造成通气侧肺不张,而单肺通气时 12m/kg 的大潮气量会引起肺实质的过度膨胀和伸展,增加 ALI 的风险。调节呼吸频率使分钟通气量维持在双肺通气水平,将 PaO_2 维持在接近或略低于双肺通气时的水平。$PaCO_2$ 也应保持在双肺通气水平,但不应通过对通气侧肺的过度充气或过度膨胀来实现。动脉血二氧化碳分压的轻度增高通常可以很好地耐受。呼吸平台压(或吸气末压)应尽量保持在 25cmH₂O 以下,以避免肺过度膨胀。气道压过高通常是由于导管位置不当或分泌物造成,应立即检查。经常手动膨肺可减少通气侧肺膨胀不全的发生。

(二)单肺通气时低氧血症的处理

单肺通气时若出现低氧血症,应使用纤维支气管镜对双腔气管导管重新定位,然后通过多种方法进行处理,包括降低非通气侧肺的血流(减少肺分流率)、减少通气侧的肺不张或向术侧肺增加供氧。改善 PaO_2 最有效的方法,是对非通气侧肺施行 $5\sim10cmH_2O$ 的 CPAP。这种水平的 CPAP 可最低程度地使肺膨胀,而不至干扰外科操作。

对通气侧肺加用 PEEP 可以治疗肺不张,但如果采用 PEEP 会造成更多的血流被挤到非通气侧肺,则反可致动脉血氧饱和度下降。最近有关单肺通气时 PEEP 的研究表明,PEEP 能否改善氧合尚存在争议。

经上述处理未能纠正低氧血症,或突发血氧饱和度骤降,应通知外科医师,并将手术侧肺用纯氧重新充气。行双肺通气直至情况好转稳定后,再将手术侧肺重新塌陷。在某些手术的整个过程中,可能需定时充气或手动双肺通气以维持足够的动脉血氧饱和度。在进行改善氧合和通气的操作中,全凭静脉麻醉(TIVA)更易于维持稳定的麻醉深度。已有的研究表明 TIVA 对 HPV 的保护效应抑制最小。如果低氧血症持续存在,外科医师可通过压迫或钳闭手术侧肺动脉或肺叶动脉来减少肺内分流。

五、心内手术的呼吸管理

心脏功能受累常存在不同程度呼吸功能异常。而心内手术大部分又需用体外循环辅助氧合,易致呼吸功能紊乱,所以体外循环中应密切监测血气及酸碱值改变,使其维持接近生理状态,便于脱机后及早拔管。

患者进入手术室后应密切监测其呼吸功能的变化,发绀型先心病和心功能衰竭的患者应立即采用面罩吸入 100%氧气。麻醉诱导期,麻醉医师对患者的呼吸管理是由自主呼吸到辅助呼吸再到控制呼吸。

存在心内分流的患者,麻醉期间呼吸管理的主要目的之一就是通过调整外周血管阻力(SVR)和肺血管阻力(PVR)以保持分流的平衡。左向右分流的患者特征是肺血增加。如果 PVR 降低,例如,吸入高浓度氧或过度通气,则分流量增加。已存在发绀的患者很难耐受右向左分流增加,将导致全身氧供降低和加重低氧血症。此时,应严格避免增加 PVR 的因素。

体外循环时机体血液已由人工肺氧合,但肺脏长时间不进行气体交换又无血流灌注,可导致不同程度的肺泡上皮缺氧、表面活性物质消耗,促使肺萎陷。肺萎陷还使肺毛细血管压力增高,灌注过度,肺血管外间隙液体的渗出增加。所以,体外循环期间应该维持静态膨肺供氧。一般成人用 $10\sim15cmH_2O$ 压力,小儿可酌减至 $5\sim10cmH_2O$,使肺泡上皮供氧,并减少肺泡表面活性物质的消耗,对抗肺毛细血管静水压,防止肺血流灌注过度。另外,还能减少肺循环过度负荷和左心回流血量,增加全身灌注。

术终对严重心肺功能不良患者尚需用机械通气控制呼吸,同时需补充镇静药及阿片类镇痛药,必要时追加肌肉松弛药。对心肺功能良好的患者,应尽早脱呼吸机,拔去气管内导管。

六、喉、气道肿瘤激光手术的呼吸管理

喉、气道肿瘤手术既要在气道内进行手术,又要应用激光。激光手术对麻醉的要求包括提供充分的手术视野、防止气道燃烧、拔管前恢复保护性气道反射等。可采用气管内插管、喷射通气,也可用面罩间歇通气等。无论采用哪种方法,均应吸入氧和空气的混合气体(吸入氧<30%)。勿用 N_2O 稀释,因 N_2O 有助燃性能。激光直射或点着易燃物如气管导管均可造成烧伤,手术室应设置非燃烧的保护屏以降低激光的反射烧伤。红橡胶及聚氯乙烯透明气管导管均可被 CO_2、Nd-YAG 及 KTP 激光点燃,所以激光手术应用特制导管包有螺旋形的不锈钢套(如 Laser-FlexTM)导管或包有螺旋薄带(如 Laser-Trach)导管可防止 CO_2 或 KTP 激光燃烧穿孔,由于气管导管套囊未能包裹,应以注射用水充填套囊,一旦烧着有助于灭火。同时应准备灭火注射器。因可能发生气道水肿,手术后患者应吸入湿化氧并送入术后恢复室密切观察。必要时可给予类固醇激素雾化吸入。

第 **10** 章

麻醉监测

第 1 节 凝血功能监测

临床上合并出、凝血机制紊乱的病情较多,如血液病患者,危重、休克、产科、肝病等患者,以及低温、体外循环心内直视手术、大量输血及大手术后等患者,需随时监测出、凝血功能指标,以便及时诊断及治疗。

一、出凝血功能监测指标

(一)出血时间(BT)

BT 指皮肤破口出血到出血自然停止所需要的时间,用以测定皮肤毛细血管的止血功能。正常值 Duke 法为 1~3 分钟。BT 缩短,提示血液呈高凝状态,BT 延长,提示血液呈低凝状态,可见于遗传性出血性毛细血管扩张症、血小板减少症、血小板无力症和血管性假血友病等。

(二)凝血时间(CT)

CT 指血液离体后至完全凝固所需要的时间,用以测定血液的凝固能力。正常值:毛细管法 3~7mm,试管法 5~12 分钟,玻片法 1.5~6.5 分钟。CT 延长,表示凝血功能障碍,或血中含抗凝物质(如肝素等)。CT 缩短,见于血液高凝状态。因采血不顺利而致血样中混入组织液时,CT 也缩短。

(三)毛细血管脆性试验(CFT)

CFT 用暂时阻断肢体血运的方法使静脉充血和毛细血管内压增高,观察皮肤上新出现的出血点的数量及其大小,估计毛细血管的脆性。正常值:男性 0~5 个,女性 0~10 个。毛细血管脆性异常时,CFT 超过正常值,见于维生素 C 缺乏病、血小板减少性紫癜、血小板无力等症。根据 CFT 不能鉴别毛细血管或血小板功能缺陷。

(四)血小板计数(BPC)

BPC 常值:$(100\sim300)\times10^9/L$。BPC 减少见于特发性血小板减少性紫癜、再生障碍性贫血、脾功能亢进、急性白血病等症。BPC 增加见于慢性粒细胞性白血病早期、脾切除、急性失血后、特发性血小板增多等症。

(五)凝血酶原时间(PT)

将过量的组织凝血活酶(兔脑)和适量的 Ca^{2+} 加入受检血浆,观察血浆的凝固时间,即为 PT。PT 是反映外源性凝血系统较敏感的筛选试验。正常值:(12 ± 1) 秒,活动度为 80%~120%。PT 延长(超过正常对照 3 秒以上),见于凝血酶原,因子Ⅴ、Ⅶ、Ⅹ缺陷,纤维蛋白原显著减少或抗凝血酶物质增加,维生素 K 缺乏等。PT 缩短(慢于正常对照 3 秒以上),表示因子Ⅱ、Ⅴ、Ⅶ和Ⅹ的单独或联合增多,见于因子Ⅴ增多症、高凝状态和血栓栓塞症等。

(六)部分凝血活酶时间(PTT)

在少血小板的血浆内加入适量的血小板代用品(磷脂悬液)代替浓度不等的血小板。然后,加入 Na^+ 测凝固时间。PPT 是反映内源性凝血系统的指标,可检出Ⅶ因子之外任何血因子水平降低。正常值 60~85 秒,其延长或缩短的临床意义同 KPTT,但不及 KPTT 敏感、稳定。

(七)凝血酶时间(TT)

将标准化凝血酶液加入受检血浆,观察血浆凝固所需的时间,即为 TT。正常值为 16~18 秒。TT 延长(超过正常对照 3 秒以上)提示血液含肝素或类肝素物质、纤维蛋白原减少或纤维蛋白降解产物(FDP)的抗凝活性增高。

(八)纤维蛋白原

血浆加凝血酶后,纤维蛋白原变成纤维蛋白凝块。正常值:定量法 2~4g/L;半定量法为 1:65。纤维蛋白原含量减少(<2g/L,<1:32)见于 DIC 低凝血期及纤溶期、严重肝病、产科意外、低(无)纤维蛋白原血症等;纤维蛋白原含量增多见于高凝状态,如急性心肌梗死、深静脉血栓形成、烧伤等。

(九)血浆鱼精蛋白副凝试验(3P 试验)

在高凝状态和继发性纤溶时,血浆含大量纤维蛋白单体,与纤维蛋白降解产物(FDP)结合,可形成可溶性复合物。此复合物与鱼精蛋白作用后,可析出纤维蛋白索状物。正常人 3P 试验为阴性;阳性者见于 DIC 早期,阳性率为 68.1%~78.9%。假阳性率较高,可见于上消化道大出血、外科大手术后、分娩、败血症等。3P 试验阴性除见于正常人外,还见于晚期 DIC、原发性纤维蛋白溶解症。

(十)D-二聚体(D-Dimer)

D-Dimer 是交联纤维蛋白的特异降解产物。凝血酶形成后激活因子Ⅻ成为Ⅻa,Ⅻa 使纤维蛋白单体形成交链纤维蛋白,后者又经纤溶酶的作用降解成 X、Y、E 碎片。其中 2 个 D 碎片间由绞链形成 D-Dimer。因此,D-Dimer 可作为体内高凝状态和纤溶亢进的分子标志之一。正常值为<250μg/L 或<250ng/mL 时 DIC 升高。诊断肺栓塞有很高的阴性预测价值,用 ELISA 法测定<500μg/L 可排除急性肺栓塞,其敏感性为 100%,特异性为 26%,阴性预测值 100%。

(十一)纤维蛋白降解产物(FDP)

纤维蛋白溶解时产生 FDP,具有与纤维蛋白原相同的抗原决定簇。利用纤维蛋白原抗血清与 FDP 起抗原-抗体反应,可检测 FDP。正常值:1~6mg/L。FDP 增高(10mg/L)见于原发性和继发性纤溶症或溶栓治疗。

(十二)纤溶酶原

纤溶活性亢进时,纤溶酶原消耗增多,其血浆浓度减低;反之,血浆浓度增高。正常值:15~200mg/L。增高者表示纤溶活性减低,见于高凝状态及血栓栓塞病。降低者表示纤溶活性亢进。

(十三)激活凝血时间(ACT)

血液中加入惰性硅藻土,可增加血浆接触活性和加速血液凝结过程。从血液注入含硅藻土的试管开始,至有血凝块出现的这段时间,即为 ACT。测定 ACT 可了解凝血状况和监测肝素与鱼精蛋白的用量。正常值:60~130 秒。体外循环心内直视手术注射肝素后,需每小时测 1 次 ACT,维持 ACT 在 400~600 秒,可防止凝血和凝血因子的消耗。ACT>600 秒,易发生颅内出血。体外循环结束后测 ACT,根据 ACT 肝素剂量反应曲线可计算出体内残留的肝素量,按肝素 125U 给予鱼精蛋白 1mg,直至 ACT 正常。

(十四)血栓弹性图(TEG)

TEG 是评估血块形成的一种检查方法。分析 TEG 可得到各项参数。采血标本 30 分钟内送检即可诊断血小板功能异常、DIC 和纤溶等促凝血质缺陷;用此法可证实术中进行性失血并伴有增加血凝固性的趋势。反映几种凝血障碍的血栓弹性描记图的图解与正常的比较。

二、围术期出、凝血疾病的诊断

(一)外科出血的常见原因

血管结扎不牢、脱结,血压升高致毛细血管压力增高等,以及合并出血性疾病。

(1)血小板异常如特发性血小板减少性紫癜、血小板无力症。

(2)血管性病变如过敏性紫癜、遗传性出血性毛细血管扩张症。

(3)遗传性或后天性凝血因子缺乏如血友病、DIC 等。

(二)出血性疾病的诊断

1.血小板或血管性疾病

皮肤出现瘀点或瘀斑,常伴黏膜出血。血小板减少者常以瘀点为主,血管疾病者以瘀斑多见。

2.凝血因子异常性疾病

表现深部组织或关节出血,发生于凝血因子缺乏症。皮下广泛出血、肌肉出血常由抗凝物质和纤维蛋白溶解引起。

(三)术中出凝血异常的诊治

1.血管结扎不牢

观察伤口出血、渗血情况,衡量出血总量;监测血压、脉率;测定血红蛋白、血细胞比容等。

2.原有出血性疾病(未经准备处理者)

分析出、凝血的实验室筛选结果,确定原有出血性疾病的诊断。血管因素性出血,可压迫止血及应用垂体后叶素。血小板因素性出血,可输注浓缩血小板制剂。免疫性血小板减少症出血,使用肾上腺皮质激素。凝血因子缺乏性出血,输注新鲜血浆及浓缩凝血因子制剂。

3.手术失血、创伤导致 DIC 继发性纤维蛋白溶解

当手术失血、创伤导致 DIC 继发性纤维蛋白溶解时,应做 DIC 实验检测。

4.血型不合性溶血性输血反应

复核血型及交叉配血试验,立即撤走证实者不合血型的血袋和输血器,及时补液、利尿、保护肾功能和防治肾衰竭。

5.输液输血所致的溶血性输血反应

取输液或血液样本检验;取患者血作细菌培养。

6.大量输血致稀释性凝血因子缺乏

作血小板计数、凝血时间、凝血酶原时间、纤维蛋白原测定,补充凝血因子。

7.体外循环术中异常出血

可能与肝素过量或鱼精蛋白中和后反跳有关。体外循环转流中,每小时测 1 次 ACT,计算需追加的肝素量,以维持 ACT 在 500~600 秒为准。体外循环结束后测 ACT,计算体内残留肝素量及中和所需的鱼精蛋白剂量,直至 ACT 正常。术后如仍出血,而 ACT>130 秒时可追用适量鱼精蛋白。

(四)弥散性血管内凝血(DIC)

1.诊断依据

(1)存在 DIC 病因,如感染、败血症、大手术、创伤或恶性肿瘤等。

(2)存在全身广泛出血,长时间休克、栓塞或溶血,而不能用原发疾病解释者。

(3)存在下列三种以上异常:①血小板计数低于 $100 \times 10^9/L$,或呈动态下降;②凝血酶原时间延长或缩短 3 秒以上,或动态性延长;③纤维蛋白原低于 1.5g/L,或高于 4.0g/L 或呈动态性变化;④3P 试验阳性或 FDP 高于 20mg/L,或 D-Dimer 水平升高(≥5μg/kg);⑤血片中破碎红细胞多于 2%。

(4)诊断有困难的病例再做下列检查:①抗凝血酶Ⅲ含量及活性降低;②血小板 β 球蛋白及血小板第 4 因子含量增高;③纤维蛋白原转换率增高;④Ⅷ:C/ⅧR:Ag 比例下降。

2.监测重点

(1)注意引起 DIC 基础疾病和诱发因素的进展或解除情况。

(2)观察出血进展情况。

(3)必要时进行血涂片检查红细胞形态。

(4)测定血小板计数、凝血酶原时间、纤维蛋白原定量,每日或隔日 1 次。

(5)测定纤溶试验,包括 3P 试验、FDP 测定、KPTT 测定、优球蛋白溶解时间等,每日或隔日 1 次。

(6)采用肝素治疗者,每次给药前必须做试管法 CT 测定(用 0.8cm 直径试管,正常值是5~11 分钟)。

三、麻醉与凝血功能障碍

(一)术前准备

外科手术中可致出血,术后又可并发深静脉血栓塞。所有患者术前均要做出凝血试验,以免漏诊有止血异常者。有异常出血史者或某些遗传性血液异常者术前应做全面的系列出凝血功能检查以明确诊断,做好相应的术前准备。

(1)术前已有血小板减少者,一般血小板计数$>50×10^9$/L 时,出血机会较低,$<50×10^9$/L,术中易发生渗血,$<20×10^9$/L 可严重出血。血小板$<75×10^9$/L 不可施行椎管内阻滞。若系免疫性血小板减少性紫癜又有急症外科情况需要手术者,可给静脉滴注丙种球蛋白 400mg/(kg·d),一疗程用药 5 日,必要时 1 周后再用原剂量加强一次。非免疫性血小板减少需紧急手术者,可输注单采血小板悬液,每单位 200mL 可使外周血小板上升$(20~30)×10^9$/L。

(2)肝、胆疾病者易有凝血障碍。若有胆道病变,阻塞性黄疸可致维生素 K 依赖凝血因子缺乏,给予维生素 K1 的疗效好。肝脏疾病者亦可有维生素 K 依赖性凝血因子缺陷,但给维生素 K1 的疗效欠佳,则要补充缺乏的凝血因子。

(3)若术前已知或疑有血友病者,切勿轻率手术,必须作精确的检测,了解凝血因子缺乏的程度,结合手术范围,计算用药量,治疗后再测凝血因子的水平。这些应在血液科医师的指导下进行,凝血因子要提高到不出血水平,并一直维持到伤口愈合、拆线为止。如血友病甲,因子Ⅷ缺乏者,行大手术时,因子Ⅷ:C 水平需提高到 50%,行小手术时保持Ⅷ:C 水平在 20%~30%。

(二)麻醉药物的选择

1.丙泊酚

对血小板的影响尚有争议。丙泊酚为疏水性乳剂,其中的乳化脂肪可能对血小板功能有一定的影响。丙泊酚对血小板聚集和 Ca^{2+} 活动的影响作用主要与剂量有关。体外实验证实,丙泊酚$(5.81±2.73)\mu g$/mL 对血小板有明显抑制作用,而$(2.08±1.14)\mu g$/mL 则无抑制作用。因此认为,大剂量丙泊酚在体外对血小板有抑制作用,原因在于丙泊酚本身而非乳化脂肪的作用,其效应为抑制 Ca^{2+} 的细胞内流入与流出,但对出血时间无影响。一般认为:丙泊酚对体内外血小板有抑制作用,但不损害临床止血功能,对有凝血障碍患者在控制用量下可以使用。

2.吸入性麻醉药

异氟醚、七氟醚、地氟醚维持麻醉中未发现对凝血功能有抑制作用。氧化亚氮(N_2O)对血小板功能的影响尚有争议。近年研究认为,N_2O 与氟类吸入或静脉麻醉合用或交替给药,对凝血障碍患者不会有更多的不良反应。

3.其他

静脉麻醉药中的镇痛性药物吗啡类(芬太尼、吗啡)、肌肉松弛药等在对血小板功能及出凝血时间等方面无明显影响。

(三)术后血栓形成的预防

血栓形成多见于心脏、血管及肿瘤术后,发生率因手术种类不同而异。血栓形成的机制主要有以下 3 个。

(1)血管壁损伤,血小板黏附于内皮下胶原的合成减少,但纤溶酶原活化剂抑制物 PAI 增多,使机体对抗血栓形成的功能减弱。

(2)血凝问题,表现在凝血途径激活,同时抗凝系统削弱,此乃由于术后抗凝血酶Ⅲ (AT-Ⅲ)及纤溶酶原降低。

(3)术中出血,麻醉均可致血压下降,导致血流减慢,血液淤滞,或过多地输注红细胞或血容量不足等亦使血流减慢,易致血栓形成。术后卧床少动,特别是一些有高凝倾向的患者很易造成下肢静脉血栓。出现血栓及栓塞首先要鉴别是动脉还是静脉栓塞,再根据不同部位考虑治疗方案,首先要查明原因,去除病因。重要器官血管栓塞者,有的需外科手术,有的可用重组组织纤溶酶原活化剂(t-PA)或尿激酶治疗。需抗凝治疗者可选用肝素或口服香豆素类抗凝剂。

四、心脏手术体外循环对凝血功能的影响

体外循环过程中导致的出血,涉及多方面的原因。

(一)血小板的量与质

转流过程中,血小板与人工心肺机及其管道接触产生黏附、聚集,引起血小板的破坏。血小板的激活,产生释放反应,进一步使血小板聚集,导致血小板减少。预充库血中几乎不含有血小板。转流开始时血小板数即可下降,甚者可下降 50%。随着体外循环时间的延长,血小板数有所回升。血小板减少于术后数天可恢复。此外,体外循环可引起血小板聚集功能降低,转流 30 分钟后,血小板最大聚集率仅为转流前的 30%。血小板的释放反应增强,血浆中血小板球蛋白,血小板第 4 因子及颗粒膜糖蛋白 140 均见升高。血小板功能缺陷的原因是转流过程中的纤溶系统被激活,纤溶酶使血小板膜上的糖蛋白 Ⅰb 脱落而减少,影响了糖蛋白与 vWF 的结合,使血小板黏附功能降低。此外,纤溶激活后产生纤维蛋白(原)降解物,可影响血小板与纤维蛋白原的结合,使血小板聚集功能下降。若出血系血小板数量减少,则可酌情输注单采血小板悬液,若系血小板功能缺陷,除输注血小板悬液外,可给予抑肽酶治疗。在体外循环时,由纤溶系统的激活,纤溶亢进可影响血小板膜糖蛋白比,使血小板的黏附功能受损,导致创面渗血,而抑肽酶可以抑制纤溶酶的活性,因而可改善血小板的黏附功能。

(二)凝血因子

体外循环可使多种凝血因子降低至术前的 1/3~1/2,其中以纤维蛋白原、凝血酶原及因子Ⅷ、Ⅶ较为明显。其原因是主要有以下 4 个方面。

(1)激活了凝血系统,使凝血因子消耗而降低。

(2)灌注时应用库血,凝血因子的降低与库血量有关,亦与各因子的半衰期及库血保存

时间有关。

(3)肝素的应用,灭活凝血因子。

(4)若并发DIC,则更使凝血因子降低。

(三)纤溶亢进

体外循环可激活血小板和激活凝血因子,产生纤维蛋白,必然有纤溶激活,使纤溶酶原激活变为纤溶酶。导致纤溶亢进的原因是体外循环中内皮细胞释放组织纤溶酶原活化剂增多,血液与体外循环的心肺机接触后,使ⅩⅡ转变为ⅩⅡa,同时血小板亦激活,一连串的内源性凝血途径的瀑布式反应即开始。若在体外循环中发生DIC,则DIC的病理过程中有纤溶亢进,临床有一般DIC的表现及实验室阳性指标。

(四)肝素问题

体外循环时要应用肝素抗凝,结束时要用鱼精蛋白中和肝素,以保持正常的血凝,但有时临床可见出血又见加重,此乃肝素反跳现象,系鱼精蛋白作用消除后,与血浆蛋白结合的肝素又解离起抗凝作用,也可能是使用鱼精蛋白后有部分残留的肝素未被中和所致。

第2节　麻醉深度监测

全身麻醉包括镇静催眠和记忆缺失、镇痛、抑制应激和肌肉松弛等四大要素。广义的麻醉深度应该具备上述条件,但目前临床上实用的只有镇静深度和肌肉松弛药作用监测。通过镇静深度监测,指导全身麻醉诱导、维持时调节麻醉深度、预防麻醉过深和术中知晓,从而达到理想的麻醉状态。镇静深度监测也可用于ICU镇静。

一、判断麻醉深度的临床体征

在全身麻醉的过程中,观察患者的呼吸、循环、眼、皮肤、消化道、骨骼肌张力变化等,是监测麻醉深度的基本方法。判断麻醉深度的临床体征见表10-2-1。

以上所列各种变化并非绝对,亦受肌肉松弛药、系统疾病、失血量、升压药和抗胆碱能药等影响,麻醉中应综合分析各种因素,才能正确判断麻醉深浅。

二、麻醉深度监测的方法

(一)脑电双频指数(BIS)

是通过定量分析脑电图各成分之间相位偶联关系而确定信号的二次非线性特性和偏离正态分布的程度,主要反映大脑皮质的兴奋或抑制状态,并演化出多个数量化参数,如双

表 10-2-1 判断麻醉深度的临床体征

		浅麻醉	深麻醉
呼吸系统	分钟通气量	增加	减少
	呼吸频率和节律	快而不规则	慢而规则→抑制
心血管系统	血压	升高	下降
	心率	增快	缓慢
眼征	瞳孔	扩大	复合麻醉时变化不明显
	眼球运动	运动增多	运动减少直至固定
	流泪	泪珠增多,溢出眼眶	减少
皮肤体征	出汗,以颜面和手掌多见		
消化道体征	吞咽和呕吐	常发生	受抑制
	肠鸣音	减弱	进行性抑制
	唾液及其他分泌物	减少	进行性抑制
骨骼肌反应		体动	无体动

频指数、边缘频率(SEF)、中间频率(MF)等。用 0~100 分度表示,85~100 代表正常状态,67~85 代表镇静状态,40~67 代表麻醉状态,低于 40 可能出现暴发性抑制。BIS 与麻醉药和镇静剂产生的催眠和麻醉程度的变化密切相关。

(二)听觉诱发电位(AEP)

是指听觉系统在接受声音刺激后,从耳蜗至各级听觉中枢,产生的相应电活动。包括三个部分:脑干听觉诱发电位(BAEP),中潜伏期听觉诱发电位(MLAEP),长潜伏期听觉诱发电位(LLAEP)。MLAEP 与大多数麻醉药成剂量依赖性变化,监测麻醉镇静深度更为敏感。临床上根据 MLAEP 得出的 ARXindex 称为 AAI,AAI 值 60~100 代表清醒状态,40~60 代表嗜睡状态,30~40 代表浅麻醉状态,<30 代表临床麻醉状态,<10 是深麻醉状态。

(三)熵指数监测

是采集原始脑电图和肌电图的信号,通过熵运算公式和频谱熵运算程序计算得出。临床采用的 S/5TMM-Entropy 模块,分为反应熵和状态熵。RE、SE 值 85~100 代表正常清醒状态,40~60 代表麻醉状态。在全身麻醉期间,如果麻醉深度适当,RE 与 SE 相等;如果疼痛刺激使面部肌肉出现高频活动,反映熵则迅速发生变化。

(四)Nacrotrend 指数

欧洲已用于临床,并已通过美国的 FDA。是一个基于定量脑电图模式识别的新指数,将原始的脑电图分为从 A 到 F 六个阶段,重新形成从 0(清醒)至 100(等电位)的指数。(A 为清醒,B0~B2 为镇静,C0~C2 为浅麻醉,D0~D2 为合适的麻醉深度,E0~E1 为深麻醉状态,

F0~F1 为麻醉状态伴暴发性抑制)。Narcotrend 指数和预测的丙泊酚效应室浓度密切相关。Narcotrend 分级和指数能更好地反映药物浓度变化。采用预测概率(PK 值)衡量,Narcotrend 和 BIS 在预测麻醉诱导时从有意识到无意识或者麻醉恢复时从无意识到有意识的效能是相似的。Narcotrend 和熵指数呈直线相关。

三、麻醉深度监测的临床意义

(一)脑电双频指数

1.对镇静程度的评估

可用来测定药物的镇静和催眠作用,BIS 值越小,镇静程度越大,两者的相关性良好。

(1)局部麻醉患者用咪达唑仑镇静,根据清醒/镇静(OAA/S)评分标准定时对患者镇静水平进行评定,随镇静程度的加深,BIS 呈进行性下降,两者相关性良好。

(2)丙泊酚麻醉时 BIS 值较血浆丙泊酚浓度能更准确地预测患者对切皮刺激的体动反应。BIS 与 OAA/S 镇静水平相关程度较丙泊酚血药浓度好。

(3)BIS 不能反映氯胺酮的麻醉深度。某院麻醉科在用咪达唑仑或丙泊酚复合氯胺酮麻醉时也出现类似现象。当用咪达唑仑或丙泊酚麻醉,患者 BIS 值下降到 70 以下时,再用氯胺酮麻醉,患者 BIS 值会上升到 80 甚至 90 以上,但患者仍呈睡眠状态。

(4)BIS 与吸入麻醉药之间存在线性相关,BIS 对吸入麻醉深度的判断及避免麻醉过浅产生术中知晓较 MAP 和 HR 更有意义、更科学。异氟醚镇静的患者,应用 BIS 判断镇静深度同样有效。地氟醚和七氟醚在镇静剂量下随着浓度增加,BIS 明显下降,几乎呈线性相关。但 BIS 不能用于评价 N_2O 的镇静效果, 有报道丙泊酚麻醉加用 N_2O 后,BIS 值上升而患者镇静仍良好。

(5)BIS 与芬太尼、阿芬太尼等麻醉性镇痛药的相关性较差。BIS 不能预测芬太尼的镇静和麻醉深度,但在丙泊酚麻醉后用芬太尼或瑞芬太尼可使 BIS 下降。

2.估计麻醉药量

BIS 能很好地预计患者对切皮的体动反应。异氟醚麻醉患者对切皮刺激无体动反应时的 BIS 值是 55.3±6.3,产生体动反应的 BIS 值为 77.4±3.2。丙泊酚和阿芬太尼或异氟醚和阿芬太尼麻醉时切皮无体动反应的 BIS 值为 55.0±8 和 63±10, 有体动反应的 BIS 值分别为 69±9 和 78±8。这说明用肌肉松弛药后应用 BIS 来预计麻醉深度仍有一定意义。300 例因不同种类手术而接受全身麻醉的大型随机研究结果显示:BIS 监测组,术中滴注丙泊酚使 BIS 值介于 45~60,手术结束前 15 分钟使 BIS 回升至 60~70。对照组,通过观察临床体征控制滴注丙泊酚,不监测 BIS。结果使用 BIS 监测的丙泊酚用量明显较少,清醒和撤离 PACU 较早,总体恢复评分也较好,术中没有低血压、高血压或体动反应等发生。BIS 监测提高了麻醉的质量。

3.判断意识恢复

BIS 用于全身麻醉意识恢复的判断,具有一定的实用意义。BIS 值<67 时在 50 秒内意识恢复的可能性不到 5%,没有一例对指令有反应的患者能回忆起这段情节。当 BIS 上升>60 时,意识恢复是同步的,BIS 约为 70 时拔除气管导管,血流动力学变化较小。BIS>80 时,50%以上的患者能唤醒。BIS>90 时,几乎所有患者都可唤醒。但有学者发现应用丙泊酚后恢复期的 BIS 值会突然恢复至基础水平,预计性较差。这可能与丙泊酚的药理作用有关。

4.预防术中知晓

术中知晓的发生率为 0.1%~0.2%,心脏手术患者术中知晓的发生率为 0.4%~1%,儿童术中知晓的研究显示,其发生率为 0.8%~1.1%。创伤休克患者手术、全身麻醉剖宫产、支气管镜手术患者及心脏手术患者易发生术中知晓,气管插管及肌肉松弛药过量时术中知晓比较常见。据研究,对 2503 例术中清醒高危人群患者随机进行普通麻醉或 BIS 指导下的麻醉,研究显示 BIS 减少术中知晓发生率82%。上述情况推荐使用 BIS 监测,但必须注意监测仪总是滞后于麻醉实时状态 15~30 秒,因此在诱导前开始使用,一般 BIS 维持在 60 以下。

5.ICU 镇静

有报道在 ICU 中,BIS 监护不能很好反映有脑病或神经系统损伤患者真实的神志清醒程度。由于自主神经运动对 EEG 的干扰,许多患者测得的 BIS 值高于经临床评估所预测的程度。BIS 在 ICU 患者镇静中的应用有待进一步研究。

(二)诱发电位监测

脑的电活动有自发脑电活动和诱发脑电活动。外周神经或脑神经受到外界刺激后,在神经传导通路上任何一点所记录到的电位变化,即称为诱发电位。诱发电位可分为躯体感觉诱发电位、听觉诱发电位和视觉诱发电位。多种吸入和静脉麻醉药对上述三种诱发电位都有剂量相关的影响,即随麻醉药剂量或浓度的增加诱发电位的潜伏期延长和波幅下降。只有少数静脉麻醉药如丙泊酚、依托咪酯、咪达唑仑等可使诱发电位第一个正波幅增加,其余的波同样表现为潜伏期延长和幅度减小。MLAEP 较 AEP 中的其他成分更适合于麻醉深度的判断。MLAEP 在声音刺激后 10~100ms 出现,由 Na、Pa、Nb 和 P1 等一系列组成,反映原始听皮质的电活动。氟烷、安氟醚呼气末浓度与 Pa、Nb 潜伏期、波幅的变化呈线性关系。异氟醚的研究结果也与此相同。呼气末异氟醚浓度为 2.72%,Pa、Nb 波几乎变平。对静脉麻醉药的研究也表明 Pa、Nb 的变化与血药浓度呈线性相关,但氯胺酮除外。

听觉诱发电位指数(AEPindex)可反映 AEP 波形形态,其计算方法为波形上相隔0.56ms的数个点,每相邻两点振幅绝对差的平方根之和。

1.AEPindex 与意识的关系

在整个麻醉诱导和维持过程中,有意识和无意识状态下,AEPindex 平均值分别为 74.5 和 36.7,BIS 分别为 89.5 和 48.8。麻醉恢复期 BIS 逐渐升高,而 AEPindex 从无意识向有意识转变的瞬间突然升高。当有意识时唤醒中枢处于"开启"状态,无意识时处于"关闭"状态。BIS 反映皮质 EEG,与稳态下在脑内代谢的麻醉药量相关,麻醉结束后,随着脑内麻醉药的代谢清除,BIS 逐渐升高,此时虽然 EEG 活动逐渐增多,但直到意识恢复前唤醒中枢仍处于"关闭"状态,因此一个监测皮质 EEG 活动的指标(如 BIS)只能显示恢复期麻醉深度的渐进变化,恢复期 AEPindex 的突然升高表明其能监测唤醒中枢活动,即预测意识的恢复。

2.AEPindex 对体动的预测

AEPindex 是预测体动的可靠指标,50%患者发生体动时的 AEPindex 值为 45.5,其<33 发生体动的可能性不到 5%。BIS 是一个准确的镇静深度监测指标,它不能预测七氟醚麻醉切皮时的体动反应,BIS 与麻醉中的镇静催眠程度相关,而在镇静催眠程度相同的情况下,BIS 不能预测对伤害刺激的体动反应。因此,AEPindex 在预测体动方面较自发 EEG 信号(BIS、SEF 和 MF 等)更好。

3.AEPindex、BIS 与血药浓度的关系

丙泊酚麻醉恢复期,以呼之睁眼作为判断意识恢复的标准,记录睁眼前后 BIS、SEF、MF 及 AEPindex 值,与丙泊酚血药浓度进行比较,其中 BIS 的相关性最好,而 AEPindex 与丙泊酚血药浓度不相关。比较睁眼前后这四个指标,发现 BIS、SEF 和 MF 无显著性变化,而 AEPindex 变化明显。睁眼后 AEPindex 迅速增高与临床上意识出现一致,这提示 AEPindex 比血药浓度能更好地反映意识水平。BIS、SEF 和 MF 主要反映皮质脑电活动,停药后血药浓度与脑内药物浓度同步下降,因此,它们与血药浓度相关性良好。而 AEPindex 反映皮层和皮层下电活动,较好地预测到意识的恢复,与临床情况一致。

4.AEPindex 与 BIS 用于监测麻醉深度的区别

麻醉由镇静、镇痛、肌肉松弛和对伤害反应的抑制四部分构成。BIS 只监测镇静催眠药的作用(A 点),即只监测镇静深度;而 AEPindex 能提供手术刺激、镇痛、镇静催眠等多方面的信息(B 点)。当伤害性刺激得到完全阻滞时,只用少量的镇静药就可以获得稳定的麻醉深度,同时麻醉深度的监测只监测镇静深度,用 BIS 即可做到;如伤害性刺激未得到充分阻滞时,其刺激可激动交感神经系统和提高患者的清醒水平,发生术中知晓及体动。使用大量镇痛药后,BIS 又难于预测体动,在这种情况下,只有 AEPindex 才能全面反映麻醉深度,预测体动和术中知晓。

第3节 氧和麻醉气体浓度监测

一、适应证

(1)氧疗或人工呼吸和机械通气。

(2)应用强效挥发性吸入麻醉药。

(3)紧闭低流量吸入全身麻醉,监测 O_2、CO_2、N_2O 等浓度。

(4)麻醉机和呼吸机的定期检测。

(5)专用挥发罐输出浓度的定期检测,简易挥发罐的输出浓度监测。

二、方法

(一)监测仪

1.氧浓度监测

氧监测仪是发现吸入低氧混合气体的重要仪器。监测氧浓度传感器目前主要分为两种:①氧电池传感器:较常用,一般使用 1 年左右需更换氧电池,不使用时将传感器脱离高浓度氧可延长使用时限;②顺磁式氧传感器:使用快速震荡的磁室连续监测每次呼吸的氧浓度,使用时限较长。

2.麻醉气体监测

根据分析的原理和方法不同可分为:①红外线麻醉气体浓度分析仪,采用分光色谱法和 Beer 定律连续监测混合气体中麻醉气体和其他气体的浓度,使用方法简便,但仪器的专用性强;②气相色谱仪,通用性强,只能间断采样测定各种不同气体的浓度;③质谱仪,同时连续监测呼吸气中多种气体的浓度,费用较高,维护较复杂;④瑞利折射仪,根据混合气体对光的折射率不同的原理连续监测呼吸气中吸入麻醉药浓度,仪器小巧、操作简便,但需要一定操作经验。

(二)测定步骤

常用红外线分析仪:①仪器预热;②选定拟测气体的按钮和峰值钮;③按下检测钮,采样管通大气,调节零点;④采样管与麻醉机通气环路连接,如接在呼气端,测呼气末浓度;如接在吸入端,测吸入气浓度;⑤数字直接显示浓度值。

现代麻醉机多功能监护仪多已整合了循环和呼吸功能的常用监测模块,还包括氧和麻醉气体浓度等监测,仪器可自动调零和识别气体,并能连续显示各种气体在呼吸周期中的浓度曲线,使用十分方便。

三、注意事项

保持采样管和除水器干燥,监测仪应定期用标准气样进行定标和校核,及时更换有故障的配件。

四、临床意义

(一)氧浓度监测

(1)为麻醉机和呼吸机输送合适浓度的氧提供保证,防止仪器故障和气源错误,保障患者生命安全。

(2)输送精确浓度的氧,以适应治疗患者的需要和防止氧中毒并发症。

(3)测定吸入氧浓度(FiO_2),计算患者 PaO_2 呼吸指数等呼吸功能参数,为病情估计和预后提供有用指标。

(4)测定吸入氧浓度和呼气末氧浓度差,可早期发现通气不足、氧供需失衡和缺氧。

(二)麻醉气体监测

(1)监测吸入气和呼出气中麻醉药浓度,可了解患者对麻醉药的摄取和分布特征,正确估计患者接受麻醉药的耐受量和反应,在低流量、重复吸入或无重复吸入装置中,安全地使用强效挥发性麻醉药。

(2)最低肺泡有效浓度(MAC)是反映吸入麻醉药效能的指标,它是指在一个标准大气压下50%的患者对切皮无运动性反应的肺泡麻醉气体最低浓度。MAC 值越低,相对麻醉作用越强,两种麻醉药合用时,其 MAC 值相加。MAC95 是指95%的患者于切皮时不发生体动运动反应的肺泡气浓度,通常相当于 1.2~1.3MAC,也即临床麻醉浓度。清醒 MAC 值是指停止麻醉后,使95%的患者对简单指令(如睁眼、抬头、点头)有正确应答时的肺泡气浓度,为0.4~0.6MAC;半数气管插管肺泡浓度(MACEI50),指吸入麻醉药使50%患者于喉镜暴露声门时,容易显示会厌、声带松弛不动以及插管时或后不发生肢体活动所需要的肺泡麻醉药浓度。MACEI95 指吸入麻醉药肺泡浓度使95%患者达到上述气管内插管指标的药物浓度;MACBAR50 和 MACBAR95 分别是使50%和95%患者在切皮时不发生交感、肾上腺素等内分泌应激反应所需要的肺泡气麻醉药浓度;0.68MAC 是较为常用的亚 MAC(Sub MAC)剂量;超 MAC(super MAC)一般是指 2MAC。MAC 系数计算方法:某吸入麻醉药麻醉 MAC 系数=呼气末浓度/1MAC 时的浓度,如 1MAC 异氟醚浓度为 1.3%,测得某一患者的呼气末异氟烷为 1.7%,则 1.7%/1.3%=1.3,该患者的麻醉药浓度相当于 1.3MAC。

（3）影响 MAC 的因素

1）降低 MAC 的因素：$PaCO_2$ 在 90mmHg 以上或 10mmHg 以下；PaO_2 在 40mmHg 以下；代谢性酸中毒；贫血；MAP<50mmHg；老年人；使中枢儿茶酚胺减少的药物（利血平等）；术前给巴比妥类及安定药；并用其他麻醉药；妊娠；低体温。

2）升高 MAC 的因素：体温升高；使中枢儿茶酚胺增加的药物（右苯丙胺）；脑脊液中 Na^+ 增加；长期饮酒者。

（4）连续测定吸入气和呼气末麻醉气体浓度，可计算麻醉气体药物代谢动力学的参数，为麻醉气体药物的临床药理学研究提供计算参数。

（5）吸入气中的 O_2/N_2O 比例如发生改变，挥发罐输出麻醉蒸汽的浓度也随之发生变化，因此，监测是非常必要的。

（6）对专用挥发罐性能有怀疑时，应随时监测其输出的麻醉药浓度。

（7）可及时发现挥发罐的故障或操作失误，提高麻醉的安全性。

第 4 节　体温监测与调控

人体通过体温调节系统使产热和散热保持动态平衡，从而维持中心体温在 37℃±0.4℃。麻醉状态下患者体温可随环境温度而改变，可能发生体温升高或降低，引起相应的生理变化。因此，术中体温监测与调控十分重要，尤其对老年和小儿必须重视。

一、体温监测技术

(一)体温监测装置

1.电子测温计

电子温度计分为热敏电阻和热敏电偶两种。测量精确，可直接连续读数、远距离测温，并可用一个电路显示器和多个探测电极，同时测量几个部位体温的优点，是麻醉手术期间的最佳测温仪。

2.液晶测温计

液晶测温计由胆固醇组成一条可以黏附于患者皮肤（常用额头）上的液晶贴带，随体温变化颜色而读出温度。具有价廉和无创的优点。

3.红外线传感器

红外线温度探测器外观上像个圆镜，可用来探测鼓膜温度。

4.玻璃管型汞温度计

玻璃管型汞温度计是常用诊断的温度计,使用简便。汞温度计为玻璃制品,易破碎,有汞吸收中毒的危险。一般不用于麻醉手术测温。

(二)测温部位

人体各部的温度并不一致。直肠温度比口腔温度高 0.5~1.0℃,口腔温度比腋窝温度高0.5~1.0℃。体表各部位的皮肤温度差别也很大。当环境温度为23℃时,足部温度为27℃,手为 30℃,躯干为 32℃,头部为 33℃。中心温度比较稳定。由于测量部位不同,体温有较大的变化。在长时间手术、危重及特殊患者的体温变化更大。因此,围术期根据患者需要可选择不同部位连续监测体温。

1.耳鼓膜

鼓膜有丰富的动脉血供,来自颈外动脉分支的耳后及颈内动脉,表示脑内血流温度,反映脑的温度。缺点是可能导致外耳道损伤出血,尤其对肝素化的患者更易出血,罕见有鼓膜穿孔。

2.鼻咽和深部鼻腔

将测温探头置于鼻咽部或鼻腔顶部,易受吸入气流温度的影响。操作时必须轻柔,以免损伤黏膜而出血。

3.食管

探头放置的正确部位应在喉下 24cm,左心房和主动脉之间。可以反映中心体温或主动脉血液的温度,而且能迅速显示大血管内血流的温度。因此,在心脏手术人工降温和复温过程中监测食管温度最常用。

4.直肠

是测量体内温度常用部位,特别适用小儿。测温探头成人应置于超过肛门6cm,小儿2~3cm。

5.膀胱

将探头放入膀胱测温比直肠测温能更好地反应中心体温。经常受尿液流速、泌尿、生殖器手术操作的影响,因此不常用。

6.口腔

方法简单,但常受食物、高流量通气等因素影响。对昏迷、不能合作及危重患者需连续监测体温时不适用。

7.腋窝

测温时必须将上臂紧贴胸壁使腋窝密闭,同时探头应放在腋动脉部位,测出的温度接近中心温度。受测量血压及静脉输液用药的影响。

8.皮肤

皮肤温度能反映末梢循环状况,在血容量不足或低排血量综合征时,外周血管收缩,皮肤温度下降。皮肤各部位温差很大,受皮下血运、出汗等因素影响。记录皮肤温度图可确定交感神经阻滞的平面,也可区别外周神经急性期与慢性期损伤。

9.肌肉

恶性高热发作前,肌肉温度的升高往往先于其他部位的温度。

10.肺动脉

应用肺动脉导管插入肺动脉测定混合静脉血温度是中心体温和血液温度最好的指标。

二、低温对生理功能的影响

低温的主要优点是降低氧耗量(VO_2),体温每下降 1℃,VO_2 下降约 7%,有利于神经外科和主动脉内膜剥离术等手术的开展;低温有利于脑复苏;有利于移植器官的冷却保存,低温可预防恶性高热发生,如一旦发生恶性高热也可显著减轻其严重并发症。

三、围术期低温

围术期体温低于 36℃称为体温过低。当体温在 34~36℃时为轻度低温,低于 34℃为中度低温。

麻醉期间体温下降可分为三个时相,第一时相发生早且体温下降快,通常发生在麻醉诱导后 40 分钟内,中心体温下降近 19℃。第二时相是以后的 2~3 小时,每小时丢失 0.5~1.0℃。第三时相是患者体温与环境温度达到平衡状态时的相对稳定阶段。常见围术期低温的原因如下。

1.术前体温丢失

患者术前外科手术区皮肤用冷消毒液擦洗,如裸露皮肤的面积大,时间长,通过皮肤的蒸发、辐射丢失热量。

2.室温

室温对患者的体温影响较大,当室温 21℃时,患者散热明显增加。其原因是通过皮肤、手术切口、内脏暴露以及肺蒸发增加。

3.麻醉作用

全身麻醉使体温调节的阈值改变，冷反应自37℃降至34.5℃，热反应则自37℃增至38℃，阈间范围增大。健康成人用氟烷可降低外周血管收缩阈值2.5℃,异氟醚降低血管收缩阈值为1%异氟醚降低3℃;异氟醚-氧化亚氮麻醉对体温调节影响更大。安氟醚和异氟醚也产生一定程度的肌肉松弛,并抑制产热。芬太尼、舒芬太尼和阿芬太尼抑制机体对低温的交感反应。肌肉松弛药的应用由于降低肌肉张力和抑制寒战,促使热量丢失。局部阻滞麻醉由于阻滞区内肌肉松弛,热量生成减少,而阻滞区内血管扩张,热量丢失增加。蛛网膜下隙或硬膜外腔注入局麻药或镇痛药可降低脊髓温度调节中枢作用。末梢温度感受区亦能被局部或区域阻滞麻醉所阻断。

4.产热不足

危重患者失去控制热量丢失和产生热量的能力,极度衰弱的患者,往往体温过低,则死亡率增加。严重创伤患者可发生低温,且创伤程度和中心体温呈负相关。休克时伴有体温过低,死亡率明显升高。当皮肤的完整性受到损害如严重烧伤、剥脱性皮炎等使皮肤温度感受器受损,截瘫、尿毒症、糖尿病患者对寒冷刺激明显敏感,热量丢失增加。黏液性水肿、肾上腺功能不足导致产热减少。

5.年龄

老年患者体温调节功能较差,其原因包括肌肉变薄,静息的肌张力较低,体表面积/体重之比增大、皮肤血管收缩反应能力降低及心血管储备功能低下。早产儿及低体重的新生儿体温失调更易发生,过多的热量丢失是由于体表面积/体重之比较大,呼吸水分丢失较多,代谢率低,皮下组织较少及缺乏寒战反应。

6.术中输血补液

通常输入1L室温晶体液或一个单位4℃库血可使体温下降0.25℃。当大量快速输血,以每分钟100mL 4℃库血连续输注20分钟,体温可降至34~32℃。在经尿道前列腺电切除术(TURP)、大量室温液体冲洗胸腔或腹腔、肝移植术时冷灌注液冲洗后供肝植入及大量输血均可使体温降低。

7.术后热量丢失

术后将患者从手术室运送到麻醉后苏醒室或病房,热量会丢失。当手术后引起患者体温下降的原因已不存在时,患者的中心体温仍在继续下降,称为迟发性体温下降。

四、体温调控

虽然围术期有多种预防低温的方法,但是单一的方法往往不能达到预期的效果。多种方法的结合应用可以有效地预防及治疗低温。

(一)保温措施

1.术前评估和预热

术前根据患者的病情、年龄、手术种类、胸、腹腔内脏暴露的面积、手术时间,以及皮肤的完整性(如烧伤、皮炎、皮疹、压疮)等来评估手术期间是否有体温下降的可能以及其下降的程度,并制订保温措施,记录基础体温。

2.体表加热

(1)体表保暖:由于代谢产生的热量大部分是通过皮肤丢失,因此,有效的无创性保温可降低皮肤热丢失。

(2)红外线辐射器:红外线辐射器应放在近患者约 70cm 处,对成人很少有用,因其暴露于红外线辐射范围内的体表面积相对小,而且设备庞大,造成手术人员不便。然而对小儿保温有用,目前国内常用于剖宫产新生儿的保温。

(3)循环水毯:常用 54cm×15cm 可流动的循环水毯,水温可调控在 40℃,循环水毯一条覆盖在患者身上,另一条垫在手术台上,患者就像"三明治",可起到有效的保温作用。但手术开始后覆盖的面积减少,同时垫在手术台上的水毯,由于人体重力作用压迫毛细血管使其保温作用减弱,但仍然是目前最常用的术中保暖措施之一。

(4)压力空气加热器:BairHugger 压力空气加热器是由空气注入用塑料/纸制作的间隙中,使患者体表周围形成一个暖空气外环境。成人型压力空气加热器有"低"(≈33℃)"中"(≈38℃)"高"(≈43℃)三档。低中档和循环水毯可使体表热损耗减至接近零,可使具有正常基础代谢率的术后患者的平均体温增加约 1℃/h。"高"档是最有效的加热手段,可使患者平均体温增加近 1.5℃/h。循环水毯和 Bair Hugger 压力空气加热器内的温度不可过高,以免皮肤烫伤。

3.术中预防热量丢失

皮肤消毒液及冲洗液应加热,手术期间应用热盐水纱布垫盖在暴露的浆膜面上。切口手术巾的血液及时吸引并用于暖纱布覆盖,切口周围保持干净。

需输入大量液体和库血的患者都应加温后再输入,目前国产和进口的各种血液加温器效果较肯定,尤其是进口血液加温器温度可调控,对高流速输入时效果也肯定,但价格较贵。

胸、腹腔冲洗液,老年前列腺电切术膀胱灌注液都应加温后应用。

(二)低温治疗

1.呼吸支持

已发生低温的患者往往存在窒息或气道不通畅,易发生低氧血症。因此必须保持呼吸通畅,同时吸氧,对情况紧急的患者应行气管插管以机械通气维持呼吸功能。

2.心血管治疗

30℃以上的患者心律失常发生率不高,严重心动过缓的患者用阿托品治疗。如发生心室纤维颤动立即电除颤。一般避免使用抗心律失常的药物。循环功能不稳定可用正性肌力药物。

3.药物治疗

积极复温的同时应抑制寒战,哌替啶是抑制寒战的最有效的药物之一,对下丘脑温度调节中枢有直接作用,静注 0.5~1mg/kg。皮质类固醇氢化可的松 200mg,或甲泼尼龙 4 小时内静脉滴注 30mg/kg,可以稳定溶酶体膜,补充低温引起的肾上腺皮质激素,起到抑制肾上腺素,预防脑水肿的作用。甲状腺功能低下引起低温可使用碘塞罗宁。

4.复温措施

围术期保温措施对复温都有效。常用的方法有两种:外部复温和内部复温(表 10-4-1 和表 10-4-2)。

5.复温注意事项

复温时注意事项包括:①操作处理宜轻柔,避免诱发室颤;②保证充分氧供,密切监测 pH 值,防止发生碱中毒,加重低温引起的氧离曲线左移;③注意血钾变化;④复温可引起外周血管明显扩张,并伴有全身血管阻力降低。临床表现为血容量突然减少,伴充盈压和全身血压降低,称为复温性休克。如发生复温性休克,应及时补充血容量和应用血管活性

表 10-4-1 体表复温方法

方法	优点	缺点
热化环境	不需外加设备	在热环境中工作不适
毛毯	医院均有	仅减少温度下降,不能有效升高深部温度
遮盖头部	头部可使全身热量丢失60%	家人及患者觉得不太美观
液循环毯	恒温	在无热装置时,水温不降
辐射热	热环境直接包围患者	患者必须暴露于此光照中

表 10-4-2　体内复温方法

方法	优点	缺点
心肺转流	血液加热	需要转流泵和管道,特需时使用
热化气体	术后氧气可被加热	常需湿化器
热化液体	有助于机体深部复温	需复温器,常为麻醉科专用
血透	直接使血液复温	可能引起严重血流动力学变化,术后需肝素化
腹透	直接使腹膜加热	增加外周阻力和减少心排血量而影响血流动力学,可致肺水肿
直肠冲洗	肠脏加热	患者不便于改变体位
胸腔冲洗	直接使纵隔和喉部加热	难以准确估计胸腔引流量

药。复温速度不宜过快,以 0.5~1.0℃/h 为宜;⑤意外深低温患者复温后常易发生肺炎,可使用抗生素。

五、围术期体温升高

　　围术期体温升高后新陈代谢相应增高,体温每升高 1℃,新陈代谢增高 10%;而新陈代谢增高,体热产生也增加,体温更升高,两者互为恶性循环。体温升高使氧耗量增高,产生呼吸性及代谢性酸中毒,增加呼吸和心脏做功,同时由于蒸发出汗过多,造成血容量减少和电解质紊乱。由上述病理生理组织极易缺氧,心脑等重要器官缺氧可产生低血压、面肌抽搐、惊厥等征象,严重缺氧可引起不可逆组织损害,甚至死亡。恶性高热死亡率更高。故麻醉手术期间必须进行体温监测,如有体温升高,必须积极采取措施降温。

(一)围术期引起体温升高的因素

　　(1)手术室温度及湿度过高,室温高妨碍辐射传导和对流散热,湿度高影响蒸发散热,因而患者可有体热潴留,引起体温升高,在小儿手术较多见。随着手术室空调设备的配置,夏季也可保持室温在 25℃,相对湿度 60%~70%,因室温高而导致体温升高已少见。

　　(2)手术时消毒巾覆盖过多,使皮肤辐射、传导、对流散热均难以进行,只能通过蒸发出汗散热。长时间手术灯光的辐射热可使患者体温升高,胸腹腔手术用热盐水灌洗或盐水纱布热敷,均可使体温升高。

　　(3)麻醉影响:阿托品抑制汗腺分泌,影响蒸发散热。全身麻醉时诱导不平稳或麻醉浅,肌肉活动增加,产热增加,气管导管过细或未做控制呼吸,呼吸肌做功增加,气管导管过深、单肺通气,尤其是小儿 CO_2 潴留,更使体温升高。

　　(4)患者情况:术前有发热、感染、菌血症、脱水等均使体温升高。甲状腺功能亢进手术中如发生甲状腺危象,体温可显著升高。脑外科手术在下视丘附近操作也可出现体温升高。骨髓腔放置骨水泥可因化学反应引起体温升高。术中输血输液可引起发热反应。

(5)保温和复温过度。

(6)恶性高热。

(二)围术期高热的防治原则

(1)正确连续测温可做到早期发现体温升高,是预防术中高温的先决条件。

(2)术前根据患者的病情、年龄、麻醉及手术方式,正确选用抗胆碱能药物,术前已有发热的患者,应针对病因进行相应处理后再麻醉。

(3)手术室温度应控制在23~25℃,需采取的保温和复温不应过度。

(4)麻醉诱导及维持力求平稳,麻醉不过浅。维持正常的呼吸和循环功能,避免由气管导管、呼吸机条件等原因引起的缺氧,尤其是 CO_2 积聚。

(5)术中胸、腹腔各种冲洗液、输血补液及吸入气体的加温应适度。

(6)对由于脱水、输血补液反应等引起的高热作相应的处理。

(7)一旦发生高热应同时应用药物及体表降温,常用的药物有安乃近、赐他静及柴胡注射液。用冰水湿敷前额及大血管处(颈部、腹股沟、腋窝等)或头下置冰袋,亦可用75%乙醇擦浴,物理降温时加深全身麻醉深度,清醒患者需镇静或冬眠治疗,以免发生惊厥。目前已广泛应用体表降温机降温,降温效果确切且能控制,不良反应少。

参考文献

[1]王红雷主编.临床麻醉学[M].长春:吉林科学技术出版社,2019.06.

[2]付会莉主编.现代麻醉要点及围手术期处理[M].长春:吉林科学技术出版社,2019.03.

[3]姚洪霞主编.麻醉技术与临床实践[M].长春:吉林科学技术出版社,2019.07.

[4]齐英花主编.外科手术麻醉及高危患者麻醉[M].北京:科学技术文献出版社,2019.10.

[5]孙进武等主编.实用临床麻醉学[M].上海:上海交通大学出版社,2018.06.

[6]魏丕红等主编.实用麻醉学基础与临床[M].上海:上海交通大学出版社,2018.06.

[7]董慧领主编.医学麻醉技术与临床应用[M].武汉:湖北科学技术出版社,2018.01.

[8]柳永健等主编.现代临床麻醉技术与疼痛治疗学[M].长春:吉林科学技术出版社,2019.03.

[9]杨在启等主编.新编麻醉学[M].北京:科学技术文献出版社,2018.06.

[10]李敏主编.现代麻醉技术与临床应用实践[M].哈尔滨:黑龙江科学技术出版社,2018.02.

[11]郭佳妮等主编.临床麻醉精要与并发症处理[M].长春:吉林科学技术出版社,2019.03.

[12]尚书军等主编.现代手术麻醉与围术期处理上[M].长春:吉林科学技术出版社,2016.09.

[13]董传珍,罗民,程庆钦主编.临床麻醉与疼痛[M].南昌:江西科学技术出版社,2018.08.

[14]孙小青,郭红丽,张力萍主编.临床麻醉技术与应用[M].武汉:湖北科学技术出版社,2017.11.

索 引